《中国宫廷医学养生精要》

编委会

前言

《中国宫廷医学养生精要》是对中国古代宫廷帝后嫔妃等人的养生保健方法进行整理及研究的中医养生学专著，这些养生保健方法是宫廷医学的重要组成部分，贯穿了中医学“治未病”的思想。宫廷作为中国古代国家政权中心，有着丰富的医疗资源，御医及众多医术高超之医者，担皇家“至尊之体”之健康重任，研创了诸多宫廷保健养生佳法。因此，探寻宫廷医药养生方法及历史文化，古为今用，推陈致新，对于促进中医药现代化具有深远意义。

《中国宫廷医学养生精要》是一本集茶饮、药膳、膏方、美容、沐浴、足疗、功法、灸法、儒释道、琴棋书画、戏曲、建筑、服饰、节令习俗于一体的养生保健著作，书中收集、整理了各朝代现存的宫廷养生秘法、趣事及相关医学资料。东汉时期，在儒学“仁者寿”理念影响下，汉光武帝刘秀修身养性，以儒治国，勤于政事。晋代，御医们运用专用灸器——“瓦甑”进行火龙灸，其温通力极强，被视为“宫廷秘术”。隋代，大豆煎为宫廷常用乌发方。唐代，宫中贵人们以永和公主药澡豆方、唐宫迎蝶粉等美容养颜。宋代，官修方书《太平圣惠方》《圣济总录》中载有大量宫廷食疗方剂和保健食品，包括粥、羹、素饼、酒、浆、茶、乳、药酒等。宋太宗以道家饵药养生，喜好琴棋以修身养性，亲制九弦琴、五弦阮，创“棋势”。元代，太医忽思慧撰《饮膳正要》，食药结合，记载了河西米汤粥、酸枣粥等诸多简便实用的药膳，系世界上最早的饮食卫生与营养学专著。明代，明宣宗朱瞻基喜绘画，复宋徽宗“宣和书院”，建“宣德画院”，以笔墨丹青畅达情志。清代，内服药食及外治法全面发展，上驷院绰班处集蒙古族、满族、汉族正骨医术之大成；雍正皇帝常服琼玉膏，以脾肾同调、气血双补；被称为“古稀天子”“十全老人”的乾隆皇帝，常饮松龄太平春酒、椿龄益寿药酒以养血活血，服龟龄集以补肾健身，食八珍糕以补气健脾，练“十常导引术”以通经活络，其喜足浴，爱古琴，听戏曲，擅书法，尊佛礼佛，寿臻 89 岁；慈禧太后亦喜食菊花延龄膏，钟情八段锦，频顾德和园大戏楼，享年 74 岁。此外，故宫为中国古代宫廷建筑的杰出代表，紫禁城内，红墙黄瓦，飞檐翘角，雕梁画栋，居室冬暖夏凉；皇家园林圆明园更设有春雨轩、清夏堂、涵秋馆、生冬室，将四时摄养的思想体现得淋漓尽致。

笔者继承并发展了陈可冀院士在清宫医案等宫廷医学领域的研究成果，将研究范围扩大至历代宫廷医学，曾整理成《中国宫廷医学医籍精华》一书，整理之时发现宫廷医学中与养生保健相关的药食养生、足浴美容、外治功法、文化传承的宝贵经验流传甚少，宫廷医学留给后世的养生遗产濒临失传，对此笔者深感惋惜。而现代人生活方式改变，慢性病多发，急需专业化、系统化的养生保健方法进行指导。宫廷医学的传承、挖掘、探究之路任重而道远，如何将宫廷医学珍贵资源转化创新、揭开她的神秘面纱，使其走向大众并发挥价值，成为目前亟待解决的问题。

作为北京市中医管理局及北京中医药学会支持成立的首个宫廷医学研究领域的专业学术团体——北京中医药学会宫廷医学研究专业委员会的创会及继任主任委员，笔者有责任承担并全面开展宫廷医学研究的重任，弘扬中国宫廷医学这一中医药瑰宝。作为一名临证多年的心血管科大夫，笔者也希望将中国宫廷医学的养生保健知识与现代中西医诊疗经验相结合，使深藏于宫闱的医学养生保健经验惠及于民，使其在养生保健、疾病康复等方面发挥积极的作用，为国家健康事业的发展尽一份绵薄之力。本书深入挖掘中国古代宫廷中药食、功法、美容、外治、文化等养生保健知识及四季养生内容，整理汇编成“药食养生”“美容养身”“功法健体”“文化润心”四部分。本书去粗取精，载录宫廷内行之有效的养生佳法及相关中医理论，力争从古代宫廷医学中筛选出真正有益于现代人的养生保健方法。

最后，感谢编写团队的辛苦付出，感谢北京市中医管理局北京中医药文化资源之宫廷医学专题调查项目及转化项目“宫廷医学四季养生文化的传播与普及”的大力支持，感谢中国中医药出版社提供的机会，使本书得以顺利出版。特别感谢恩师中国科学院院士、国医大师陈可冀教授对我辈宫廷医学研究工作的高度认可，当我书稿完成，请九十三岁高龄的老师审阅时，老师高兴地说："祝贺完成新著，证明你勤奋努力，成就明显。"岁月峥嵘，百舸争流，癸卯之年，大疫过后，万象更新。团队在挖掘、编写与普及宫廷医学养生知识过程中，兢兢业业，同心同力，反复校对，唯恐出现差池，若有疏漏不当之处，还望各位专家学者斧正。谨致谢忱！

中国中医科学院西苑医院

北京中医药学会宫廷医学研究专业委员会

张京春

2023 年 2 月 19 日

编写说明

中国宫廷医学博大精深，是中国古代医学的重要组成部分，溯源、整理宫廷医学的精华，对了解中医学的发展历程具有重要的意义。编者广泛搜集涉及宫廷医学的历代古籍，梳理宫廷文献中的相关养生内容，精选流传于宫廷中的经典养生方法，最终编成本书。这些养生方法涉及历代皇帝、太后、皇后、嫔妃、宫女、大臣、御医等，其中以唐、宋、明、清时期的宫廷养生方法为多。本书汇集了宫廷中有关摄生的特色古方古法，总结了各个历史时期的养生特点与成就，以期为各位读者提供养生参考。

本书介绍的内容共分为四部分：第一部分为药食养生篇，辑有茶饮、药膳、膏方；第二部分为美容养身篇，辑有养面方、养发方、养体方；第三部分为功法健体篇，辑有气功、灸疗、按摩推拿；第四部分为文化润心篇，辑有儒释道文化养生、琴棋书画、戏曲、建筑、服饰、节令习俗。

宫廷养生方法举隅为本书的重要内容，所辑内容为历代宫廷中的具体养生方法。宫廷经典方从来源、组成、用法、功效等方面进行了整理，部分加按语来注解说明；宫廷健身功法从操作、提示、主治等方面进行了整理，部分有经典事例阐述。选录精粹保持了文献的原貌，编者对文中讹舛字加以勘正校对，并对所引文献、诸方都进行了考证。

书中部分宫廷养生方法按春、夏、秋、冬四季而分，顺应五脏的生理特性，春生、夏长、秋收、冬藏，以满足不同季节的养生需求，便于读者采撷。

《中国宫廷医学养生精要》编委会

2023 年 10 月

目录

第一篇　药食养生

第二篇　美容养身

第三篇 功法健体

第四篇 文化润心

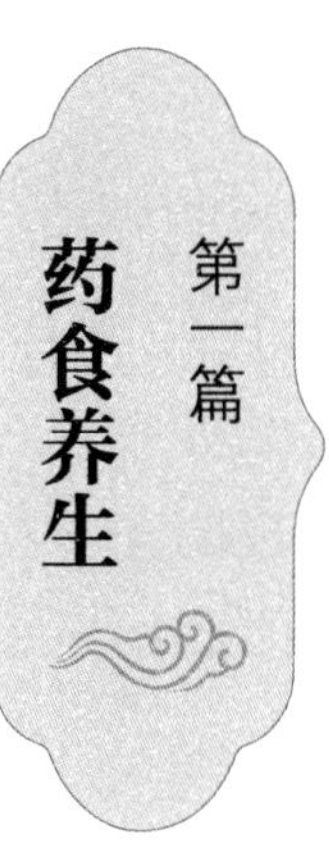

第一篇 药食养生

食疗最早萌芽于远古时期，《淮南子·修务训》云：“神农……尝百草之滋味，水泉之甘苦，令民知所避就。”孙思邈认为“安身之本，必资于食……不知食宜者，不足以存生也”，强调了饮食的重要性。曹丕在《典论》中有云：“一世长者知居处，三世长者知服食。”饮食文化伴随着人类文明不断发展进步，并不断融合医药卫生、文学、哲学、美学等内容，是一种源于生活的智慧。人体生长发育及生存所需的各种营养物质，大多来自食物。饮食活动在人类发展史上占据了重要地位，春秋时期著名哲学家、军事家管仲就曾提出“仓廪实则知礼节，衣食足则知荣辱”的治国理念，刘邦靠“王者以民为天，而民以食为天”的理念，攻取并坚守敖仓（当时的储粮基地），继而稳定了天下。我国自古就有“寓医于食”“医食同源”之说，古代医者将“美色美味”“修身养性”和“防病治病”相结合，创造了具有中医特色的食疗养生方法。《千金要方·食治》云："食能排邪而安脏腑，悦神爽志，以资血气。若能用食平疴，释情遣疾者，可谓良工。"传统中医有"药食同源"之说，认为药食均有其偏性，擅于利用药食之偏性纠正人体之偏颇。《素问·五常政大论》记载："大毒治病，十去其六……谷肉果菜，食养尽之。无使过之，伤其正也。"食疗养生相对于药物更加平和，尤其适合养生防病及久病体虚之人的日常调护。

儒家主张通过合理的生活方式来延长寿命，提出"失饪不食，不时不食，割不正不食……不多食"等养生思想，这种"适时而食"的养生观念与《黄帝内经》天人合一、适应四季、饮食适度的养生理念不谋而合，千百年来指导着华夏人民的健康饮食。顺应自然界四季节气变化，调节饮食的品种和数量，以防治疾病、延年益寿，是我国传统医学中重要的饮食观念。元代御医忽思慧在《饮膳正要》一书中指出："春气温，宜食麦以凉之……夏气热，宜食菽以寒之……秋气燥，宜食麻以润其燥……冬气寒，宜食黍以热性治其寒。"古代文献中也记载了很多关于顺应四季和节气变化的药食养生内容。

我国宫廷食疗历史悠久。早在夏禹时期，伊尹便在其著作《汤液经》中主张通过食物烹饪的方法来达到特定的疾病治疗效果。周朝开始设立食医和食官，根据帝王的身体状况，调配膳食，烹饪制成色香味俱全的佳肴，供帝王食用，食医居疾医、疡医、兽医等众医之首。秦汉时期，《黄帝内经》的出现为食疗的发展奠定了理论基础，其以精气血津液学说、阴阳学说、五行学说、藏象学说为理论指导，指出饮食失宜可导致阴阳失调而发生疾病；

张仲景《伤寒杂病论》中也有当归生姜羊肉汤、猪肤汤等食疗方的记载；此时食物的种类也更加丰富，张骞出使西域，带回了石榴、核桃、胡瓜、苜蓿等食材；民间习俗及西域饮食也逐渐引入宫廷。

魏晋隋唐时期是宫廷食疗的发展时期，此时出现了众多关于烹饪及饮食宜忌、卫生营养方面的著作。如魏武帝撰写《四时御食经》，建立了“食制”。隋炀帝时期尚食直长谢讽著有《食经》，专谈宫廷御膳。受邀于隋唐两代帝王在宫廷巡诊的名医孙思邈，提倡把食疗作为治疗疾病的首选方法，认为：“夫为医者，当须先洞晓病源，知其所犯，以食治之，食疗不愈，然后命药。”在其著作《千金方》中，便记载了用动物肝脏治疗夜盲症，用赤小豆、黑豆、大豆等治疗脚气病等多个实用方法。

宋元明时期是宫廷食疗完善与成熟的时期，宋代官修方书《太平圣惠方》中载有大量宫廷食疗方剂和保健食品，包括粥、羹、素饼、酒、浆、茶、乳等，其中以补益强身的药酒最为突出。元代宫廷食疗与蒙古族传统饮食紧密结合，太医忽思慧编写了我国最早的营养学专著《饮膳正要》。明代宫廷膳方中开始出现各种珍贵食材，药膳的配料上也更加讲究，明太医龚廷贤著作《寿世保元》，着重阐述了饮食失调的危害。

清代帝后重视补益养生，对饮食养生颇有研究。清代宫廷食疗汲取前朝之精华，以满族传统饮食为基础，吸纳各民族的饮食特色，以补益延年、强身抗衰老为主要目的，创制出许多药食养生膏方、药酒、代茶饮等，流传至今。清代宫廷膳食以其庞大复杂的管理机构和种类繁多的饮食形态等优势，成为历代宫廷食疗中的突出代表。

中国饮食文化研究所所长赵荣光曾经说过："中华饮食文化之花的根系吸摄了下层社会的营养（基础原料或初级加工），但其植株和艳卉，却主要是繁茂在上层。"历代宫廷的诸多药食养生方法，对于现代人养生保健有着积极意义，其中部分四季养生内容，与中医"天人相应"的养生理念一致，值得挖掘借鉴。编者整理并选取其中具有代表性的方法，包括宫廷茶饮、药膳、膏方等汇集本篇，以飨读者。

第一章　宫廷茶饮

第一节　茶饮溯源

中国老百姓流传着一句话：开门七件事，柴、米、油、盐、酱、醋、茶。大量的历史资料证明，中国是茶的故乡，也是茶文化的发源地。中国茶的发现和利用已有四千七百多年的历史，且长盛不衰，享誉全球。茶是中华民族的举国之饮，其发于神农，闻于鲁周公，兴于唐朝，盛于宋代，普及于明清。中国饮茶历史悠久，世界上很多地方饮茶的习惯都是从中国传入的。

相传神农氏是最早发现和利用茶的人，《神农本草经》一书称："神农尝百草，日遇七十二毒，得荼（茶）而解之。"从魏晋南北朝开始，茶饮开始走入普通百姓家，成为生活的必备品，"粗茶淡饭"的观念逐渐形成。南北朝以后士大夫常常品茗清谈，坐而论道，饮茶的风尚形成，并逐渐由南向北、自上而下普及。唐代是茶文化走向兴盛的时期，也是茶叶产区大规模扩展的时期。早在唐代，浮梁（今景德镇市郊）便是全国最大的茶叶集散地，白居易“商人重利轻别离，前月浮梁买茶去”的诗句就曾提到。唐开元之后，饮茶活动达到空前规模，茶成为国饮。皇室专门成立贡焙，采造研制宫廷用茶。民间“城市多开店铺，煎茶卖之，不问道俗，投钱取饮”（《封氏闻见记》记载）。唐代陆羽撰写《茶经》，将茶从普通饮品中剥离，不仅叙述了茶叶生产的历史、源流、现状、生产技术及饮茶技艺，还对饮茶仪式、茶道思想进行了总结，形成了当时独树一帜的茶文化。彼时人们认为茶道将仁、礼和修身养性的境界统一。唐代刘贞亮提出的茶有十德，即以茶散郁气，以茶驱睡气，以茶养生气，以茶除病气，以茶利礼仁，以茶表敬意，以茶尝滋味，以茶养身体，以茶可行道，以茶可雅志。唐代医学大家陈藏器在《本草拾遗》中写道：“诸药为各病之药，茶为万病之药。”足可见茶的药用功效。

唐代之后，国家虽经历了五代十国的纷争割据，但茶却未衰反盛，至宋代尤为盛行。宋代，浮梁茶行林立，茶商云集，茶市兴旺，制茶技艺日益精湛，其制茶工序主要有：甑中蒸茶→茶中掺料（枸杞、芝麻、绿豆以及龙脑和膏等）→茶、料粉碎→或烹或煮→模中制成→烘干、封存。以此法制成的茶，称为“饼茶”或“团茶”。饮茶时，人们先将饼茶放入茶具中以沸水泡开，再饮其汁，最后将茶末和佐料一道吃掉。南宋初年，泡茶法诞生，喝茶逐渐大众化，茶饮走向了简易化的道路。宋代制茶“盛造其极”，重在趣味，一方面是市民日常饮茶的世俗情趣，另一方面是文人追求的精致雅趣。宋人还发展了一些新颖独特的技趣性饮茶如斗茶、分茶。斗茶，是宋代社会的一种时尚，在士大夫阶层广为流行。斗茶时，人们不仅要比较各自茶的色、香、味，还要斗出哪一种茶具最精美。分茶，又称“茶百戏”“幻茶”“水丹青”，是宋代盛行的一种茶艺表演。在注汤过程中，用茶匙（徽宗后以用茶筅为主）击拂拨弄，使激发在茶汤表面的茶沫幻化成各种文字以及山水、草木、花鸟、虫鱼等各种图案。北宋初年陶谷在其《清异录·茗荈门》之《生成盏》一条中，记录了福全和尚高超的分茶技能，称其“能注汤幻茶，成一句诗，并点四瓯，共一绝句，泛乎汤表。小小物类，唾手办耳”。

明代茶以自然清淡为特色。明初朱元璋因龙团茶“重劳民力”，遂下令禁造团茶，改茶制为芽茶，也就是散茶，这种散茶不需蒸青而直接烘焙，保留了茶叶的本色和真味，从此改变了中国人饮用末茶的习惯。明代在茶的制备方法上，改釜蒸为锅炒，使制茶的杀青技艺提升，不捣不拍，最大程度保持了茶叶的本初色泽。饮用方法上，同样崇尚自然，不需要像唐宋时期将茶叶研磨为茶末、茶粉，而是将干茶置于茶碗或茶壶之中，注入沸水即可饮用，名为撮（cuō）泡法或瀹（yuè）泡法。

清代的红茶、白茶、黑茶、乌龙茶等茶类，组成了我国茶叶种类的基本结构。清代茶馆遍布城乡、数量众多，超过前代，且种类十分多元，往往与其他娱乐或公共活动结合在一起，如以喝茶为主的清茶馆、带有餐饮功能的大茶馆、可以听书的书茶馆、供下棋消遣的棋茶馆、可以欣赏野外风景的野茶馆或者是以戏曲演出为主的茶园（戏园）等。而这种散茶，不需蒸青而直接烘焙，保留了茶叶的本色和真味。清代的红茶、白茶、黑茶、乌龙茶等茶类，组成了我国茶叶种类的基本结构，同时，“点泡茶”的方法被“撮泡茶”取代。

历史上茶叶主要被用来食用、饮用和药用。西汉董仲舒在其著作《春秋繁露·循天之道》中，从药食和四季养生的角度谈到了茶：“故荠以冬美，而荼以夏成，此可以见冬夏之所宜服矣。冬，水气也。荠，甘味也。乘于水气而美者，甘胜寒也。荠之为言济与，济，大水也。夏，火气也，荼，苦味也，乘于火气而成者，苦胜暑也。”认为茶叶生长于夏季，味苦通于心气，以其味苦能胜暑，尤其适宜夏季食用。在晋宋时期，茶叶常以“茗粥”出现，同时代的诗词中也有关于“茗粥”“荼糜”的记载，如唐代王维《赠吴官》诗：“长安客舍热如煮，无个茗糜难御暑。空摇白团其谛苦，欲向缥囊还归旅。”诗中“茗糜”即为茶粥之意，作解暑之用。

“以茶为饮”的习俗，巴蜀地区远在先秦时期就已经出现，据《华阳国志》记载，商末周初巴蜀地区已经开始将茶作为地方特产向周王朝进贡。三国时期魏国张揖《广雅》记载：“荆、巴间采叶作饼，叶老者，饼成以米膏出之。欲煮茗饮，先炙令赤色，捣末置瓷器中，以汤浇覆之。用葱、姜、橘子芼（mào）之，其饮醒酒，令人不眠。”不仅论述了做茶饼的方法，更描述了茶叶的功效。《太平御览》言：“茶丛生，真煮饮为茗茶，茱萸檄子之属；膏煎之，或以茱萸煮脯，冒汁谓之曰茶。有赤色者，亦米和膏煎，曰无酒茶。”根据茶中加入的辅料不同，将茶饮分为茗茶、茶和无酒茶。后世在前人基础上，在茶饮中加入葱、姜、枣、橘皮、茱萸、薄荷之类物品饮用，类似的饮用方法在一些地区依旧得到了保留，如始于南宋时期，现在仍在江西临川流行的擂茶，就是将茶叶、生姜、胡椒、芝麻、糯米、食盐拌和在一起捣碎，冲泡取饮。擂茶在南宋年间还被用来消除疫病，后来被沿袭成俗，广泛流行。

“以茶入药”自古有之，《神农食经》载：“茶茗久服，令人有力，悦志。”《茶经·六之饮》载：“荡昏寐，饮之以茶。”认为茶有提神醒脑、悦志强身之功效。我国现存最早的药物学专著《神农本草经》将茶列为上品，记载其作用为“主五脏邪气，厌谷，胃痹。久服安心益气，聪察少卧，轻身耐老”。明代李时珍《本草纲目》记载：“茶苦而寒，阴中之阴，沉也，降也，最能降火。火为百病，火降则上清矣……温饮则火因寒气而下降，热饮则茶借火气而升散，又兼解酒食之毒，使人神思闿（kǎi）爽，不昏不睡，此茶之功也。”认为茶具有苦寒沉降之性，有清热解毒、宁心安神的作用。茶可作为单方入药，如《杨氏家藏方》载“无痕散”：以腊茶为细末，用煮酒脚（酒器中的残酒）或好酒调敷，用治烫伤；可作为复方入药，如《太平圣惠方》中内补散、葱豉茶方均以茶入方；也可作为引经药，或以茶来送服药方，如《太平惠民和剂局方》中所载方剂川芎茶调散，方中无茶，但需“茶清调下”，起清利头目之功，此方应算以茶送服方的典型代表。茶可清心除烦，安神定惊，明代文震亨在《长物志》中写道：“香茗之用，清心悦神，畅怀舒啸，远辟睡魔，助情热意，遣寂除烦，醉筵醒客，佐欢解渴。”茶能醒酒解醉，清代沈李龙撰的《食物本草会纂》称茶茗“醉饱后饮数杯最宜”。清代俞洵在《荷廊笔记》中称茶还能“养生益寿”。

近年来，人们对茶的保健机理与功效有了更深入的了解。饮茶可降低人体对食品中胆固醇和脂肪的吸收，从而达到降血脂的作用；可以降低血液的黏稠度、抗血小板凝集，因此对预防心血管疾病（如脑血栓、冠心病等）有效；茶叶具有非常强的抗氧化作用和清除自由基的功效，因而具有明显的抗衰老作用。喝茶若想更加科学、健康，还须依据四季气候变化和人体生理代谢的适应性，不断调整，合理饮用，充分考虑茶叶本身具有的寒热、温凉等性味、功能的差异，按时序更迭，选茗品饮，才能达到事半功倍的保健效果。

第二节　宫廷茶道

在宫廷茶事中，酒席前后必有茶宴，或赋诗填词以劝茶，或举行烹茶、分茶、品茶等雅集活动。如李繁撰《邺候家传》记载，皇孙奉节王好诗，初煎茶加酥椒之类，遗泌求诗，泌戏赋云："旋沫翻成碧玉池，添酥散出琉璃眼。"奉节王即后来的肃德宗，泌，指当时唐朝宰相李泌。茶叶也常常作为御赐之品，赏给诸位王公大臣，如唐代刘禹锡在诗作《代武中丞谢新茶》中载："臣某言，中使窦国安奉宣圣旨。赐臣新茶一斤，猥降王人，光临私室。"唐代皇帝还常常在科举殿试时备茶汤，向考中者赐茶，"天子下帘亲考试，宫人手里过茶汤"，这种殿试赐茶的现象后来延伸到一般考试，茶也被称为麒麟草。宋人王明清《挥麈录》记载，宋徽宗曾亲自在茶宴上为大家点茶："赐茶全真殿，上亲御击注汤，出乳花盈面。"

清宫中有御茶房、茶库、奶茶房等茶舍，且有专人管理。御茶房是皇帝专用的茶房，又名上茶房，原址在乾清宫东庑（wǔ），由康熙皇帝御笔题匾。除此之外，还设有皇后茶房、寿康宫皇太后茶房，皇子、皇孙娶福晋后亦有各自的茶房。从御茶房及至皇后、皇妃茶房，每日供茶份例与所用金银、瓷器皆有定例。茶库属内务府广储司下设的库房之一，乾隆年间主要用于收储各省进贡的贡茶。满洲人吃肉饮乳，喝茶解腥，自入关前就有饮奶茶的习惯，所以清宫中还设有奶茶房，用于熬制奶茶。茶宴是清代宫廷中的一项重要仪式，在宫廷生活中占据一定的地位。这一活动始于康熙朝，在乾隆时期达到鼎盛。乾隆皇帝酷好饮茶，又擅作诗，每年正月初二至初十选择一个吉日在重华宫举行茶宴。参加者是才华横溢的满汉大臣，"列坐左厢，宴用盒果盃（bēi）茗"，品茶赋诗，君臣交融。诗品优胜者还可以得到御茶及宝物等赏赐。清宫的这种品茗与诗会相结合的茶宴活动，规模虽然不大，但在乾隆年间持续了半个世纪，为清宫一大韵事。

清代宫廷中日常饮茶和各项与茶有关的活动，直接促使全国各产茶区竞相将优质茶品进献给朝廷。据记载，宫中每年收取进贡的名茶有 30 多种，如云南普洱茶、安徽六安茶、苏州天池茶、杭州龙井茶、江南银针茶等，数不胜数。《内务府奏销档》中也有这样的记载："乾隆时，各省例进方物，茶叶一类，两江总督进碧螺春茶一百瓶，银针茶、梅片茶各十瓶，珠兰茶九桶。闽浙总督进莲心茶四箱，花香茶五箱，郑宅芽茶、片茶各一箱。”这些茶叶陆续进入皇宫，收于茶库，由专人精心保管，随时取用加工。

饮茶可以疗疾保健，这作为王公贵族乐于接受的养生方法，在宫廷中也备受推崇。宫廷茶饮养生分为以下三种：以茶代药，单用茶叶泡饮来防治疾病，起到以茶代药的功效；茶药相配，茶叶作为一种药物，与其他药物配伍应用，可用于治疗多种疾病；以药代茶，也称作代茶饮，即药茶中不掺入茶叶，以一种或几种中药泡服和煎煮，用于保健或治疗疾病。乾隆帝注重品茗养生，一生六下江南，广品江南名茶，认为“国不可一日无君，君不可一日无茶”，并且好以茶为诗，也是历代中写茶诗最多的一个皇帝。《慈禧光绪医方选议》记载，慈禧太后用“加味午时茶”治疗食积气滞之证，用“清热代茶饮”治疗肺胃热盛所致之咽喉肿痛、痰涎壅盛等证；光绪皇帝用“和脾代茶饮”治疗脾胃虚弱，食少便溏，腹中疼痛。可见清宫对中药代茶饮应用的重视程度。

一、乾隆帝与三清茶

乾隆皇帝一生钟情于茶，不管是水质、茶叶、茶具还是品茶仪式都格外考究。乾隆皇帝善于品茶，他对茶饮用水十分讲究，作为一位品泉名家，他对天下名泉曾做过很深的研讨和品评，并有独到的品鉴办法。清代医家陆以湉（tián）在其所著的《冷庐杂识》中记载，乾隆皇帝每次出巡，喜欢带一只精制银斗，精量各地泉水，精心称重，按水的比重从轻到重，排出优次。经过比较，玉泉山泉水最轻，含杂质最少，水质最好，便命名为“天下第一泉”，定为宫廷御用水，还写了《御制天下第一泉记》，刻碑立石。

乾隆皇帝一生钟爱三清诗茶碗，有青花的，有矾红彩的。宫中《陈设档》记载了许多茶具，有关三清诗的茶器包括：青花白地诗意茶盅十件、红花白地诗意茶盅十件以及乾隆宜兴朱泥三清诗茶壶、乾隆珐琅彩三清诗茶壶等。而三清茶诗，是乾隆皇帝在他 36 岁（乾隆十一年）的秋天巡视五台山时写的。返京途中，经过定兴，突然遭遇大雪。浪漫多情的乾隆皇帝站在皇帝御用的黄色毡帐中，让侍卫以雪水烹煮三清茶。乾隆皇帝品尝之后，感觉十分滋润，兴之所至，挥笔写下了《三清茶诗》，诗云：“梅花色不妖，佛手香且洁。松实味芳腴，三品殊清绝。烹以折脚铛，沃之承筐雪。火候辨鱼蟹，鼎烟迭生灭。越瓯泼仙乳，毡庐适禅悦。五蕴净大半，可悟不可说。馥馥兜罗递，活活云浆澈。偓佺遗可餐，林逋赏时别。懒举赵州案，颇笑玉川谲。寒宵听行漏，古月看悬玦。软饱趁几余，敲吟兴无竭。”乾隆皇帝多次谈到三清茶，他在乾隆三十三年（1768 年）《御制诗》中，有“三清瓯满啜三清”一句，他在注解中说：“向以三清名茶，因制瓷瓯书咏其上，每于雪后烹茶用之。”

说到《三清茶诗》，就要讲到重华宫的三清茶宴。乾隆皇帝在重华宫长大成人，结婚生子，与重华宫结下了很深的茶缘。重华宫是乾隆皇帝登上皇帝宝座前的旧邸，这里的一切他都感觉很亲切，所以即位以后，乾隆皇帝经常来到这里，举行各种私人性的宴会和家庭式的聚餐活动。以风雅自居的乾隆皇帝别出心裁，在龙潜之地的重华宫创设了一种特殊的宴席，称之为茶宴，人称三清茶宴，或者叫重华宫茶宴。据说，唐玄宗即位前在兴庆宫生活，即位以后曾在兴庆宫举行翰墨宴。乾隆皇帝以玄宗自比，开创重华宫茶宴。这件雅事，乾隆皇帝曾写诗吟咏："兴庆宫中翰墨筵，每教令日纪韶年。"

重华宫茶宴上，君臣共品的茶不是普通的茶，而是乾隆皇帝发明的清雅茶品，称为"三清茶"。什么是三清茶？就是将松实、梅花、佛手三样清雅的材料通过雪化的水烹制而成的宫廷茶品。乾隆皇帝很讲究情趣和品位，对于品茶尤甚。每当京城大雪，乾隆皇帝总要吩咐宫人和侍臣采集最干净的积雪保存起来，然后将积雪融化，从中选出最纯净的雪水，用于烹制三清茶。乾隆喜爱沃雪烹茶，也极喜欢在御用的瓷瓯上，刻上御制、御笔的咏三清茶诗。

二、慈禧太后妙用花茶

据史料记载，慈禧太后是个饮茶成癖的人，她酷爱饮用花茶，常命人将刚刚采摘的鲜花掺入干茶里再泡入茶盅，使得饮用起来既有茶香又有花香。泡茶用的水是当天清晨特地从西郊玉泉山运来的泉水，玉泉水洁净甘甜，冲泡出来的茶更加清香。德龄公主曾对慈禧太后的饮茶情况做过仔细观察，她后来撰书追述往事时这样描写过："一个太监拿进一杯茶来，茶杯是纯白美玉做的，茶托和碗盖都是金的。接着又有一个太监捧着一只银托盘，里面有两只和前一只完全相同的玉杯子，一只盛金银花，一只盛玫瑰花，杯子旁边有一副金筷。两个太监都在太后前面跪下，将茶托举起，于是太后揭开金盖，夹了几朵金银花放进茶里，太后一边啜茶，一边对我们说她最喜欢这种花，放到茶里有一股特别的香味。慈禧太后从清晨起床到睡觉入定，几乎须臾都离不开茶。出行时必有太监提火炉热茶随行，睡觉前饮一杯糖茶，她认为可以安神。枕头里也有一只装着茶叶，用它伴眠可以保护眼睛。”如上所述，慈禧太后平日饮茶喜欢加入金银花或玫瑰花调味，除此之外，还有菊花、梅花、桂花、茉莉花、莲花等，人们将这种方式总结为“以花点茶”。

三、咸丰皇帝饮白鹤茶

君山银针又称“白鹤茶”，属于皇茶，是中国十大名茶之一，曾被多朝皇帝列为皇室贡茶。宋代时，流传着苏轼种茶白鹤岭的故事。那是绍圣元年（1094 年），苏轼贬谪广东惠州。惠州位于中国大陆的南端，人称烟瘴之地。苏轼在惠州白鹤岭、寓江楼、嘉佑寺居住了四年。他很喜欢白鹤岭，那里终年云雾缭绕，风景极佳。苏轼喜欢茶，就将上好茶树移植于此，亲自栽种。兴之所至，他写下了《种茶》:“松间旅生茶，已与松俱瘦。茨棘尚未容，蒙翳争交构。天公所遗弃，百岁仍稚幼。紫笋虽不长，孤根乃独寿。移栽白鹤岭，土软春雨后。弥旬得连阴，似许晚遂茂。能忘流转苦，戢戢出鸟咮。未任供臼磨，且可资摘嗅。千团输大官，百饼衒私斗。何如此一啜，有味出吾囿。”

后来咸丰皇帝与白鹤茶结下了不解之缘。清代时，城口一带归礼明府管辖。礼明府的总爷为了讨好当朝咸丰皇帝，就把寺中制好的上品茶叶进贡到宫中，并在奏折中对咸丰皇帝说："此等好茶，如果用云阳白鹤井泉水冲泡，茶叶会根根竖立，杯中现身白鹤影，清香四溢，久久不散。"咸丰立即下旨，进白鹤井泉水。果然，泉水冲泡后茶叶竖立，出现了白鹤影。

第三节　宫廷代茶饮

中药代茶饮，指用中草药与茶叶配用，或以中草药（单味或复方）代茶冲泡、煎煮，然后像茶一样饮用。中药代茶饮为我国的传统剂型，是在中医理、法、方、药理论指导下，依据辨证，为防治疾病、病后调理或养生保健来组方选药合制而成的剂型。中药代茶饮具有饮服方便、易于调理、药效充分、疗效显著、轻灵精巧、甘淡平和、可长期服用、缓缓调治、有病治病、无病调理等多种优势。代茶饮可据病情需要辨证组方、随症加减，并按药物的性能特点选择恰当的使用方法，程序简单，调配方便，针对性强。将中药以沸水冲泡或稍加煎煮后饮用，避免了汤剂因加工、久煎久煮造成某些药物尤其是芳香类药物有效成分的损失。而代茶饮所用之药药性平和，无伤胃之虞，且味多甘淡或为微苦微寒之品，既有除疾调理之功，又无味苦难咽之弊，用量轻，且药性平和，无损胃气，故可长期坚持服用，缓图其效，以和脏腑，尤其适于慢性病的治疗及对机体机能的调整。脏腑阴阳偏颇、气血失调的患者频频饮服，既可疗疾，又有调理之效，尤其对久病之后体力的恢复大有裨益。

据传代茶饮发端于唐朝，盛行于宋朝。在清宫原始医药档案中，太医院御医喜欢用代茶饮防治疾病，其种类之多，应用之广，出乎人们的意料，尤以慈禧太后脉案为甚。唐代名医孙思邈门人孟诜以孙氏《千金方·食治》为依据，撰写扩展成为《食疗本草》，其中载有适宜“热毒下痢”“腰痛难转”等症的药茶验方。唐代另一部总结性医学巨著——王焘的《外台秘要》中也有大量的代茶饮方。自唐代以来，药茶一代胜过一代。明代李时珍《本草纲目》中，记有“痰喘咳嗽茶”；陈可冀院士主编的《慈禧光绪医方选议》，至少可以看到20余首代茶饮方，说明其应用之广泛。

总之，中药代茶饮以祛邪治病、防病保健为目的，具有方便、灵活、有效、节约、针对性强、适应证广等优点。它既保持了汤剂作用显著的特色，又克服了汤剂制作繁杂、浪费药材的不足，是养生保健的优秀剂型。宫廷常根据季节之不同选用不同的代茶饮以调养脏腑，如夏季时宫中贵人常饮用益气祛暑养阴代茶饮、清热祛暑代茶饮以解暑生津；冬季时饮用参桂益气代茶饮以益气温中。以下为部分宫廷代茶饮，以四季五脏主时为序，供各位读者养生保健参考。

1. 和肝代茶饮

【来源】《清宫医案集成》

【组成】香附二钱，麦冬三钱，白芍三钱，当归三钱。

【制法】煎汤代茶。

【功效】养血益阴，和肝理气。用于治疗血虚阴亏，肝气欠和，头晕目眩，口干目涩，心悸胁痛等。

【按语】本方原方用于咸丰帝瓒嫔医案中，主要用于治疗“肝气稍有未和”，“头眩心悸，身肢酸倦，懒食少寐”等症状。方中当归、白芍、麦冬滋养补血，敛肝柔肝，佐以香附疏肝行气，以防过于滋腻，共成养血调肝之方。本方亦可用于女子肝虚血郁所致的痛经、月经不调等病证。春季从季节上来讲是养肝、护肝最好的季节，因为春气生发，与肝在五行中的木性吻合，故春季日常养生可以本茶饮方立法。

2. 清热代茶饮

【来源】《清宫医案集成》

【组成】黄连一钱，栀子三钱，枯芩三钱，龙胆草二钱，菊花三钱，决明二钱。

【制法】煎汤代茶。

【功效】清肝明目。用于治疗肝经郁热，目赤肿痛。

【按语】本方为同治帝的妃子吉嫔所用。方中黄连、栀子、枯芩清泄三焦之热，龙胆草、菊花、决明子清肝明目。

3. 清热代茶饮

【来源】《清宫医案集成》

【组成】焦三仙六钱，小生地三钱，麦冬三钱，竹茹二钱，白菊花二钱，甘草梢一钱。

【制法】煎汤代茶。

【功效】清肝泄热。用于治疗肝经郁火，发热口渴，小便短赤。

【按语】本方见于光绪四年八月初四日医案。医案记载："臣张仲元、佟文斌请得皇上脉息左关弦数，右寸关滑数。营卫未和，里滞尚盛。"发热、口渴、腹中有时作痛、小便短赤、大便尚有黏滞，证属火郁结滞。方以白菊花、甘草梢清肝之余热，小生地、麦冬养阴护肝，竹茹、焦三仙清热消导和胃。诸药合用，共奏清肝养阴之效，使热邪得清，胃气得复。

4. 清上利湿代茶饮

【来源】《清宫医案集成》

【组成】酒胆星一钱五分，蔓荆子二钱，花粉三钱，酒当归二钱，次生地三钱，石菖蒲二钱，柴胡一钱五分，青皮二钱，泽泻二钱，甘草一钱。

【制法】煎汤代茶。

【功效】清肝利胆，化湿清热。用于治疗肝胃湿热内盛，气滞不畅，头目昏眩，耳聋、耳痒，口干欲饮，纳呆，小便短涩。

【按语】本方见于光绪皇帝医案。光绪某年正月二十四日，光绪皇帝出现耳鸣，听力减退，左颊起有小疱，口干作渴，小便欠畅，脉左关弦，右关滑数。御医李德昌认为其"惟肝胃饮热未清，时或熏蒸"，予清上利湿代茶饮口服。方中酒胆南星清泄肝胆，柴胡、青皮疏肝理气，泽泻、石菖蒲清化湿热，当归、生地黄养阴清热以防邪热伤阴，诸药合用，共奏清泄肝胆、化湿清热之效。

5. 杭芍胆草代茶饮

【来源】《清宫医案集成》

【组成】杭白芍二钱，胆草八分，青皮一钱五分，香附一钱五分，赤茯苓二钱，木通一钱五分，泽泻二钱，瓜蒌三钱，甘菊花二钱，桑叶一钱，黄芩一钱五分。

【制法】煎汤代茶。

【功效】清解肺热，泻肝利湿。用于治疗肺肝蕴热，咳嗽，咽痛，口干口苦，小便短赤等。

【按语】本方见于婉容医案。民国十二年二月初八日，医生赵文魁为婉容拟本茶饮。观其前后医案，患者当有咳嗽、口干口苦、口渴咽痛、肢倦等症。方中黄芩、胆草、木通、泽泻清利肺肝湿热，青皮、香附、白芍疏肝柔肝、解郁理气，菊花、桑叶清肺凉肝，瓜蒌清热化痰。诸药合用，标本兼顾，肺肝同治。

6. 清心代茶饮

【来源】《清宫医案集成》

【组成】枣仁六钱，炒灯心草一钱。

【制法】煎汤代茶。

【功效】清心除烦。用于治疗血虚有热、心烦失眠等。

【按语】乾隆四十九年八月十八日，御医诊得十五阿哥福晋脉息弦数，系血虚有热，心神不宁，御医用滋阴育神汤调治，同时配炒枣仁、灯心草水煎代茶，以清心宁神。本方养阴血取其味厚，清心热取其轻清之性，分时调服，寓意深奥，可用于治疗夏季心火旺盛所致的心烦、失眠。方中灯心草可清心除烦，酸枣仁味酸而收敛，具有养心益肝、安神、敛汗、生津之功，可用治伤津口渴咽干者，颇适合夏季炎热汗出过多时服用。

7. 养心安神代茶饮

【来源】《清宫医案集成》

【组成】党参三钱，茯神三钱，研枣仁三钱（炒），当归身三钱，炙甘草八分。

【制法】煎汤代茶。

【功效】补气血，养心脾，安心神。用于治疗心脾两虚，气血亏耗，心神失养，心悸不寐。

【按语】同治十一年十月底，同治皇帝患天花，十一月初九日医案中记载："皇上天花十朝。昨因精气乍虚，停浆不靥，头面浸浆，项身白陷无神，挟感咳嗽，连服益气养血理肺之方，各症俱减，渐有收靥之势。惟收靥较迟，咽干音哑，咳满少寐，未能骤愈。此由心肾气血俱亏，余毒未清所致。今议用保元回浆饮午服一贴调理。"当日酉刻，又用本安神代茶饮，双补气血。该代茶饮方只有 5 味药，均出于归脾汤，故本方的特色在于组方用药简练，配伍精当，可师其法。

8. 清热祛暑代茶饮

【来源】《清宫医案集成》

【组成】六一散三钱，鲜荷叶一张，白茅根三钱，竹叶三钱，灯心草一圈。

【制法】煎汤代茶。

【功效】清热祛暑，利水渗湿。用于治疗身热烦躁、汗多口渴、小便短赤等症。

【按语】本方由清宫医案中清气祛暑代茶饮加减化裁。光绪某年七月初九日所拟之皇上代茶饮即为此方。方中六一散原名“益元散”，由滑石、甘草两味药组成，是清暑利湿的著名方剂。鲜荷叶解暑清热；淡竹叶清心胃热邪而除烦；灯心草清热利水；茅根清热生津。这四味药物合用，药性清凉芳香，轻清走上，有清透肺中暑热之效。诸药合用，可奏清热祛暑、利水渗湿之功，用于治疗身热烦躁、汗多口渴、小便短赤等症，亦可用于预防暑病。

9. 清心胃代茶饮

【来源】《清宫医案集成》

【组成】橘红三钱，石斛三钱，炒栀仁二钱，淡竹叶三钱，灯心草三钱。

【制法】煎汤代茶。

【功效】清心胃热。用于治疗心胃热饮、胸热肠鸣。

【按语】嘉庆某年正月初三日，御医诊得皇上时有耳鸣，胸热肠鸣，系心胃有热，究嘉庆帝耳鸣之原因，当责之于心肾虚损，治当去其心胃之热、冀心胃热除，再补心肾。故方用炒栀仁、灯心草、淡竹叶清解心胃之热，橘红理气化痰，石斛养阴生津，以防祛邪伤阴。

10. 养阴安神代茶饮

【来源】《清宫医案集成》

【组成】沙参三钱，麦冬五钱，花粉三钱，五味子一钱，炒枣仁三钱。

【制法】煎汤代茶。

【功效】养阴生津，清热安神。用于治疗阴虚内热见口渴、心烦、失眠多梦等症。

【按语】本方由清宫医案中的生津代茶饮加减化裁，据记载，同治皇帝患天花后期，在去世前八天曾服用该方。方中沙参、麦冬均可养阴清热生津，其中麦冬兼可清心除烦，可用于阴虚有热之心烦、失眠多梦、健忘等症，配伍养阴安神之品酸枣仁，进一步加强了全方养阴安神之功。五味子既可以益气生津以止渴，又可补肾宁心以安神，且兼有收敛固涩之功，可治疗久咳虚喘。天花粉有养阴生津、清热安神之效，常用于秋季燥邪损伤津液所致的阴虚内热，症见口渴、心烦、失眠多梦等。

11. 生津代茶饮

【来源】《清宫医案集成》

【组成】沙参三钱，麦冬三钱（去心），竹茹一钱，益元散三钱。

【制法】煎汤代茶。

【功效】滋阴生津，清暑利湿，宁心除烦。用于治疗热伤阴津，呕恶烦躁，心神不宁，也可治疗暑病身热，舌干口渴，小便不利，心烦呕逆。

【按语】道光二十七年六月，琳贵妃患暑温证时服用此方，脉案载："琳贵妃脉息和缓，诸症俱好，惟饮滞稍有未净，今用调中化滞汤午服一贴，继用生津代茶饮，缓缓调服。"方中沙参、麦冬益气生津，竹茹清热除烦。益元散源于《宣明论方》卷十，系滑石、甘草以六比一之比例制得之散剂，故《伤寒标本》卷下称六一散，有清暑利湿之效。而《医方集解》则以六一散加朱砂名益元散，此方加入镇心安神之朱砂，用于治疗暑病而见惊烦不安者。诸药配合可达“清暑热而益元气”之目的，尤宜于夏季暑热季节气津耗伤太过。将散剂成药加入代茶饮方中为平素所少见，或为清宫代茶饮方所开一先例。

12. 益气祛暑清热代茶饮

【来源】《清宫医案集成》

【组成】金银花三钱，白扁豆四钱，竹叶搭心二钱，莲子心一钱，鲜藕五片。

【制法】煎汤代茶。

【功效】益气祛暑，清热利湿。用于治疗暑邪未尽、湿热未清而致的头晕心烦、面赤气粗、口渴欲饮、自汗神倦诸症。

【按语】据光绪三十一年六月十六日慈禧脉案：“六月十六日，益气理脾开胃，清暑利湿，升清降浊：金银花三钱，白扁豆四钱，竹叶搭心二钱，莲子心一钱，鲜藕五片，水煎代茶。”可知此代茶饮是为益气理脾、清暑利湿而施。方中白扁豆健脾益气，淡渗利湿；金银花清热解毒，辛凉散热；竹叶、莲子心清心热而除烦；鲜藕止渴生津。诸药配伍可达益气祛暑、清热利湿之效。斯时慈禧太后已是古稀之年，身体渐衰，具有思忧之伤，故御医姚宝生用清热化湿汤治其“肝胃有火”之同时，佐以此代茶饮，主症次症同治，乃养正祛邪之法。

13. 淡渗利湿祛暑代茶饮

【来源】《清宫医案集成》

【组成】天花粉三钱，麦冬二钱，石斛二钱，连翘二钱，生石膏四钱，知母二钱，鲜竹叶二十片，泽泻二钱，寒水石三钱，甘草三分。

【制法】煎汤代茶。

【功效】利湿祛暑，清热育阴。用于治疗身热烦渴，汗多尿少，身重烦闷等症。

【按语】治暑的代茶饮多遵循“清心利小便”，方药以淡渗利湿为主。如光绪某年六月十一日代茶饮即是此方。方中天花粉、麦冬、知母、石斛育阴清热，生津止渴；寒水石、竹叶、泽泻淡渗利湿；连翘清热解毒；生石膏清热除烦；甘草调和诸药，以防寒凉之弊。

14. 二神代茶饮

【来源】《清宫医案集成》

【组成】茯神五钱，炒神曲二钱。

【制法】煎汤代茶。

【功效】健脾消食，养心安神。用于治疗心脾两虚，体倦食少，心悸失眠。

【按语】本方见于嘉庆年间医案中玉贵人医案。本方以茯神为主药，兼有健脾和安神之效，辅佐以神曲和胃消食，两者相伍应用，则使脾胃健，化源足，心神得养，神志安宁。

15. 育神代茶饮

【来源】《清宫医案集成》

【组成】茯神三钱，炒枣仁二钱，远志一钱，半夏二钱，竹茹二钱。

【制法】煎汤代茶。

【功效】健脾养心，清化痰热，安神除烦。用于治疗心脾两虚，痰热内扰，失眠心悸。

【按语】本方见于乾隆二十年十一月定贵人医案，当月三十日医案记载："惟夜间有时少寐，此由心气不足，饮热未净所致。今暂用育神代茶饮，继服和肝扶脾丸调理。"该代茶饮方补养心脾与化痰清热并举，扶助气血，清化痰热，有除烦安神之效。与二神代茶饮相比，本方养心安神之力更强，且兼能燥湿祛痰，化饮清热，诚为标本兼顾之良方。

16. 加味参莲饮

【来源】《清宫医案集成》

【组成】党参五钱，茯神四钱，煅龙齿一钱五分，莲肉（去心）五钱。

【制法】煎汤代茶。

【功效】益气，健脾，养心，重镇安神。用于心脾两虚，心神不宁，惊悸不寐。

【按语】本方见于嘉庆朝玉贵人医案。玉贵人"原系素有血枯筋挛之症。用药以来，抽搐虽止，惟病久耗伤气血，真气已亏，胃虚不实，病势重大"。前一天服参莲饮（党参、莲肉各五钱，水煎代茶），胃气稍缓，再用本方（加茯神、龙齿），则兼有健脾益气与养镇心神之效。

17. 安神代茶饮

【来源】《清宫医案集成》

【组成】煅龙齿三钱，石菖蒲一钱。

【制法】煎汤代茶。

【功效】镇惊，开窍，安神。用于治疗惊悸、心烦、失眠、多梦。

【按语】本方见于治光绪皇帝心经病医方。光绪三十年前后医案记载光绪帝有“常无因自觉发笑”及“语言自不知觉”等症。本方中龙齿长于平肝潜阳，镇惊安神；石菖蒲则“舒心气，畅心神，怡心情，益心志”(《重庆堂随笔》)。两药相伍，镇惊开窍，宁心安神，舒畅心志。

18. 育神化痰代茶饮

【来源】《清宫医案集成》

【组成】朱茯神二钱，朱麦冬二钱，橘红八分，鲜青果十个。

【制法】水煎温服。

【功效】养心润肺，滋阴生津，清热化痰，镇惊安神。用于治疗阴虚津伤，惊悸不寐，烦热口渴，咽燥痰黏。

【按语】本方系慈禧太后临终之日服用的代茶饮方之一。慈禧当日还曾服用滋胃和中代茶饮、益气生津代茶饮及生脉饮等。故可推测证属热病伤阴耗气，烁津生痰，诸方尚属合理。宫中危重临终患者，抢救时常用代茶饮方，这是因为大剂汤药已难以饮下，只能作代茶饮小量频服。本方用朱砂拌茯神与麦冬，在养心益阴的同时又增强镇静安神作用。

19. 麦冬灯竹代茶饮

【来源】《清宫医案集成》

【组成】麦冬三钱，灯心草一钱，竹叶五片。

【制法】煎汤代茶。

【功效】养阴生津，清热除烦。用于治疗热病阴伤，烦热口渴；心火上炎，口舌生疮，心烦不寐；热淋涩痛。

【按语】本方为道光朝祥妃妊娠七个月时所服代茶饮调理方之一。原方无名，系根据药味补以方名。此后祥妃还用过灯心草、竹叶、麦冬等药物所组之方，后妃公主等也常用类似方。方中甘寒养阴的麦冬与甘淡寒利水清热的灯心草、竹叶相伍，滋阴生津而不恋邪，利水导热而不伤阴，足见组方之妙。

20. 导赤代茶饮

【来源】《清宫医案集成》

【组成】赤苓三钱，生地二钱，木通二钱，石斛二钱，灯心草二束。

【制法】煎汤代茶。

【功效】滋阴凉血，利水降火，清热除烦。用于治疗心经有热；或阴虚血热，心胸烦热，口渴面赤，口舌生疮；或小便短赤、涩痛。

【按语】道光朝孝慎成皇后医案记载，道光十二年八月二十四日至九月初五日皇后连续服用本方。本方系由导赤散加减化裁而来，即原方中保留生地、木通，易竹叶、甘草为灯心草、赤苓，保持其清热利水除烦功能，增石斛以加强滋阴除热生津之效。

21. 加味三仙代茶饮

【来源】《清宫医案集成》

【组成】焦三仙九钱，橘红一钱，竹茹二钱，鲜青果七个。

【制法】煎汤代茶。

【功效】清热化滞，止咳化痰。用于治疗胃有郁热，肺气上逆，咳嗽痰黏，胸膈满闷，不思饮食。

【按语】本方见于慈禧太后医案。光绪二十八年十一月三十日，“老佛爷咳嗽，咯痰黏稠，胸膈不畅，谷食欠香”，御医庄守和、张仲元予清热化滞之法治疗，诸症好转，继以加味三仙代茶饮清解余热，消导和胃。方中橘红味苦、辛，性温，功能散寒理气，燥湿化痰，消食宽中，于食积、伤酒可用，于风寒咳嗽亦可用，加之颇好。“焦三仙”即焦山楂、焦麦芽、焦神曲的合称，慈禧太后常用之加味以消食导滞，健运脾胃，其效确切。青果、竹茹清热化痰，理气宽胸。诸药合用，共奏消食化滞、止咳化痰之效。

22. 清胃化湿代茶饮

【来源】《清宫医案集成》

【组成】厚朴一钱五分，于术一钱五分，陈皮一钱五分，甘菊花二钱，天麻一钱，法半夏一钱五分，赤苓二钱。

【制法】煎汤代茶。

【功效】健脾化湿，祛痰息风。用于治疗眩晕头痛等症。

【按语】本方见于光绪皇帝医案。光绪某年四月初六日，御医庄守和诊得“皇上脉息左寸浮弦，右寸关滑缓。胃气欠和，湿饮不净，动则头仍眩晕，时或懊憹”。给予清胃化湿代茶饮调理。此方乃以平胃散合半夏白术天麻汤化裁。取平胃散理气和胃，用半夏白术天麻汤健脾燥湿，化痰息风。方中半夏、天麻二味善于祛痰息风，历代医家治眩晕头痛多善用之。程钟龄曰："有湿痰壅遏者，书云头旋眼花，非天麻、半夏不除是也。"

23. 参桂益气代茶饮

【来源】《清宫医案集成》

【组成】人参二钱，肉桂四分，黄芪三钱，炙甘草八分。

【制法】煎汤代茶。

【功效】益气温中。用于治疗气虚兼见寒证者，症见气短声低、少气懒言、精神疲惫、畏寒怕冷、体倦乏力等。

【按语】本方是清宫医案中道光年间全贵妃病后调理所用。据记载："道光九年十月二十日，苏钰请得全贵妃脉息滑缓。原系气血素亏，湿伤荣分。今因劳碌伤气，以致旧症渐作，气怯肢软。连服补气养血之剂，症热稍减，气血渐强。惟腰膝酸沉，此由荣分湿盛所致，故用人参养荣汤加减；十月二十一日又拟益气养荣汤加减一贴，二十二日，苏钰请得全贵妃脉息安平，诸症渐好。暂止汤药，拟用参桂代茶饮：人参二钱去芦，肉桂去粗皮四分，黄芪三钱，炙甘草八分。共为细面，每服五分。十一月十四日，张新、苏钰请得全贵妃脉息和缓。精神饮食起居如常，诸症渐好。"方中人参补益脾肺之气。肉桂辛甘大热，有补火助阳、散寒止痛、温经通脉、引火归原之效，将它加入补气益血方中，用于久病体虚气血不足之人，有鼓舞气血生长之效。黄芪味甘，性微温，为补中益气之要药，可用于脾气虚弱，倦怠乏力，食少便溏者。炙甘草味甘，性平，补脾益气，调和诸药。四药配伍，共奏益气温中之效，可用于治疗气虚兼见寒证者，症见气短声低、少气懒言、精神疲惫、畏寒怕冷、体倦乏力等。

24. 理脾清化代茶饮

【来源】《清宫医案集成》

【组成】茯苓三钱，野于术一钱，杭芍二钱，厚朴一钱，橘皮二钱，青竹茹二钱，花粉三钱，枳壳一钱五分，甘菊二钱，酒胆草一钱五分，灯心草三子。

【制法】煎汤代茶。

【功效】清热化湿和胃。用于治疗肝胃湿热未清，头晕目眩，恶心纳呆，腹胀，口渴不欲饮。

【按语】光绪某年十一月二十九日，皇上肝胃素蕴湿热，眩晕，胸膈不爽、懊恼，口干作渴，经调理，病势见好。但饮湿仍在，余热未净，御医用理脾清化代茶饮以清化湿热，疏解余邪。方中茯苓、于术运脾化湿，甘菊花、胆草、白芍清肝柔肝、泻热化湿，厚朴、橘皮、枳壳宽中理气化湿，青竹茹清热和胃化饮，天花粉养阴护津。

25. 缓中代茶饮

【来源】《清宫医案集成》

【组成】党参一钱，五味子四分，红枣肉二个，鲜青果三个。

【制法】煎汤代茶。

【功效】补中益气，滋阴生津，清肺利咽。用于治疗肺胃之气欠和，痰饮未清。

【按语】缓中代茶饮常用于肺胃之气欠和、痰饮未清之证。光绪三十四年十月初四日，张仲元、李德源、戴家瑜请得总管脉息左关弦缓，右寸关弦滑，中气未和，痰饮未清，时作咳嗽，今议用理脾开胃安嗽之法调治，十月初四日酉刻，张仲元、李德源拟总管缓中代茶饮，党参一钱，五味子四分，红枣肉二个，鲜青果三个，去皮研。方中党参益气、五味子敛阴，红枣和中，鲜青果止嗽化痰，诸药代茶饮，缓中健脾祛痰，助理脾开胃安嗽。

26. 和胃清肺饮

【来源】《清宫医案集成》

【组成】茯苓三钱，陈皮六分，厚朴七分，杏仁一钱五分，桔梗一钱，炙甘草五分。

【制法】煎汤代茶。

【功效】理气化痰，宣肺止咳。用于治疗痰浊阻肺，肺失肃降。

【按语】光绪某年十二月二十三日，光绪皇帝“有时鼻塞、咳嗽、食少、口黏”，证属痰浊阻肺，肺失肃降，御医李德昌给予“和胃清肺饮”调治。方中陈皮、厚朴理气祛湿化痰，茯苓运肺化湿，桔梗、杏仁、炙甘草宣肺止咳。诸药合用，健脾和胃，宣肺止咳。

27. 加味午时茶

【来源】《清宫医案集成》

【组成】午时茶一块，焦三仙各二钱，橘红一钱，青皮八分（炒）。

【制法】煎汤代茶。

【功效】消食和胃。用于治疗风寒感冒，食积吐泻，腹痛便泻等症。

【按语】午时茶本为《拔萃良方》天中茶加减，用于治疗风寒感冒，食积吐泻，腹痛便泻等症。方中辛温、芳化、和胃、除湿同用，夏月受凉感冒，头痛腹泻，用之恒效，在民间享有很好的声誉。慈禧太后加味用之，推测当有食积气滞之症，这与其喜食肥甘有关。午时茶传入宫中，亦可见清宫用药之广。

28. 仙药茶

【来源】《太医院秘藏丸散丹膏方剂》

【组成】六安茶一斤，石菖蒲二两，鲜苏叶二两，陈皮丝二两，鲜姜丝二两。

【制法】煎汤代茶。

【功效】减肥消滞，化浊和中，开郁通脉。用于治疗饮食积滞等症。

【按语】本方在清代乾隆、嘉庆、道光、咸丰、同治各朝的宫廷内，均被广为采用。嘉庆皇帝的莹嫔脉案中，此方曾两次出现。道光帝、后，慈禧太后及宫廷内外之王公大臣等，亦皆服过此方。因它对于喜食肥甘、思虑过度、四体不勤的封建统治者具有减肥消滞、化浊和中、开郁通脉的效果，同时味道爽口，服用简便，所以在京中一度享有盛誉。

29. 胃苓代茶饮

【来源】《清宫医案集成》

【组成】苏梗叶一钱，大腹皮一钱五分，猪苓一钱，泽泻一钱五分，赤茯苓二钱，桔梗一钱五分，苍术八分炒焦，制厚朴二钱，陈皮一钱五分，六一散二钱，灯心草三十寸，薏苡仁四两。

【制法】煎汤代茶。

【功效】利湿祛暑，健脾止泻。用于治疗暑湿停滞，腹胀便泻，身热神倦，烦躁纳呆诸症。

【按语】本方见于五阿哥医案，为太医赵壁所拟。嘉庆二十一年六月五阿哥脉案载："十九日赵壁请得五阿哥脉息浮数，原系暑湿停滞之症，以致腹胀便泻，身体微热，今用胃苓代茶饮调理。"本方即五苓散合平胃散去甘草，另加苏梗叶辛温透表，散寒除湿，大腹皮行气利水，桔梗宣肺祛痰，疏通肠胃。引用六一散、灯心草二味亦在于利湿祛暑，薏苡仁淡渗利湿，健脾止泻。

30. 清解平胃代茶饮

【来源】《清宫医案集成》

【组成】薄荷一钱，川芎二钱，白芷三钱，炒蔓荆子三钱，炒苍术二钱，炙厚朴二钱，黄连一钱，天花粉三钱，竹茹二钱，炒槟榔三钱，生甘草五分，焦三仙九钱。

【制法】煎汤代茶。

【功效】清解平胃。用于治疗表邪稍解，湿热尚盛。

【按语】本方见于光绪皇帝医案："光绪某年九月十八日，杨际和请得皇上脉息左关弦数，右寸关滑数。表邪稍解，湿热尚盛，恶寒已退，发热稍轻，头仍疼晕，呕吐水饮，胸膈不畅。舌之左边起有紫泡，口干作渴，身肢软倦。今用清解平胃代茶饮调理。"

31. 和脾代茶饮

【来源】《清宫医案集成》

【组成】茯苓三钱，藿梗一钱五分，炒苍术一钱五分，炙厚朴一钱，陈皮一钱，焦三仙二钱，益元散三钱。

【制法】煎汤代茶。

【功效】健脾除湿，导滞和胃。用于治疗脾元尚软，胃经湿饮不清，身肢酸倦，头晕口干。

【按语】本方见于光绪皇帝医案："七月十八日申刻，李德昌请得皇上脉息弦滑。外感暑气渐退，呕恶嘈杂已止。惟脾元尚软，胃经湿饮不清，以致身肢疲倦，头晕口干，舌心稍有黄苔。今用和脾代茶饮一贴调理。"方中焦三仙、厚朴、陈皮导滞和胃，苍术、藿梗燥湿和胃，茯苓、益元散淡渗利湿。诸药合用，健脾利湿，导滞和胃。

32. 清解化湿代茶饮

【来源】《清宫医案集成》

【组成】荆芥三钱，藿香一钱五分，猪苓三钱，泽泻三钱，焦三仙六钱，炒白扁豆三钱，陈皮一钱五分，炙厚朴一钱五分。

【制法】煎汤代茶。

【功效】清解化湿，疏散风邪。用于治疗肺胃蕴热，蓄有湿滞，稍感风凉。

【按语】本方见于慈禧太后医案："六月初十日酉刻，全顺、张仲元请得老佛爷脉息左关见弦，人迎稍浮，右寸关滑数。肺胃蕴热，蓄有湿滞，稍感风凉，以致头微疼，口渴思饮，身肢酸倦，有时恶寒，手心发热，大关防欠调。今议用清解化湿代茶饮调理。"

33. 平胃清上代茶饮

【来源】《清宫医案集成》

【组成】桑叶二钱，菊花二钱，焦三仙二钱，车前子三钱，竹茹二钱，橘皮二钱，天麻一钱五分。

【制法】煎汤代茶。

【功效】清热和胃。用于治疗肝胃蓄有饮热，眩晕，胸膈不爽，口干微渴，小便不畅。

【按语】光绪三十二年十一月十三日，御医请得皇上脉息左关弦数，右关滑数，头作眩晕，胸膈不爽，口干微渴，小水不畅，系肝胃蓄有饮热所致，故以此代茶饮调之。方中菊花、天麻清肝平肝，桑叶清肺肃肺，焦三仙、橘皮理气化湿和胃。诸药合用，清热和中。桑叶清肺调气，焦三仙消导和胃，气清胃和，则饮热自去。

34. 抑火化湿代茶饮

【来源】《清宫医案集成》

【组成】玄参三钱，生地黄三钱，天花粉三钱，陈皮二钱，赤茯苓四钱，石斛三钱，竹茹三钱，桑叶二钱，菊花二钱，灯心草三子。

【制法】煎汤代茶。

【功效】抑火化湿。用于治疗肝胃湿热熏蒸，头晕目眩，口干欲饮，咽喉疼痛。

【按语】光绪皇帝某年十一月二十日医案："李德昌请得皇上脉息左关弦数，右关沉滑。表感已解，头疼恶寒俱减，惟肝胃饮热未清，时或熏蒸，以致头晕口渴。今用抑火化湿代茶饮调理。"光绪帝服用疏风清上化湿饮后表寒解，惟肝胃饮热留滞，时或熏蒸，头晕口渴，表邪解则专清里邪，御医用玄参、生地、天花粉、石斛清热养阴，陈皮理气化湿，赤苓、灯心草清热利湿，竹茹清热和胃化饮，桑叶、菊花清宣肺热。诸药组成抑火化湿代茶饮，清热化湿，养阴生津。

35. 香楠代茶饮

【来源】《清宫医案集成》

【组成】藿香一钱，橘皮一钱五分，香薷八分，焦神曲一钱五分，枳实一钱，厚朴一钱，焦山楂一钱五分，麦芽一钱，生甘草五分，生姜二片。

【制法】煎汤代茶。

【功效】理气化湿，消食和胃。用于治疗小儿感冒，内停饮滞，外受风寒，头痛身热，呕吐作渴，饮食懒进，脉息浮数。

【按语】本方见于嘉庆年间五格格医案："初十日，刘德成请得五格格脉息浮数。内停饮滞，外受风凉之症，以致头痛身热，呕吐作渴，饮食懒进，今用香楠代茶饮早服调理。"

36. 行气和胃代茶饮

【来源】《清宫医案集成》

【组成】厚朴花一钱五分，陈皮一钱五分，炒茅术二钱，煨木香八分，焦三仙各二钱，赤芍一钱五分。

【制法】煎汤代茶。

【功效】行气导滞，和胃除湿。用于治疗胃脘满闷，恶心欲呕，腹中坠胀或时作痛。

【按语】行气和胃代茶饮常用于食滞气结、湿痰内停之病证。如光绪皇帝脉案："三月二十日庄守和请得皇上……脉息和缓。证势俱好，惟肠中稍加湿郁气滞，以致腹中微觉闷坠，有时窜痛。今用行气和胃代茶饮调理。"斯时，光绪帝身体日差，经常外感风寒，此次亦感寒日久，经治疗已有好转，但其"胃气稍有欠和""腹中微觉闷坠，有时窜痛"，故用行气和胃方调治。方中木香、陈皮行气和胃，焦三仙消食导滞，厚朴花既可行气，又能化湿，助茅术除湿之力。至于选用赤芍，乃在于因光绪帝眼边肿痛，以之能清血热解肿痛之故。

37. 参地苏橘代茶饮

【来源】《清宫医案集成》

【组成】西洋参三钱，生地四钱，当归四钱，杭芍四钱，大熟地六钱，杜仲三钱，龙骨三钱，莲蕊三钱，焦枣仁三钱，川芎一钱五分，川贝三钱，桑叶三钱，甘菊花三钱，苦梗三钱，橘红一钱五分，生草一钱。

【制法】煎汤代茶。

【功效】益气化痰，养血安神，清肺止咳。用于治疗气血两亏，脾肾两虚，肺热咳嗽兼有神疲乏力，腰瘦腿软，眠差食少，声低懒言。

【按语】本方见于光绪某年五月十一日医案，光绪皇帝"偶然咳嗽，渐或有痰，言语气怯，中州较空，不奈凉热，手仍发胀，腰腿有时酸疼"，脉"左寸关滑力软，两尺仍弱"，御医杨际和认为病机"总缘气虚阴亏，脾肾不足，肝经易旺，致生浮火热"，故予以“参地苏橘代茶饮”治疗。方中西洋参补气健脾，当归、杭芍、生地、熟地、川芎养血滋肾，杜仲、龙骨补肾安神，枣仁、莲蕊清心安神，橘红、川贝、桑叶、桔梗清肺化痰止咳。诸药合用，以益气养血，滋补肝肾，清肺止咳，标本兼治。

38. 普济药茶

【来源】《清宫配方集成》

【组成】南藿香六两四钱，苍术七两二钱，木香七两六钱，半夏七两八钱，苏薄荷七两八钱，厚朴七两五钱，陈皮三钱，荆芥八两一钱，青皮六钱，木瓜七两八钱，枳壳七两八钱，槟榔七两八钱，南苏叶八两一钱，生甘草三两，安化茶二十斤。

【制法】煎汤代茶。

【功效】消食散寒，宽中下气，解表清瘟，和胃止呕。用于治疗胸膈膨闷，腹脘嘈杂，食后腹胀，四时感冒不正之气，头疼发热恶寒，伤风咳嗽，呕吐涎水。

39. 代茶新饮方

【来源】《外台秘要》

【组成】黄芪二斤，通草二斤，茯苓一斤，干姜一斤，干葛一斤，桑根白皮一斤，鼠粘根三斤，生干地黄十两，枸杞根十两，忍冬十两，薏苡仁十两，菝葜八两，麦门冬（去心）五两，葳蕤五两。

【制法】煎汤代茶。

【功效】除风破气，理丹石，补腰脚，聪耳明目，坚肌长肉，缓筋骨，通腠理。用于治疗头脑闭闷，眼睛疼痛，心虚脚弱，不能行步，脚气，肺气，疝气，咳嗽，消中消渴。

【按语】本方出自《外台秘要》卷三十一引《近效方》，其载："除风破气，理丹石，补腰脚，聪耳明目，坚肌长肉，缓筋骨，通腠理，头脑闭闷，眼睛疼痛，心虚脚弱，不能行步，其效不可言，若患脚气肺气疝气咳嗽，入口即愈，患消中消渴尤验，主疗既多，不复一一具说，但服之立取其验，禅居高士特宜多饮，畅腑脏，调适血脉，少服益多，心力无劳，饥饱饮之甚良，若腊月腊日合之，十年不败。"

40. 葱豉茶方

【来源】《太平圣惠方》

【组成】葱白三茎（去须），豉半两，荆芥一分，薄荷三十叶，栀子仁五枚，石膏三两。

【制法】上以水两大盏，煎取一大盏，去滓，下茶末，更煮四五沸，分两度服。

【功效】解表发汗，散寒止痛。用于治疗伤寒头痛壮热。

41. 薄荷茶方

【来源】《太平圣惠方》

【组成】薄荷三十叶，生姜一分，人参半两（去芦头），石膏一两，麻黄半两。

【制法】先以水一大盏，煎至六分，去滓，分二服，点茶热服之。

【功效】解表发汗，散寒止痛。用于治疗伤寒鼻塞头痛烦躁。

42. 槐芽茶方

【来源】《太平圣惠方》

【组成】嫩槐芽。

【制法】采取蒸过火焙，煎汤代茶。

【功效】清热燥湿。用于治疗肠风。

43. 萝藦茶方

【来源】《太平圣惠方》

【组成】上萝藦叶。

【制法】夏采蒸熟，如造茶法，火焙干，煎汤代茶。

【功效】补暖，治风及气。用于治疗风寒感冒。

44. 皂荚芽茶

【来源】《太平圣惠方》

【组成】嫩皂荚芽。

【制法】蒸过火焙，如造茶法，煎汤代茶。

【功效】清热燥湿。用于治疗肠风兼祛脏腑风湿。

45. 秋梨柿饼代茶饮

【来源】《清宫医案集成》

【组成】秋梨半个，柿饼一个。

【制法】煎汤代茶。

【功效】清肺止咳。用于治疗肺热感邪、咳嗽。

【按语】本方见于咸丰皇帝为四阿哥时的一则医案，“道光二十九年十二月十二日，四阿哥肺热感寒以致憎寒壮热咳嗽头痛、腰腿酸痛、倦怠懒食”等，经御医调治诸症好转后，以秋梨柿饼代茶饮清肺止咳。方中秋梨和柿饼都是日常生活中十分常见的食物，秋梨清热润肺，柿饼清肺止咳，作为代茶饮，取材方便，服用简单。

46. 清热化湿代茶饮

【来源】《清宫医案集成》

【组成】前胡二钱，酒芩一钱五分，陈皮一钱五分，桑皮二钱，法半夏二钱，茯苓二钱，甘草七分。

【制法】煎汤代茶。

【功效】清肺止咳，祛湿化痰。用于治疗肺胃痰热，咳嗽、咯痰，鼻塞不通，口渴咽干，纳呆等。

【按语】本方出自光绪皇帝医案。光绪某年正月二十日，光绪皇帝夜间微有咳嗽，脉息左部和缓，右寸关滑而稍数，为肺胃湿热未清，御医予本代茶饮调理。此方为二陈汤加酒芩、前胡、桑皮组成，方中二陈汤祛湿化痰，酒芩、前胡、桑皮清肺止咳。诸药合用，共奏清肺止咳、祛湿化痰之效。

47. 南薄粉葛代茶饮

【来源】《清宫医案集成》

【组成】南薄荷一钱，粉葛一钱，姜朴一钱五分，陈皮一钱五分，淡豆豉二钱，木通一钱，泽泻二钱，赤苓三钱，鲜竹叶二十片，槟榔一钱，条芩二钱。

【制法】煎汤代茶。

【功效】清肺泻肝，利湿。用于治疗肺肝郁热，湿热熏蒸，头痛头晕，咽痛口渴，咳嗽咯痰，肢倦纳呆等。

【按语】本方为民国十二年正月二十八日，医生赵文魁给婉容所拟代茶饮。观前后医案，知患者有头闷肢倦、咽痛、咳嗽等症状。方中薄荷、粉葛、淡豆豉、条芩清解肺热，木通、泽泻、赤苓、竹叶清热利湿，陈皮、姜朴、槟榔醒脾理气和胃。诸药合用，热去湿除，脾运恢复，诸症可愈。

48. 益阴代茶饮

【来源】《清宫医案集成》

【组成】生地三钱，麦冬（去心）三钱，银花二钱，焦三仙六钱。

【制法】煎汤代茶。

【功效】清热益阴。用于治疗阴分素亏、郁热内滞、咽喉疼痛。

【按语】本方见于同治七年十二月二十九日祺妃医案。方中生地黄、麦冬养阴清热，银花清热解毒，焦三仙消导和中。诸药合用，共奏益阴清热利咽之功。

49. 和胃清肺代茶饮

【来源】《清宫医案集成》

【组成】茯苓三钱，陈皮六分，厚朴七分，杏仁一钱五分，桔梗一钱，炙甘草五分。

【制法】煎汤代茶。

【功效】轻宣凉燥，理肺化痰。用于治疗鼻塞、咳嗽、食少、口黏等属痰浊阻肺，肺失肃降之证。

【按语】光绪某年十二月二十三日，光绪皇帝“有时鼻塞、咳嗽、食少、口黏”，证属痰浊阻肺，肺失肃降，御医李德昌给予“和胃清肺饮”调治。方中陈皮、厚朴理气祛湿化痰，茯苓运肺化湿，桔梗、杏仁、炙甘草宣肺止咳。诸药合用，健脾和胃，宣肺止咳。

50. 保元代茶饮

【来源】《清宫医案集成》

【组成】去芦太子参三分，制黄芪三钱，炙甘草五分。

【制法】煎汤代茶。

【功效】补气保元，益卫固表。用于治疗气阴两虚者，症见气短懒言，神疲乏力，食少便溏，表虚自汗，口干，舌质红或淡。

【按语】本方常用于气阴两虚者，症见气短懒言，神疲乏力，食少便溏，表虚自汗，口干，舌质红或淡。据记载，道光八年十二月十三日，全贵妃（后来为孝全成皇后）“原系大病稍愈，元气未复。今届大寒节令，恐伤正气”，御医苏钰等拟此方。方中太子参、炙黄芪、炙甘草三味补气药，专于益气，其中黄芪被誉为“补中益气要药”，太子参气阴双补，为补气药中的清补之品，炙甘草既可补益心脾之气，又有润肺止咳之功。

51. 增液通便代茶饮

【来源】《清宫医案集成》

【组成】中生地四钱，麦冬三钱，玄参三钱。

【制法】煎汤代茶。

【功效】滋阴增液，润肠通便。用于治疗肠燥便秘。

【按语】本方即清宫医案中记载的增液代茶饮。光绪三十三年二月十九日，慈禧“肝胃郁热未清，口干，头目不爽”，用此方清肝胃郁热，滋阴生津润燥。本方实乃《温病条辨》增液汤，吴鞠通曰：“（增液汤）妙在寓泻于补，以补药之体，作泻药之用，既可攻实，又可防虚。余治体虚之温病与前医误伤津液，不大便，半虚半实之证，专以此法救之，无不应手而效。”方中玄参苦咸而凉，滋阴润燥，启肾水以滋肠燥；生地黄甘苦而寒，清热养阴，壮水生津，以增玄参滋阴润燥之力；又肺与大肠相表里，故用甘寒之麦冬，滋养肺胃阴津以润肠躁。三药合用，养阴增液，以补药之体为泻药之用，使肠燥得润、大便得下。本方用于津亏肠燥之便秘，症见便秘、口渴、舌干红、脉细数或沉而无力等。

52. 加减古方五汁饮

【来源】《清宫医案集成》

【组成】蜜柑二个（去皮），鲜藕四两（去皮节），荸荠二十个（去皮），青果二十个（去核），生姜一薄片（去皮）。

【制法】共捣如泥，用布拧汁，随时饮之。

【功效】清肺利咽，生津止渴，止呕。用于治疗咽肿目赤、烦渴、纳呆欲呕、咳嗽、咽喉干燥等症。

【按语】本方拟自清宫医案中的加减古方五汁饮，光绪某年正月二十三日，赵文魁谨拟：皇上加减古方五汁饮。原方中即是这五味药。据考光绪三十三年，光绪皇帝脉案有“腭间偏左粟泡呛破，漱口时或带血丝，咽喉觉搅，左边时或起泡，右边微疼，咽物似觉不利”及“进膳不香，嗳气嘈杂”“口渴思饮”的记载，推测此方是光绪帝病重期间调理所用。方中蜜柑、青果（橄榄）、荸荠均入肺胃二经，具清肺利咽、生津解毒之功效。生姜入脾经，可开胃温经止呕；藕入心、胃、脾经，亦能清热生津。此二味在《圣济总录》中称姜藕散，治霍乱呕吐、烦渴。诸药合用，可奏清肺利咽、生津止渴、止呕之效，可治疗夏秋季节易出现的咽肿目赤、烦渴、纳呆欲呕、咳嗽、咽喉干燥等症。

53. 养阴清肺代茶饮

【来源】《清宫医案集成》

【组成】小生地二钱，元参二钱，苏梗一钱，姜栀仁二钱，酒芩二钱，炒枳壳二钱。

【制法】煎汤代茶。

【功效】清热养阴利咽。用于治疗咽干咽痛。

【按语】民国十年三月初四日，医生诊得溥仪脉息左关沉弦，右寸关滑而有力、颃颡干燥、咽嗌作痛，此乃肺胃滞有饮热。故医生用养阴清肺代茶饮以清热利咽，养阴润肺。方中生地黄、玄参清热养阴利咽，姜栀仁、酒芩清散郁热，苏梗、枳壳条达气机。气机升降条达，则郁热易去。

54. 疏风清热代茶饮

【来源】《清宫医案集成》

【组成】紫苏叶二钱，防风三钱，荆芥一钱五分，陈皮二钱，香白芷三钱，川芎一钱五分，建曲二钱，香薷一钱。

【制法】煎汤代茶。

【功效】疏风解表，祛湿化饮。用于治疗风寒感冒之无汗头闷、憎寒腿软等。

【按语】光绪二十一年闰五月二十一日，皇上脉息左寸关浮弦、右关见滑，此为感受风寒，蓄有湿饮，症见无汗头闷，憎寒腿软。御医予疏风清热代茶饮调治：方集紫苏叶、防风、荆芥、白芷等辛温解表药以疏风散寒，陈皮、建曲、香薷理气化湿和中，川芎辛温味烈，活血调营，营卫和，卫气易于宣通，则外邪易去。

55. 和解清热代茶饮

【来源】《清宫医案集成》

【组成】柴胡一钱，薄荷一钱五分，地骨皮三钱，葛根二钱，胡连二钱，条芩三钱，生杭芍三钱，白芷二钱，次生地八钱，泽泻二钱，羚羊角二钱。

【制法】煎汤代茶。

【功效】和解清热。用于治疗头痛、口渴思凉、胸膈不畅、身肢酸痛等症。

【按语】光绪二十一年闰五月二十一日，庄守和请得皇上脉息左寸关浮弦，右关见滑，头微觉闷，无汗，憎寒，腿软，乃感受风寒，蓄有饮热湿滞。给予清热化湿截疟之法调治。六月初一日，皇上仍头顶疼痛，发热未解，口渴思凉，胸膈不畅，身肢酸痛，有时躁急，脉息左寸关浮弦，右寸关滑数。此乃疟邪尚盛、气道欠调、里滞尚未下行，遂予本和解清热代茶饮调治。方中柴胡、白芍、葛根、薄荷、白芷清热和解透邪，生地黄、地骨皮养阴透热并防热邪伤阴，泽泻清热利水，使邪有出路，羚羊角性味咸寒，入心肝二经，有平肝息风、清热镇惊解毒之功效。光绪帝疟邪缠绵，发热不退，故于和解清热代茶饮中加入羚羊角一味，以助清肝、散热解毒之功。惟镑羚羊角用量二钱，较常规用量为重，较具特色。

56. 清肺益阴代茶饮

【来源】《清宫医案集成》

【组成】细生地四钱，元参四钱，杭芍四钱，丹皮三钱，黑山栀二钱，黄芩二钱，瓜蒌三钱，浙贝二钱，青连翘二钱，橘红一钱五分。

【制法】煎汤代茶。

【功效】清肺养阴化痰。用于治疗肺热之证。

【按语】民国十二年正月初一日未刻，医生诊得溥仪脉息左寸关平缓，右寸关略滑，乃肺热尚欠清和，予益阴清肺代茶饮调理。方中生地、玄参养阴清热，黄芩、白芍清肝柔肝，防木火刑金，黑山栀子、丹皮、连翘清散肺热，瓜蒌、浙贝、橘红清热化痰。因肺热较盛，同时给予清金抑火化痰丸共清肺热。据医案记载，同日戌刻亦宗此法，水煎代茶，清泄郁热调治。正月初二，因邪热耗气伤阴，在清肺养阴的基础上，加西洋参以水煎代茶饮，次序分明，颇具章法。

57. 清金代茶饮

【来源】《清宫医案集成》

【组成】羌活一钱五分，防风一钱五分，苏梗一钱五分，生地三钱，麦冬三钱，桔梗二钱，知母二钱，黄芩二钱，生甘草五分，芦根三把为引。

【制法】煎汤代茶。

【功效】疏风解表，清热止咳。用于治疗身热咽干、咳嗽等症。

【按语】本方见于道光四年孝全成皇后医案，十二月十九日，孝全成皇后“身热咽干，有时咳嗽”，御医张永清、陈昌龄诊其“脉息滑数”，“原系妊娠热盛，火烁肺金之症”。予以清金代茶饮调理。据前后几日医案记载，患者当有外感风寒，故以羌活、防风疏风邪，生地、麦冬、知母、黄芩、生甘草清肺热，滋肺阴，苏梗、桔梗止咳化痰。诸药合用，以奏散风解表、清肺止咳之效。

58. 麦冬桑贝代茶饮

【来源】《清宫医案集成》

【组成】麦冬三钱，浙贝三钱，霜桑叶三钱。

【制法】煎汤代茶。

【功效】清肺化痰，养阴止咳。用于治疗肺经伏热，咳嗽痰稠难咯或兼咽干喉痛等症。

【按语】同治四年五月二十七日璷（lú 或 fū）嫔咽痛咳嗽渐好，御医甄景芳予此方以清解余热。方中麦冬、浙贝清肺润肺，化痰止咳，霜桑叶善清解肺中伏热之邪，用药切中病证。

59. 清肺理嗽代茶饮

【来源】《清宫医案集成》

【组成】瓜蒌皮二钱，川贝二钱，前胡一钱五分，酒芩一钱五分，蜜桑皮一钱五分，桔梗二钱，甘草七分。

【制法】煎汤代茶。

【功效】清热化痰，宣肺止咳。用于治疗肺热咳嗽，咯痰黄黏，或兼有鼻塞、头痛、咽干咽痛之症。

【按语】光绪某年正月十九日，光绪皇帝外感风邪，经御医庄守和用清解化湿饮调治后，至二十一日，“诸症俱减，惟肺经稍有饮热未净以致偶有咳嗽，鼻息欠爽”，庄守和予清肺理嗽代茶饮调理。方中黄芩、桑皮清解肺经余热，瓜蒌皮、川贝母、前胡、桔梗，理气化痰止咳，甘草调和诸药。诸药合用，以清肺化痰，理气止咳。

60. 菊花竹茹代茶饮

【来源】《清宫医案集成》

【组成】菊花炭一钱五分，苦桔梗八分，陈皮七分，青竹茹一钱，杏仁二钱。

【制法】煎汤代茶。

【功效】清肺散邪，化痰止咳。用于治疗咳嗽夹痰、咯血。

【按语】光绪某年三月二十七日，光绪皇帝咳嗽咯血数日已止，御医薛福辰、庄守和、李德昌诊其脉右寸关略带浮滑，余俱平和，予以菊花竹茹代茶饮调理。方中菊花炭清热凉血止血，桔梗、陈皮、竹茹、杏仁清肺化痰止咳。诸药合用，共奏清肺散热、化痰止咳止血之效。

61. 银花代茶饮

【来源】《清宫医案集成》

【组成】银花一钱五分，连翘一钱，生甘草五分。

【制法】煎汤代茶。

【功效】清热透邪。用于治疗痘疹后期皮肤尚有湿热。

【按语】道光二十七年四月二十一日，七阿哥接种喜痘十二朝，脉息和平，寝食如常，精神清爽。惟正气未复，皮肤尚有湿热，给予益气清化方药调治，诸症渐好，惟皮肤尚有余热。三十日御医给予银花、连翘、生甘草水煎代茶，清解肌肤热毒之邪，以善其后。

62. 清热利咽代茶饮

【来源】《清宫医案集成》

【组成】大青叶一钱五分，元参二钱，连翘二钱，薄荷一钱，干麦冬二钱，黄芩二钱，炒栀二钱，花粉一钱五分，鲜青果五个，炒杏仁八分，炒赤芍一钱五分。

【制法】煎汤代茶。

【功效】清热解毒利咽。用于治疗感冒、咽部不适等。

【按语】本方见于民国十二年正月初六日溥仪医案，据医案记载，溥仪原系肝肺结热，外感风寒之证，以清热、理肺、利咽、和肝等法调理，邪热稍挫，风寒亦减，御医用此代茶饮继以清热解毒利咽。方中大青叶、连翘、黄芩、栀子以清热解毒，薄荷、杏仁宣肺疏肝理气，麦冬养阴清热，青果、天花粉清热生津利咽，赤芍清热凉血和营。诸药合用，共奏清热解毒利咽之效。

63. 化湿代茶饮

【来源】《清宫医案集成》

【组成】甘菊二钱，桑叶二钱，川芎一钱五分，麦冬二钱，花粉二钱，腹皮二钱，三仙各二钱，青果七个。

【制法】煎汤代茶。

【功效】清肺解热，利水渗湿。用于治疗头晕、口渴等肺胃饮热未清证。

【按语】本方见于光绪皇帝医案。光绪某年二月二十日，光绪皇帝虽经清热利水诸药治疗，仍时有头晕口渴。御医庄守和认为证属“肺胃稍有饮热未清”，故予此代茶饮清解余热，渗湿化饮。方中甘菊、青果、桑叶清肺解热，麦冬、天花粉养阴生津清热，腹皮行气利水化湿，三仙消导和中，川芎味辛性烈，疏风和营。诸药合用，共奏清热养阴、利水渗湿之效。

64. 和中化湿代茶饮

【来源】《清宫医案集成》

【组成】荆芥一钱五分，防风二钱，白芷一钱五分，甘菊二钱，茅术二钱，云苓三钱，薏米三钱，甘草六分。

【制法】煎汤代茶。

【功效】疏风解表，化湿运脾。用于治疗头晕、恶风等外感风寒、湿浊中阻之证。

【按语】本方见于光绪皇帝医案，光绪某年正月二十九日，光绪皇帝“有时头晕，恶风，腰间作痛”“脉息左部和平，右寸关滑缓”，证属外感风寒，湿浊中阻。庄守和予和中化湿代茶饮调理。方中荆芥、防风、白芷、甘菊花疏风解表，茅术、云苓、薏苡仁、甘草祛湿化浊。诸药合用，共奏散风祛湿之功。

65. 金果麦冬饮

【来源】《清宫医案集成》

【组成】麦冬三钱，秋梨一个。

【制法】煎汤代茶。

【功效】养阴清肺，生津利咽。用于治疗咽喉肿痛，口舌干燥。

【按语】本方为道光十一年五月二十日孝慎成皇后所用调理方。咽喉肿痛、口舌干燥之证平素甚常见，用此方或在此方基础上加味代茶饮，方便而有效，值得推广。

66. 玄麦甘桔代茶饮

【来源】《清宫医案集成》

【组成】玄参三钱，苦桔梗三钱，麦冬（去心）三钱，生甘草一钱。

【制法】煎汤代茶。

【功效】滋阴清热，宣肺利咽。用于治疗咽喉不利。

【按语】本方为道光朝全贵妃所用代茶饮方之一，原方无名，今据其药物组成而称玄麦甘桔代茶饮。方中麦冬、玄参养阴清肺生津，桔梗、甘草乃《伤寒论》桔梗汤，可宣肺利咽，清热解毒。四味药配伍，以代茶饮频频饮服，药液可不断地作用于咽喉部，对于肺热阴伤，咽喉不利者，是一方便而有效的治疗方法。道光朝祥嫔医案中亦曾用本方治“肺胃余热未净”之证，方名为玄麦甘桔代茶饮。

67. 参麦芍贝代茶饮

【来源】《清宫医案集成》

【组成】川贝母一钱，北沙参一钱，冬瓜仁一钱五分，杭白芍一钱，麦冬一钱五分（米炒），橘络五分。

【制法】煎汤代茶。

【功效】滋养阴血，润肺止咳，清金化痰，益胃生津。用于治疗阴血亏虚，肺热化燥，咳嗽痰黏，舌干口渴。

【按语】光绪三十四年十月初三日，光绪皇帝曾用此代茶饮方。原方未具名，今据其主要药味名之。

68. 和表清热代茶饮

【来源】《清宫医案集成》

【组成】菊花一钱，桑叶一钱，麦冬二钱，竹茹二钱。

【制法】煎汤代茶。

【功效】和表清热。用于治疗内蓄滞热，微感风凉，胸满烦急，两手有汗，大便不调，脉息右寸关微浮而数。

【按语】本方见于宣统三年三月二十六日李崇光诊治皇上脉案："臣李崇光请得皇上脉息右寸关微浮而数，系内蓄滞热，微感风凉，以致胸满烦急，两手有汗，大便不调。今拟用和表清热代茶饮调理。"其辨证为外有表凉，内有里热，病情非轻，但宣统年小畏药，故以代茶饮治之，次日又"照原方"，测知是方当有效验。治小儿病以代茶饮方式服之，颇符合儿童特点，值得借鉴。

69. 清肺代茶饮

【来源】《清宫医案集成》

【组成】苏子二钱，前胡一钱五分，沸草一钱五分，炒枳壳一钱五分，橘红一钱，砂仁八分，竹茹二钱。

【制法】煎汤代茶。

【功效】宣肺止咳，行气化痰。用于治疗肺有痰饮，咳嗽咯痰，鼻塞不通。

【按语】本方见于光绪二十年珍嫔医案。四月二十七日，珍嗔咳嗽时作，眠食尚好，脉寸关滑缓，证属痰饮阻肺，气机失调。御医李德昌予以“清肺代茶饮”宣肺降气，止咳化痰。方中苏子、前胡、金沸草、橘红化痰理气止咳，枳壳、砂仁理气宣肺。诸药合用，共奏宣肺止咳之效。

70. 清肺化湿代茶饮

【来源】《清宫医案集成》

【组成】石斛二钱，菊花二钱，桑叶二钱，前胡一钱五分，酒黄芩一钱五分，陈皮一钱五分，炒神曲二钱，炒青果七个。

【制法】煎汤代茶。

【功效】清肺止咳，理气化湿。用于治疗肺燥湿饮，喉中发咸，夜间微嗽，脉息左部和缓，右寸关滑而稍数。

【按语】本方见于光绪皇帝医案。光绪某年二月三日，光绪皇帝“肺胃饮热，感受风寒，以致憎寒发热，偏右头疼，鼻塞身倦，口黏恶心”，御医庄守和予疏风清热化湿之法调理，二月五日，“诸症见好，惟肺燥湿饮，稍有未清，以致喉中发咸，夜间微嗽”，御医庄守和予以清肺化湿代茶饮调理。方中菊花、桑叶、前胡疏风散热，宣肺解表，陈皮、石斛、建曲理气和胃化湿，黄芩、青果、前胡清肺止咳化痰。诸药合用，共奏清肺止咳、理气化痰之功。

71. 麦橘代茶饮

【来源】《清宫医案集成》

【组成】麦冬三钱，枳壳一钱，橘红一钱五分，桔梗二钱，羚羊角一钱，生甘草四分，秋梨三片为引。

【制法】煎汤代茶。

【功效】清热润肺，止咳化痰。用于治疗咳嗽。

【按语】本方见于道光年孝全成皇后医案。道光四年十月十一日，孝全成皇后“头疼身痛，烦热胀满”。御医崔良玉、叶元德诊其“脉系浮滑”，“系妊娠肝胃热盛，感受寒凉之症”，给予苓术六合汤一剂，十二日表证皆愈，“惟肺热稍有咳嗽”，御医张永清、崔良玉予以麦橘代茶饮调理。方中羚羊角善清肝火，兼清肺胃之热，麦冬、秋梨、生甘草清热润肺，橘红、桔梗止咳化痰。

72. 清嗽化湿代茶饮

【来源】《清宫医案集成》

【组成】酒黄芩一钱五分，前胡二钱，桑皮二钱，川贝母二钱，天花粉二钱，紫菀一钱四分，桔梗二钱，鲜青果（研）七个。

【制法】煎汤代茶。

【功效】清热化痰，宣肺止咳。用于治疗外感风寒郁而化热或风热束肺，出现咳嗽，痰黄稠，或兼发热、头痛、鼻塞。

【按语】本方见于光绪皇帝医案。二月五日光绪皇帝服上方“清肺化湿代茶饮”后，“夜卧尚有咳嗽”，御医庄守和诊其为“惟肺经饮热稍有未清”，予以清嗽化湿代茶饮调理。方中黄芩、桑皮、天花粉清泄肺热，贝母、紫菀、青果、前胡、桔梗宣肺化痰止咳。诸药合用，共奏清肺止咳化痰之功。

73. 温经代茶饮

【来源】《清宫医案集成》

【组成】续断三钱，杜仲二钱，牛膝二钱，山药三钱。

【制法】煎汤代茶。

【功效】温肾经，止腰痛。用于治疗肾虚腰痛。

【按语】本方出自清宫医案中光绪朝吉妃医案。据记载，“范绍相请得吉妃脉息和缓，诸症渐次就痊。惟腰胯稍有酸沉，今用温经代茶饮，外仍用熥熨之法调理”，其中所提及的温经代茶饮就是由续断、杜仲、牛膝、山药四味药物组成，其主要作用是温肾经，止腰痛，用于治疗肾虚腰痛。方中续断味辛、苦，性微温，归肝、肾经，可补益肝肾，强筋健骨，止血安胎，疗伤续折，《本草经疏》谓其是“理腰肾之要药也”；杜仲味甘，性温，归肝、肾经，具有补肝肾、强腰膝的作用。二者常配伍使用以治疗肾虚腰痛及各种腰痛。牛膝亦有补肝肾、强筋骨的作用，且牛膝有川牛膝和怀牛膝之分，川牛膝长于活血通经，怀牛膝长于补肝肾、强筋骨，故此处的牛膝应该选用怀牛膝。山药甘平，平补肺脾肾，此处用以补肾气。综上所述，此方适用于肾虚腰痛者，症见腰膝酸痛、神疲乏力、夜尿频多或遗尿，男子滑精、早泄，女子带下清稀等。

74. 缩泉补肾代茶饮

【来源】《清宫医案集成》

【组成】益智仁六分，芡实米二钱，分心木二钱，白果五个（去皮研）。

【制法】煎汤代茶。

【功效】补肾缩尿。用于治疗下元虚寒，遗尿，遗精，小便频数。

【按语】冬季天气寒冷，有许多中老年人特别是患有前列腺增生者，夜间尿频尿多，不但会干扰老年人的睡眠，而且常会使老年人因频繁起身而感受风寒，引发一系列其他疾病，因此这一病症不容忽视。本方是清宫医案中的缩泉代茶饮，益智仁暖肾固精缩尿，补益之中兼有收涩之性，可用于治疗下元虚寒，遗尿，遗精，小便频数；芡实甘涩收敛，可益肾固精，治疗肾虚不固之腰膝酸软，遗精滑精等，《本草纲目》言其“止渴益肾，治小便不禁，遗精，白浊，带下”；分心木味苦、涩，性平，入脾、肾经，能够固肾涩精，可用于治疗遗精滑泄、淋病、尿血、遗溺、崩中、带下等；白果味甘、苦、涩，性平，敛肺定喘，止带浊，缩小便。综上所述，四味药物均可固精缩尿，治疗小便频。

75. 滋肾清上代茶饮

【来源】《清宫医案集成》

【组成】玉竹三钱，熟地四钱，生地四钱大片，当归三钱，炒白芍三钱，川芎三钱，莲蕊三钱，菊花三钱，桑叶三钱，川贝（研）三钱，酒连（研）一钱五分，吴茱萸一钱五分，炒杜仲三钱，炙草一钱五分，炒栀三钱。

【制法】煎汤代茶。

【功效】养血益阴，清上明目，壮腰涩精。用于治疗肝肾不足，阴血亏乏，上焦浮火，头目不清，腰痛遗精。

【按语】此方为光绪二十四年五月初二日光绪皇帝所服用代茶饮方。当日医案记载：“脉息左寸关弦软近缓，右寸关滑数力软，两尺力弱。白睛丝渐退。右耳前颊车之处疼痛已好。惟耳中时作烘声，面上起有小疝，手仍发胀，中州较空，偶作咳嗽，腰腿有时酸疼。”后续医案中还记载有“常有遗精之候”，“上焦浮火不清，以致舌尖左边起有红粟，左目小管胀而微赤”。综合分析可知，光绪病情属肝肾阴血不足，水亏于下，火旺于上，上焦浮火而生头耳目舌诸症，加之光绪肾虚精亏而致腰痛遗精之痼疾，故而用此代茶饮方治疗。方中药味较多，系为多方兼顾所设。在此后半月内，光绪继续用此方加减之四物汤加味方代茶饮治疗，可见代茶饮为宫中常用治疗方法之一。

76. 滋阴益肾健脾代茶饮

【来源】《清宫医案集成》

【组成】熟地黄六钱，麦冬四钱，茯苓三钱，炒怀山药四钱，炒芡实三钱，莲蕊三钱，酒黄芩二钱，酒知母三钱，炒白芍二钱，牡丹皮二钱，川贝母二钱，甘草一钱，狗脊三钱。

【制法】煎汤代茶。

【功效】滋阴益肾健脾。用于治疗滑精肝旺脾弱，心肾两亏，阴虚肺燥等证。

【按语】本方见于光绪皇帝医案：“五月十八日辰刻，庄守和、杨际和请得皇上脉息左寸关沉弦，重按力弱。右寸关沉滑力软，两尺细弱。肝旺脾弱，心肾两亏，阴虚肺燥，以致喉痒呛嗽，口内起有白疱，每遇多言气息作促，久坐腰酸腿膝疼痛，睡欠沉实，偶有滑精。手足发胀，不耐劳乏。今议用滋阴益肾健脾代茶饮调理。”

第四节　四季茶饮

一、春饮花茶

花茶是将茶叶加茶窨（xūn）烘而成（发酵度视茶类而别，大陆以绿茶窨花多，台湾地区以青茶窨花多，目前红茶窨花越来越多）。花茶又名窨花茶、香片等，这种茶富有花香，以窨的花种命名，饮之既有茶味，又有花的芬芳，是一种再加工茶叶。例如茉莉花茶、牡丹绣球、桂花乌龙茶、玫瑰红茶等。而春天为什么适合喝花茶呢？这是因为春天人们普遍感觉到困顿无力，俗称“春困”，喝花茶能很好地消除这种疲倦的感觉，花茶中又以茉莉花茶最好，这是因为茉莉花香气清婉，入茶饮之浓醇爽口，馥郁宜人。

茉莉花茶

茉莉花茶又叫茉莉香片，属于花茶，茶胚为绿茶，成品将茉莉花去除，亦属于绿茶的一种，已有1000多年历史。茉莉花茶的发源地为福建福州，其茶香与茉莉花香交互融合，有“窨得茉莉无上味，列作人间第一香”的美誉，茉莉花茶产区辽阔，产量高，品种丰富。茉莉花茶在清朝时被列为贡品，至今已有150多年历史。福州茉莉花茶源于汉，中医的创新推动了福州茉莉花茶的诞生，宋朝中医局方学派对香气和茶保健作用的充分认识引发了香茶热，当时诞生了数十种香茶。自中华人民共和国成立以来，福州茉莉花茶就是国家的外事礼茶。

茉莉花茶是将茶叶和茉莉鲜花进行拼和、窨制，使茶叶吸收花香而成的茶叶。其香气鲜灵持久，滋味醇厚鲜爽，汤色黄绿明亮，叶底嫩匀柔软。经过一系列工艺流程窨制而成的茉莉花茶，具有安神、解抑郁、健脾理气、抗衰老、提高机体免疫力的功效，是一种健康饮品。

晚清时期的慈禧太后对茉莉花有特殊的偏爱。《清宫禁二年记》一书中描述了慈禧的爱好，“其头饰上，珠宝之中，仍簪鲜花，白茉莉其最爱者”。慈禧太后最爱喝的是茉莉双熏这款茶，所谓双熏，即事先熏制的福州茉莉花茶在饮用之前再用新鲜茉莉花熏制一次，可见福州茉莉花茶之浓郁。每当她喝茶时，都特地配一只黄釉的“万寿无疆”瓷盖碗。一来二去，茉莉花茶的名气就渐渐传了出去，其在京城的名气还比其他茶高上几分。

二、夏饮绿茶

绿茶是采摘茶树的新叶或芽后，不发酵，经过杀青或整形、烘干等典型工艺制作而成的产品。这类茶叶为翠绿色，泡出来的茶汤是绿黄色，因此称为绿茶。常见的绿茶有碧螺春、西湖龙井、信阳毛尖、六安瓜片、日照绿茶等。其特征是叶绿汤清，俗称“三绿”，即茶绿、汤绿、茶底绿。绿茶性寒，味甘、苦，具有提神醒脑、平肝明目、生津止渴、清热解毒、清暑利水等功效。

1. 碧螺春

碧螺春在唐朝时就被列为贡品，乾隆皇帝下江南时已是声明赫赫，古人们又称碧螺春为“功夫茶”“新血茶”。该茶味苦、甘，性凉，中医学认为苦能泻下、燥湿、降火，甘能补益缓和，凉能清热泻火解毒。

清代王应奎《柳南随笔》记载，清圣祖康熙皇帝，于康熙三十八年（1699年）春，第三次南巡车驾幸太湖。巡抚宋荦从当地制茶高手朱正元处购得精制的“吓煞人香”进贡，帝以其名不雅驯，题之曰“碧螺春”。这是碧螺春雅名由来的故事之一。后人评曰，此乃康熙帝取其色泽碧绿，卷曲似螺，春时采制，又得自洞庭碧螺峰等特点，钦赐其美名。从此碧螺春闻名于世，成为清宫的贡茶。

2. 六安瓜片

六安瓜片茶诞生于六安茶之中，是清朝名茶中的精华。六安瓜片由单片生叶制成，是唯一无芽无梗的茶叶，因冲泡后呈瓜子片状而得名，清朝时作为贡茶之一，常被用来作为赏赐。据说当年慈禧太后在生下同治皇帝以后，才有资格享受每月十四两六安瓜片茶的待遇。其可消暑解渴，又可清心明目、提神消乏，还可以消食解毒、瘦身美容。

根据六安史志记载和清代乾隆年间诗人袁枚所著《随园食单》所列名品以及民间传说可知，六安瓜片于清代中叶从六安茶中的“齐山云雾”演变而来，在当地流传着“齐山云雾，东起蟒蛇洞，西至蝙蝠洞，南达金盆照月，北连水晶庵”的说法。

3. 西湖龙井

西湖龙井是中国十大名茶之一，属绿茶，其产于浙江省杭州市西湖龙井村周围群山，并因此得名，具有1200多年历史。清乾隆游览杭州西湖时，盛赞西湖龙井茶，把狮峰山下胡公庙前的十八棵茶树封为“御茶”。

西湖龙井茶扁平光滑挺直，色泽嫩绿光润，香气鲜嫩清新，滋味鲜爽甘醇，叶底细嫩呈朵。清明节前采制的龙井茶简称明前龙井，美称“女儿红”，诗云:“院外风荷西子笑，明前龙井女儿红。”西湖龙井茶与西湖一样，是人、自然、文化三者的完美结合，是西湖地域文化的重要载体。

三、秋饮青茶

青茶属于半发酵茶，俗称“乌龙茶”。其种类繁多，如冻顶乌龙茶、闽北水仙、铁观音茶、武夷岩茶等。这种茶呈深绿色或青褐色，泡出来的茶汤则是蜜绿色或蜜黄色。秋饮青茶是因为秋季天气干燥，令人口干舌燥，嘴唇干裂，中医称之为“秋燥”，这时宜饮用介于绿、红茶之间的青茶。其茶性适中，不寒不热，有润肤、润喉、生津、清除体内积热，让机体适应自然环境变化的作用。

乌龙茶

乌龙茶是经过采摘、萎凋、摇青、炒青、揉捻、烘焙等工序制出的品质优异的茶类。乌龙茶由宋代贡茶龙团、凤饼演变而来，创制于1725年（清雍正年间）前后。品尝此茶后齿颊留香，回味甘鲜。其主要生产地区是福建省安溪县等地。《闽通志》载，唐末建安张廷晖雇工在凤凰山开辟山地种茶，初为研膏茶，宋太宗太平兴国二年（977 年）已产制龙凤茶，宋真宗（998 年）以后改造小团茶，成为名扬天下的龙团凤饼。当时任过福建转运吏、监督制造贡茶的蔡襄曾特别称颂北苑茶，他在 1051 年写的《茶录》中谈到："茶味主于甘滑，惟北苑凤凰山连属诸焙所产者味佳。"北苑茶的重要成品属于龙团凤饼，其采制工艺如皇甫冉送陆羽的采茶诗里所说："采茶非采菉，远远上层崖。布叶春风暖，盈筐白日斜。"要采得一筐的鲜叶，需经一天的时间，叶子在筐子里摇荡积压，到晚上才能开始蒸制，这种经过积压的原料无意中发生了部分红变，芽叶经酶促氧化的作用，部分变成了紫色或褐色，已属于半发酵了。

乌龙茶中含有机化学成分达 450 多种，无机矿物元素达 40 多种。茶叶中的有机化学成分和无机矿物元素含有许多营养成分和药效成分，其有机化学成分主要：茶多酚类、植物碱、蛋白质、氨基酸、维生素、果胶素、有机酸、脂多糖、糖类、酶类等。

清代的统治者酷爱饮茶。乾隆帝秉承先祖康熙帝的爱好，他于茶事上流传了许多佳话。他在福建安溪品尝乌龙茶后，又御题赐名为"铁观音"。

四、冬饮红茶

红茶属于全发酵茶，在加工过程中鲜叶的化学成分变化较大，茶多酚减少 90% 以上，产生了茶黄素、茶红素等新成分，其产生香气的物质比鲜叶明显增加。红茶通常是碎片状，但条形的红茶也不少。因为它的颜色是暗红色，泡出来的茶汤又呈朱红色，所以叫红茶。红茶有祁门红茶、滇红、宁红、宜红等。英文把红茶称作“black tea”，意思是黑茶，因外国人喝的红茶颜色较深，呈暗红色。红茶具有红茶、红汤、红叶、味道浓郁的特征。冬季气温寒冷，万物蛰伏，寒邪袭人，人体生理功能减退，红茶是发酵茶，含有丰富的蛋白质和糖，其味甘，性温，有温阳活血、暖胃止泻、散寒除湿、下气止逆之效，冬季饮用能增强人的抗寒能力，而且一般冬季喜欢吃一些油腻的食物，喝红茶还能解腻、助消化。

正山小种

正山小种，又称拉普山小种，属红茶类，与人工小种合称为小种红茶。正山小种首创于福建省崇安县（1989 年崇安撤县设市，更名为武夷山市）桐木地区，是世界上最早的红茶，亦称红茶鼻祖，至今已经有 400 多年的历史。被誉为“红茶鼻祖”的正山小种，据闻诞生于明朝隆庆二年。相传当年福建江西交界的桐木关是入闽的要道，一次一支军队从江西进入桐木，因天色已晚就驻军茶厂一夜。第二天茶农回到茶厂里，发现待制的茶叶因被军队当作床铺睡过一夜后变红了，为挽回损失，干脆用松木把茶叶烘干，没想到竟然制出了带松烟香的醇香红茶，这就是历史上最早的红茶“正山小种”。后来在正山小种的基础上发展了工夫红茶。历史上该茶以星村为集散地，故又称星村小种。鸦片战争后，帝国主义入侵，国内外茶叶市场竞争激烈，出现正山茶与外山茶之争，正山含有正统之意，因此得名。茶叶是用松针或松柴熏制而成，有着非常浓烈的香味。因为熏制的原因，茶叶呈灰黑色，但茶汤为深琥珀色。研究发现该茶中所含的茶多酚和维生素 C 都有活血化瘀、防止动脉硬化的作用，而饮用金骏眉（正山小种的一种）对患有高血压、冠心病、动脉硬化等疾病的患者十分有益。

第二章　宫廷药膳

第一节　药膳溯源

药膳以中医药理论为指导，将药物与食物融为一体，取药物之性，用食物之味，食借药力，药助食功，相得益彰，有补益延年、养生却病之功。“药膳”一词最早出现在《后汉书·列女传》中，书中有“母亲调药膳思情笃密”的记载，其发展脉络总结起来，可谓形成于秦汉，发展于晋唐，兴盛于宋元，成熟于明清。

春秋战国是食疗药膳的奠基时期，《吕氏春秋·本味》所载有“阳朴之姜，招摇之桂”，这里的姜、桂既是食物和调味品，也是药物。《诗经·风·七月》中记载“为此春酒，以介寿眉”，提出药酒养生的思想。《周礼》记载“凡会膳食之宜，牛宜稌，羊宜黍，豕宜稷，犬宜粱，雁宜麦，鱼宜苽”，可看出膳食搭配的考究。周代食物原料大量增加，烹饪方法逐渐丰富，主要有煮、蒸、烤、炙、炸、炒、煨、烩、熬，还有腊、醢（hǎi）、菹（zū）等制菜肴之法，这些均为中医药膳的烹制奠定了基础。

秦汉时期药膳得到了极大的发展,《黄帝内经》一书中已有运用药膳养生治病的例子，如乌贼骨丸、半夏秫米汤等药膳方，明确了药食配制的原则，提及了某些药食合用的禁忌，创立了食物五味与五脏相关的科学体系。《素问·脏气法时论》指出:“毒药攻邪，五谷为养，五果为助，五畜为益，五菜为充，气味合而服之，以补益精气。”我国现存最早的一部论述杂病诊治的专书《金匮要略》中有“禽兽虫鱼禁忌并治”和“果实菜谷禁忌并治”两篇，专门论述“食禁”内容。指出“凡饮食滋味以养于生，食之有妨，反能为害”，并有药膳当归生姜羊肉汤的记载。

至隋唐时期，随着医学的发展，药膳的内容大大扩充，前世留存的食疗专著有60余种。如巡诊于隋唐两代宫廷的御医孙思邈的《备急千金要方》中就设有“食治”“养老食疗”专篇，收载药用食物164种，亦收载不少药膳方。其弟子孟诜集前人之大成，编纂了我国现存最早的食疗本草专著《食疗本草》。宋代的官修方书《圣济总录》《太平圣惠方》中记载了大量药膳方，其中《太平圣惠方》概括性地总结了药膳的作用，并列举出多种食疗药膳保健食品，如软食之粥、羹，硬食之索饼，饮料之酒、浆、茶、乳等;《圣济总录·食治门》包含有307方，食膳类型又增加了散、饮、汁、煎、饼、面等。元代御医忽思慧编著《饮膳正要》，记录了药膳方、药膳疗法、药膳制作宜忌等，是我国最早的营养学专著。明代徐春甫著《古今医统大全》，在该书第九十八卷中记载了保健茶汤的制作流程，以及酒、醋等多种食饮的制作方法，内容精趣翔实。

清代药膳发展到了鼎盛时期，此时社会稳定，经济发展迅速，有关食饵、药膳的养生学态势更加得到彰显，展现出了饮食养生理论和实践经验与多种文化相互吸收、渗透和融汇的历程及史迹。在留存的宫廷文献中记载有大量养生保健方药。康熙、乾隆、慈禧等满族帝王、贵族常用的养生保健品，如八珍糕、松龄酒等制剂，药味不同，各有特色。清圣祖康熙皇帝注意饮食养生，一日二餐，每餐副食仅食一种食物。康熙皇帝还告诫老年人，不要多食盐、酱和过咸的食物，夜里不可用餐，夜晚要按时睡觉，不要在灯下看书。康熙皇帝认为长期坚持其亲身践行的养生保健经验，对身体有益，他在《庭训格言》中谈道："凡人饮食之类，当各择其宜于身者。所好之物不可多食……各人所不宜之物，知之即当永戒。""高年人饮食宜淡薄，每兼菜蔬食之，则少病，于身有益。"乾隆皇帝也非常注重饮食调养，传承了满族民间传统的饮食文化，他一生喜爱的食物，如东北大豆腐或用大豆腐制作的菜肴和大豆制品，蘑菇、蕨菜等山野菜及萝卜、蜂蜜、鹿肉、猪蹄、肉皮、鸭子等食品，且常食用小米粥调理脾胃，这些均是满族百姓普遍食用的食品。

第二节　宫廷食道

宫廷作为封建社会最高统治者的居所和国家权力中心之所在，

居住在其中的统治者在长期追求长寿补益保健活动中，构成了一个独特的医药空间，形成了独具特色的宫廷养生医学。宫廷膳食制作精美，华奇珍贵，自西周时代起，宫中就设有负责王之食饮膳馐的机构与官员，至清朝宫廷食疗发展至顶峰。宫中贵人不仅要求其味道可口，还注重膳食平衡，冀以日常食物来强身健体，补益延年。历代宫廷文献资料中，药膳记载并不鲜见，其种类繁多，主要包括粥食、糕点、菜肴、药酒等，在食用时也颇有讲究，形成了独特的宫廷饮食文化。

《礼记·礼运》中说："夫礼之初，始诸饮食。"中国饮食向来讲究"礼"，无论是宫廷还是民间，在重大节日、生老病死、迎来送往、祭神敬祖等重要时刻，均有不同的饮食习俗。端午节饮用雄黄酒、菖蒲酒祛邪辟秽，中秋节赏月食月饼，重阳登高饮菊酒，这些已经成为一种约定俗成的礼，贯穿于饮食的全过程。据明代宦官刘若愚《酌中志·饮食好尚纪略》记载，明代宫廷正月初一的饮食有椒柏酒、水点心、百事大吉盒儿、驴头肉诸种：水点心，即水饺，"即扁食也。或暗包银钱一二于内，得之者以卜一年之吉"；"百事大吉盒儿者，柿饼、荔枝、圆眼、栗子、熟枣共装盛之"；又驴头肉，要用小盒盛起来，"名曰'嚼鬼'，以俗称驴为鬼也"，既然驴为鬼，将鬼嚼而食之，则一年大吉，是取吉祥之意。其他时令如二月二吃煎枣糕、煎饼；三月二十八吃烧笋鹅、凉饼、糍粑、雄鸭腰子；四月八日吃"不落夹"（苇叶包糯米或桐叶摊卷白面蒸煮而成的食品）；四月二十八吃白酒、冰水酪、"稔转"（取新麦穗煮熟，剁去芒壳，磨成细条食之）；端午节饮朱砂、雄黄、菖蒲酒，吃粽子和加蒜过水面等饮食习俗在书中亦有记载。

饮德食和，万邦同乐。《周易·噬嗑》的象辞说："夫君以民为天，民以食为天，民之所以仰观乎君上者，为其能食我也。"饮食文化是中华传统文化中最重要的部分之一。中华民族烹饪饮食文化根植于中华民族创造文明、美化生活的高度智慧，是中国传统文化和哲学的缩影。《吕氏春秋·本味》中记载，商汤即位后，请著名的政治家伊尹佐政，伊尹在朝堂上发表的第一个政论即是从"至味"谈起。伊尹说，"至味"为最美味的食品。有三类本身并不是美味，却能成为可吃的食物："水居者腥，肉玃（jué）者臊，草食者膻。"湖海中的水族鱼虾之类本味腥臭，食肉类禽兽鹰雕之类本味腥臊，草食类牲畜羊鹿之类本味膻臭。尽管本味臭恶，但仍可以做成美食。伊尹又说："凡味之本，水最为始。五味三材，九沸九变，火为之纪。时疾时徐，灭腥去臊除膻，必以其胜，无失其理。"这些原料在烹煮过程中，加入水的多少、火候的掌握最为重要，其沸腾的时机和次数都会影响烹饪的效果，而"调和之事，必以甘酸苦辛咸，先后多少，其齐甚微，皆有自起。鼎中之变，精妙微纤，口弗能言，志弗能喻，若射御之微，阴阳之化，四时之数。故久而不弊，熟而不烂，甘而不哝，酸而不酷，咸而不减，辛而不烈，淡而不薄，肥而不腻"，五味调和全在于掌握分寸，由此方能做出既美味又养生的食物。这段话用烹饪的火候和调味做比喻，正题是执政的分寸，以协调求中和，"治大国如烹小鲜"，上到执政，中到医人，下到庖厨，无一例外地体现着中国传统文化中"致中和"的哲学思想。

第三节　宫廷养生粥方

粥，是我国饮食文化的精粹之一，早在几千年前，我们的祖先就开始以粥充饥，周代记载黄帝始烹谷为粥。粥在 2500 年前始作药用，《史记·扁鹊仓公列传》有西汉名医淳于意（仓公）用“火齐粥”治齐王病、东汉医圣张仲景用热稀粥助药力的记载。随着中华医学养生保健内容的发展，粥更是将食用、药用的功能高度融合，进入了带有人文色彩的“养生”层次。南宋著名诗人陆游（1125—1210 年）曾作《食粥》诗一首：“世人个个学长年，不悟长年在目前，我得宛丘平易法，只将食粥致神仙。”他享年八十有六，深受米粥补养之益，从中悟出吃粥养生是延年益寿最简便有效的妙法。北宋文人张耒（lěi），对米粥养人的体会很深，认为每日清晨吃米粥是进食补养的第一妙诀。清代名医王士雄认为粥是世间第一补人之物。近代国学大师黄侃的父亲黄云鹄在其所著的《粥谱》一书中，阐述了粥“于养老最宜”，具有一省费，二味全，三津润，四利膈，五易消化的优点。

粥之所以具有养生功能，是因为制作者能根据食用者的身体状况，将具有不同功效的原料精心搭配，进而制作出有利于食用者身体机能运行的粥，即俗称的药粥。历代宫廷帝后及王公大臣因长期养尊处优，缺乏适当运动，常有饮食积滞，故经常食用易于消化吸收的药粥养病防病。药粥在医家的精当使用下疗效甚佳，且因其制法用方考究，逐步成为统治阶级用以养生调病的法宝。

食用宫廷药粥一度成为古代统治阶级皇权的象征，据《金銮记》载，唐代诗人白居易在翰林院做官时，因其才华出众，受唐穆宗赏识，赐其"防风粥"一瓯，食之口香七日。足见食用宫廷药粥在当时已备受推崇。在清代宫廷中，粥作为一种配合药物调理疾病的方式得到了广泛运用，如清宫医案中记载御医为慈禧太后所定制的伏暑清凉粥、香薷化湿粥等。

宫廷医学著作中的许多文献都有食粥养生的记载，具代表性的有宋代《太平圣惠方》、元代《饮膳正要》等。《太平圣惠方》为北宋御医王怀隐、王祐等奉皇帝之命编写，其中记载有中风、虚劳、妇人产后等多种疾病的食疗粥方，各粥方具有明确的适应证和服用方法，介绍翔实准确，易于制作。《饮膳正要》为元代忽思慧所撰营养学专著，记载的药膳方和食疗方非常丰富，这其中也包含了丰富的粥方，《饮膳正要》收录的20余首粥方都有着详细的制作方法，其不仅仅在粥中加入了药食同源的药物，也将一些平日饮食的食物进行了性味的划分，通过合理的配伍，以增强养生保健的效果。以下部分将以四时五脏顺序，列举宫廷药食粥谱，以供品鉴。

1. 鸡肝粥

【来源】《太平圣惠方》

【组成】雄鸡肝一具，菟丝子末半两，粟米二合。

【制法】鸡肝细切，入五味及葱，煮粥。

【功效】用于治疗五劳七伤，阴痿气弱。

2. 橘皮粥

【来源】《太平圣惠方》

【组成】陈橘皮一两，紫苏茎叶一两，大腹子三枚，桑根白皮一两半，生姜三分，粳米二合。

【制法】先煮陈皮等药，取汁去滓，下米煮粥。

【功效】用于治疗脚气，心胸壅闷，气促不食。

3. 牡丹粥

【来源】《太平惠民和剂局方》

【组成】牡丹叶一两半，漏芦一两半，决明子一两半，雄猪肝二两，粳米二合。

【制法】先煮牡丹叶等三味，取汁去滓，入猪肝及粳米，煮粥。

【功效】用于治疗小儿癖瘕病。

【按语】癖瘕病，即现代中医所说的积聚病。

4. 吴茱萸粥

【来源】《饮膳正要》第二卷

【组成】吴茱萸半两，米三合。

【制法】煮粥。

【功效】用于治疗心腹冷气冲胁肋痛。

5. 淡竹叶粥

【来源】《太平圣惠方》

【组成】淡竹叶一握，粳米一合，茵陈半两。

【制法】先煮竹叶、茵陈，取汁去滓，下米煮粥。

【功效】用于治疗小儿心脏风热，精神恍惚。

6. 淡竹沥粥

【来源】《太平圣惠方》

【组成】淡竹沥一合，石膏一两（捣碎），黄芩一分，粟米二合，蜜半合。

【制法】先煮石膏、黄芩，取汁去滓，下米煮粥。欲熟，入竹沥及蜜。

【功效】用于治疗热毒风，心膈烦闷，小便赤涩。

7. 杏酪粥

【来源】《太平圣惠方》

【组成】浓杏酪一升，黄牛乳一升，大麦仁三合。

【制法】煮粥。入白锡砂糖和之，更大美也。

【功效】用于治疗三痟（xiāo），心热气逆，不下食。

【按语】《太平圣惠方·三痟论》曰："夫三痟者，一名痟渴，二名痟中，三名痟肾。"明确提出"三痟"之说。

8. 酸枣粥

【来源】《饮膳正要》

【组成】酸枣仁一碗，米三合。

【制法】煮粥。

【功效】养心补肝，宁心安神。用于治疗虚劳心烦，不得睡卧者。

【按语】酸枣仁味甘、酸，性平，归肝、胆、心经，有补肝、宁心、敛汗、生津之功，常用于虚烦不眠，惊悸多梦，体虚多汗，津伤口渴。酸枣仁被誉为“东方睡果”，是历代医家认可的安神助眠之妙药。《名医别录》中记载酸枣仁：“主烦心不得眠，脐上下痛，血转久泄，虚汗烦渴，补中，益肝气，坚筋骨，助阴气，令人肥健。”《饮膳正要》中以其与米同煮，用于治疗虚劳心烦，不得睡卧者。

9. 莲子粥

【来源】《饮膳正要》

【组成】莲子一升（去心），粳米三合。

【制法】煮粥。

【功效】安神定志，补中强志，聪明耳目。

10. 养胃良姜粥

【来源】《太平圣惠方》

【组成】高良姜半两（锉），陈皮半分（汤浸去白瓤末），粳米二合。

【制法】先煮高良姜、陈皮，取汁去滓，下米煮粥。

【功效】止痛散寒。用于治疗心腹冷气，往往结痛，或遇风寒，及吃生冷，即痛发动。

【按语】本方出自宋代官修方书《太平圣惠方》，治疗“心腹冷气，往往结痛，或遇风寒，及吃生冷，即痛发动”。高良姜味辛，性热，归脾、胃经，可以温胃止呕，散寒止痛。夏天人的阳气散布在体表，相对来说肠胃的阳气就弱，消化能力较差。这时候人本能地表现为食欲减退，体重减轻。如果加上饮食生冷或遭遇风寒，就可能出现胸腹疼痛的症状。这时使用性热的高良姜温中止痛，配以陈皮理气行气，对于夏季贪凉饮冷导致的腹痛有一定的作用。

11. 茯神粥

【来源】《太平圣惠方》

【组成】茯神一两，羚羊角半两，粳米三合。

【制法】上二味，捣罗为末，与米同煮为粥。

【功效】用于治疗心胸结气，烦热，或渴，狂言惊悸。

12. 拨粥

【来源】《太平圣惠方》

【组成】薤白一握，葱白一握，白面四两。

【制法】以上和面，调令匀，临汤，以箸旋拨入锅中，熟煮。

【功效】宽胸止痛，行气止痢。用于治疗赤白痢，休息气痢，久不瘥者。

13. 生姜粥

【来源】《太平圣惠方》

【组成】生姜半两，白面（可拌姜，令足）。

【制法】将姜于面中拌和，如婆罗门粥法，于沸汤中，下煮令熟，空腹温温吞之。

【功效】用于治疗赤白痢及水痢。

14. 鲫鱼粥

【来源】《太平圣惠方》

【组成】鲫鱼四两，粳米三（或二）合。

【制法】煮粥，入盐椒葱白。

【功效】用于治疗胸腹虚冷，下痢赤白。

15. 薤白粥

【来源】《太平圣惠方》

【组成】薤白去须切五合，粳米二合。

【制法】煮粥，入姜椒。

【功效】用于治疗脾胃虚冷，下白脓痢及水谷痢。

16. 黍米粥

【来源】《太平圣惠方》

【组成】黍米二合，蜡一两，羊脂一两，阿胶一两（捣碎，炒，令黄燥，捣末）。

【制法】煮粥，临熟，入阿胶、蜡、羊脂搅令消。

【功效】用于治疗诸痢不瘥。

17. 马齿粥

【来源】《太平圣惠方》

【组成】马齿菜二大握，粳米三合。

【制法】煮粥，不着盐醋。

【功效】用于治疗诸痢不瘥。

18. 黄芪粥

【来源】《太平圣惠方》

【组成】黄芪一两，粳米二合。

【制法】先煮黄芪，取汁去滓，下米煮粥。

【功效】用于治疗五痔下血不止。

19. 糯米阿胶粥

【来源】《太平圣惠方》

【组成】糯米三合，阿胶一两（捣碎，炒，令黄燥，捣为末）。

【制法】先煮糯米，临熟下胶末。

【功效】用于治疗妊娠胎动不安。

20. 益母草汁粥

【来源】《太平圣惠方》

【组成】益母草汁二合，生地黄汁二合，藕汁二合，生姜汁半合，蜜二合，白粱米一合。

【制法】煮米作粥，次入诸药汁。

【功效】用于治疗产后虚劳，血气不调，腹肚绞痛，血晕昏愦，心热烦躁，不多食。

21. 鸡子粥

【来源】《太平圣惠方》

【组成】鸡子一枚，糯米一合。

【制法】煮粥，临熟，破鸡子相和搅匀，空腹入少醋食之。

【功效】用于治疗小儿下痢不止，瘦弱。

22. 芦根粥

【来源】《太平圣惠方》

【组成】生芦根二两，粟米一合。

【制法】先煮芦根，取汁去滓，投米煮粥，入生姜蜜少许食之。

【功效】用于治疗小儿呕吐心烦，热渴。

23. 人参粥

【来源】《太平圣惠方》

【组成】人参半两（去芦头），白茯苓三分，粟米半合，麦门冬一两（去心）。

【制法】先煮上药，取汁去滓，下米作粥食之。

【功效】用于治疗小儿冷伤脾胃，呕逆及痢，惊痫。

24. 郁李仁粥

【来源】《太平圣惠方》

【组成】郁李仁一两（汤浸，去皮尖，微炒），桑根白皮一两，粟米一合。

【制法】先煮上药，取汁去滓，下米作粥，入少生姜汁。

【功效】用于治疗小儿水气，腹肚虚胀；头面浮肿，小便不利。

25. 浆水葱白粥

【来源】《太平圣惠方》

【组成】粟米二合，葱白三十茎（去须）。

【制法】以浆水煮作稀粥，临熟，投葱白搅令匀，温温服之。

【功效】用于治疗小儿小便不通，肚痛。

【按语】浆水即酸浆水，是将粟米煮熟后，放在冷水里，浸五六天，味变酸，面上生白花，取水作药用。其味甘酸，性微温，无毒，为甘肃中南部、青海、陕西、山西、宁夏等地的食物。

26. 羊肉粥

【来源】《太平圣惠方》

【组成】羊肉二斤，黄芪一两，人参一两（去芦头），白茯苓一两，枣五枚，粳米三合。

【制法】先煮上药，取汁去滓，入米煮粥，临熟下羊肉，入五味。

【功效】助阳壮筋骨。用于治疗虚损羸瘦。

27. 药肉粥

【来源】《太平圣惠方》

【组成】羊肉二斤，当归半两（锉，微炒），白芍药半两，熟干地黄半两，黄芪半两，生姜一分，粳米三合。

【制法】先煮上药，取汁去滓，下米煮粥，欲熟，入生肉更煮，令熟，用五味调和。

【功效】用于治疗虚损羸瘦或女人产后虚羸等，驻颜色。

28. 高良姜粥

【来源】《太平圣惠方》

【组成】高良姜三两（锉），羊脊骨一具（捶碎），米二合。

【制法】先煮上药，取汁去滓，下米煮粥，入葱椒盐作粥食之，或以面煮馎（bó）饦作羹，并得。

【功效】用于治疗脾胃冷气虚劳，羸瘦不能下食。

29. 半夏棋子粥

【来源】《太平圣惠方》

【组成】半夏二钱（汤洗七遍去滑），干姜一钱（炮裂），白面三两，鸡子白一枚。

【制法】上药，捣罗为末，与面及鸡子白相和，溲（浸泡）切作棋子，熟煮，别用熟水（开水）淘过。

【功效】用于治疗脾胃气弱，痰哕呕吐，不下饮食。

30. 麻子粥

【来源】《太平圣惠方》

【组成】冬麻子半升，白粱米三合，薄荷一握，荆芥一握。

【制法】先煮薄荷、荆芥，取汁去滓，研麻子滤取汁，并米煮作粥。

【功效】用于治疗中风，五脏壅热，言语謇涩，手足不遂，神惰胃昧，大肠涩滞。

31. 人参粥

【来源】《太平惠民和剂局方》

【组成】人参一两，粟米五合，薤白一合，鸡子（去黄）一枚。

【制法】先用参汁煮粟米粥，将熟下鸡子清、薤白，候熟食之。

【功效】用于治疗中偏风，胃闷烦躁，食饮不得。

32. 豆蔻粥

【来源】《太平惠民和剂局方》

【组成】肉豆蔻（去壳）一枚（别作末），粳米二合。

【制法】先将粳米如常煮作稀粥，熟后下肉豆蔻末，搅匀顿服。

【功效】用于治疗伤寒后，脾胃虚冷，呕逆不下食。

33. 参苓粥

【来源】《太平惠民和剂局方》

【组成】人参锉一两，白茯苓（去黑皮，锉）半两，粳米（净洗）二合，生姜（切）二钱。

【制法】先煮人参、茯苓、生姜，取汁去滓，下米煮作粥，临熟时下鸡子白一枚及盐少许，搅令匀，空心食之。

【功效】用于治疗伤寒，胃气不和，全不思食，日渐虚羸。

34. 荜茇粥

【来源】《太平惠民和剂局方》

【组成】荜茇一两，胡椒一两，桂（去粗皮）三分，米三合，葱一握，豉半合。

【制法】上药捣罗为末，先煮葱豉熟，取汁去滓，下米煮粥，将熟入前药末，同煮少顷，空腹食之。

【功效】用于治疗心腹冷气，胀痛不能食。

35. 木耳粥

【来源】《太平惠民和剂局方》

【组成】白木耳（洗，细切）二两，白粳米（淘净）三合。

【制法】上二味，以豉汁煮粥，任下葱椒盐等，空心食之。

【功效】用于治疗赤白痢，兼治肠胃滑。

36. 苎麻粥

【来源】《太平惠民和剂局方》

【组成】生苎麻根一两（洗净）煮取汁二合，白糯米二合，大麦面一合，陈橘皮（浸，去白）炒半两末。（“去白”指在煮之前把陈皮泡软，再刮掉表面白囊，白囊是陈皮内的橘白和橘络，《药性赋》曰：“留白者补胃和中，去白者消痰泄气。”）

【制法】煮粥，熟后放入盐少许。

【功效】用于治疗妊娠胎不安，腹中疼痛。宜常食。

37. 麦门冬粥

【来源】《太平惠民和剂局方》

【组成】生麦门冬（去心，碎研，烂绞）取汁一合，白粳米二合，薏苡仁一合，生地黄三合，生姜汁一合。

【制法】先煮煎粳米、薏苡仁二味，次下地黄、麦门冬、生姜三汁相和，煎成稀粥，空腹温服，如呕逆未定，晚后更煮食之。

【功效】用于治疗妊娠胃反，呕逆不下食。

38. 扁豆粥

【来源】《太平惠民和剂局方》

【组成】扁豆茎（切，焙）一升，人参二两，粟米三合。

【制法】先煮扁豆茎令熟，下人参，去滓取汁，下米煮粥，与乳母食，临乳儿时，先挼去少许冷乳汁，然后乳儿，母常食此粥佳。

【功效】用于治疗小儿霍乱，乳母食。

39. 莲实粥

【来源】《太平惠民和剂局方》

【组成】莲实（去皮，研）一盏许，粳米半升。

【制法】先煮莲实，下米煮粥，如常法食之。

【功效】明目，补中，强志。用于治疗眼赤痛。

40. 地黄花粥

【来源】《圣济总录》

【组成】地黄花三钱匕，粟米两合。

【制法】地黄花阴干，捣罗为末；下米煮粥，候熟入末搅匀，更煮令沸，任意食之。

【功效】用于治疗消渴。

41. 鸡头粥

【来源】《饮膳正要》

【组成】鸡头实三合，粳米一合。

【制法】上件煮熟，研如泥，与粳米一合，煮粥。

【功效】益肾固精，补脾止泻，强志，明耳目。用于治疗精气不足。

【按语】鸡头实又名芡实，其味甘、涩，性平，归脾、肾两经，《本草求真》曰："芡实专入脾、肾。如何补脾，以其味甘之故，甘入脾；芡实如何固肾，以其味涩之故，涩固脱。惟其味甘补脾，故能利湿而使泄泻腹痛可治……惟其味涩固肾……故能闭气而使遗、带、小便不禁皆愈。"《饮膳正要》中以芡实和粳米煮粥服食，补益脾肾两经，固后天之本，强先天之气，以治疗精气不足，聪明耳目。长夏气温高、湿度大，人体易受湿邪侵犯，如果恰好脾胃功能不佳，运化不好，湿气难以排出，就会成为湿毒。芡实有健脾除湿之功，还能补益脾肾，尤其适宜夏季服用。

42. 河西米汤粥

【来源】《饮膳正要》

【组成】羊肉一脚子，河西米二升。

【制法】羊肉切细乞马，熬成汤，滤净，下河西米，淘洗净，次下细乞马、米、葱、盐，同熬成粥，不用乞马亦可。

【功效】补中益气。

【按语】本方出自元代宫廷御医忽思慧所著《饮膳正要》。喜食羊肉是元代统治者饮食的一大特色。《饮膳正要》便充分体现了这种食物的结构特征，仅以“聚珍异馔”篇为例，共载95方，其中55方突出了羊肉的用量，除羊肉外还用了羊心、肝、肺、肚、肉、血、乳、酪等，共计76方与羊品有关。乞马为“块”的意思，“用羊肉切细乞马”意指把羊肉切成小块。河西米为《饮膳正要》中记载的食材，其味甘，无毒，有补中益气之功，颗粒硬于诸米。李时珍在《本草纲目》中记载羊肉能暖中补虚，补中益气，开胃健身，益肾气，养胆明目，治虚劳寒冷、五劳七伤。羊肉既能御风寒，又可补身体，对一般风寒咳嗽、虚寒哮喘、肾亏阳痿、腹部冷痛、体虚怕冷、腰膝酸软、面黄肌瘦、气血两亏、病后或产后身体虚亏等一切虚状均有治疗和补益效果，十分适宜冬季进补。

43. 山药粥

【来源】《饮膳正要》

【组成】羊肉一斤，山药一斤，米三合。

【制法】肉汤内下米煮粥，空腹食之。

【功效】用于治疗虚劳、骨蒸、久冷。

44. 萝卜粥

【来源】《饮膳正要》

【组成】大萝卜五个，粳米三合。

【制法】煮粥。

【功效】用于治疗消渴，舌焦，口干，小便数。

45. 小麦粥

【来源】《饮膳正要》

【组成】小麦淘净不以多少，米适量。

【制法】煮粥，或炊作饭，空腹食之。

【功效】用于治疗消渴，口干。

46. 乞马粥

【来源】《饮膳正要》

【组成】羊肉一脚子，粱米二升。

【制法】精肉切碎乞马，先将米下汤内，次下乞马、米、葱、盐，熬成粥，或下圆米，或折米，或渴米皆可。

【功效】补脾胃，益气力。

47. 粱米淡粥

【来源】《饮膳正要》

【组成】粱米二升。

【制法】煮粥，或下圆米、渴米、折米皆可。

【功效】补中益气。

48. 人参粥

【来源】《普济方》

【组成】人参半两为末，生姜取汁半两，粟米一合。

【制法】煮粥。

【功效】用于治疗反胃吐酸水。

49. 荷叶粥

【来源】《清宫医案集成》

【组成】荷叶、粳米各适量。

【制法】摘取一两块鲜荷叶，洗净，扣在即将熬好的明火白粥粥面上作盖，熬制一段时间，把荷叶粥舀起搁凉或冷藏后食用。

【功效】清暑祛湿利尿。

【按语】《医林纂要》曰："荷叶……功略同于藕及莲心，而多入肝分，平热去湿，以行清气，以青入肝也。"清末时，广东顺德的"荷叶粥"传至北京后，被京官称为"神仙粥"，极受青睐，流风所及，连溥仪也爱吃荷叶粥消暑。清宫医案中，便有恭亲王临终前服荷叶粥利尿的记载。

50. 参莲饮

【来源】《清宫医案集成》

【组成】人参一钱五分，莲肉三钱，米一钱（炒）。

【制法】取上述药物置于同一容器中浸泡 15 分钟后，加水适量，置入锅中，煮沸后，文火煎煮 30 分钟即可。

【功效】健脾益气。

【按语】本方见于清宫医案。乾隆六十三年十二月十五日载："皇上圣脉安和，心气安宁，今止汤药。议每日早进参麦饮内再加人参五分，共一钱五分，麦冬仍用二钱。"嘉庆四年（乾隆六十四年）正月初一日卯初一刻脉案载："皇上圣脉安和，惟气弱脾虚，议用参莲饮。人参一钱五分，建莲三钱，老米一钱炒，水煎。"其中人参性味甘、平，归脾、肺二经，具有补脾益肺，养血生津之功效。莲子肉甘平，补益脾气，味涩收敛，治疗脾虚导致的下利，同时还能养心气，安心神。夏季炎热，易耗气伤津，而长夏人体易受湿气侵犯，此时以参莲饮补气祛湿健脾尤为适宜。

51. 八宝五仁养神粥

【来源】《燕京岁时记》

【组成】黄米、白米、江米、小米、菱角米、栗子、红江豆、去皮枣泥等，合水煮熟，外用染红桃仁、杏仁、瓜子、花生、榛穰、松子及白糖、红糖、琐琐葡萄（葡萄的一种），以作点染。切不可用莲子、扁豆、薏米、桂圆，用则伤味。

【制法】每至腊七日，则剥果涤器，终夜经营，至天明时则粥熟矣。除祀先供佛外，分馈亲友，不得过午。并用红枣、桃仁等制成狮子、小儿等类，以见巧思。

【制法】将食材置入锅中，加水适量浸泡 1 小时左右，武火煮沸，文火煎煮 40 ～ 60 分钟，煮至熟烂为止。出锅前加入适量白糖及红糖即可食用。

【功效】健脾益智，调血安神。

【按语】本方化裁于腊八粥，其源自宋代。在佛教盛行的社会背景下，每逢农历腊月初八，各地寺庙的僧人都会诵经，并效法牧羊女在释迦牟尼佛成道前“敬佛献粥”的典故，制成“五豆粥”，即后世之“腊八粥”。腊八粥的材料简便易得，《武林旧事》中曾有相关记述，“八日，则寺院及人家用胡桃、松子、乳蕈、柿、栗子之类为粥，谓之腊八粥。”食用“腊八粥”这一习俗在清代得到了发展，每逢农历腊月初八，皇帝及皇室贵族等常将“腊八粥”赏赐给王公大臣、宫女侍从等，民间更将腊月初八这日视为阖家团聚、共庆岁末之佳节。米和各种豆类可健脾、祛湿、消食，提高人体免疫力，增强体质；核桃仁可补肾益智，增强记忆力等；杏仁可止咳平喘，润肠通便；花生仁具有醒脾和胃、滋养调气之功效，主治营养不良、食少体弱等症；桃仁可活血祛瘀，润肠通便，用于经闭痛经、肠燥便秘等症。八宝粥可作为日常养生健美之食品，其食材简便易得，其成品色泽鲜艳，口味清香，滑而不腻，适于广大群众长期服用。

52. 葱头薏苡仁粥

【来源】《太平圣惠方》

【组成】葱白一握，豉三合，牛蒡根（切）半升（洗去粗皮），薄荷一握，薏苡仁二（或三）合。

【制法】煮葱白、牛蒡根、薄荷、豉等，取汁去滓。入薏苡仁，煮粥。

【功效】用于治疗中风，头痛心烦，苦不下食，手足无力，筋骨疼痛，口面㖞斜，言语不正。

53. 粳米桃仁粥

【来源】《太平圣惠方》

【组成】粳米二合，桃仁一两（汤浸，去皮尖），双仁研。

【制法】煮粥。

【功效】用于治疗上气咳嗽，胸膈伤痛，气喘。

54. 葱粥

【来源】《太平圣惠方》

【组成】葱白十茎（去须，切），黄牛乳三（或二）合，粳米三合。

【制法】先以乳炒葱令熟，即入米水。依寻常煮粥。

【功效】用于治疗小便赤涩，脐下急痛。

55. 梨渴粥

【来源】《太平圣惠方》

【组成】梨三枚（切），粳米一合。

【制法】煮梨取汁去滓。投米煮粥食之。

【功效】用于治疗小儿心脏风热，昏愦躁闷，不能下食。

56. 葛根粥

【来源】《太平圣惠方》

【组成】葛根一两（锉），粳米一合。

【制法】煮葛根，取汁去滓。下米作粥。入生姜蜜各少许。

【功效】用于治疗小儿风热、呕吐、头痛、惊啼。

57. 天蓼木粥

【来源】《太平圣惠方》

【组成】天蓼木半斤（捣为末），米一合。

【制法】煮天蓼木，取汁去滓，入米煮粥。

【功效】用于治疗外风，不论冷热。

【按语】天蓼木为猕猴桃科植物木天蓼的枝叶，分布在东北、西北及陕西、山东、湖南、湖北、四川、浙江、云南等地。其味辛，性温，归肝、肾经，具有祛除风湿、温经止痛、消癥散瘕的功效。

58. 乌梅粥

【来源】《太平惠民和剂局方》

【组成】乌梅（椎碎）七颗，粟米（淘净）不拘多少。

【制法】乌梅浸一宿，取汁煮粥。

【功效】用于治疗肠风下血，烦渴。

59. 杏仁粥

【来源】《圣济总录》

【组成】杏仁一两（汤浸，去皮尖），双仁细研，入黄牛乳三合，搅和滤取汁，大枣去核七枚，桑根白皮（锉）一两，人参一两，生姜（切片）半两，粳米（净洗）三合。

【制法】煮人参、枣、生姜、桑白皮，取汁去滓，下米煮粥。欲熟，即下杏仁汁，搅令匀。

【功效】用于治疗伤寒吐下发汗后，虚羸喘急，咳逆不思食。

60. 薤白粥

【来源】《圣济总录》

【组成】薤白七茎（切），生姜（切）三钱半，羊肾（去筋膜，细切）一具，粳米（净洗）二合。

【制法】先将米用水煮作粥，候熟，下羊肾，加生姜、葱白、盐少许，搅和令匀。

【功效】用于治疗伤寒后虚劳，气虚羸劣。

61. 荆芥粥

【来源】《饮膳正要》

【组成】荆芥穗一两，薄荷叶一两，豉三合，白粟米三合。

【制法】先煮上药，取汁去滓，下米煮粥。

【功效】祛风散寒。用于治疗感冒。

【按语】荆芥是一味性味偏于和缓的感冒药，无论风寒或风热感冒均可选用，具有发汗、祛风、解表的功能；薄荷，原名“苛”，在古时候只当蔬菜，不作药用，至唐朝才被列入药品，唐后历代医家认为其为发散风热的辛凉解表药，用以治疗感受风热，身不出汗，头痛目赤，咽喉红肿疼痛等症；淡豆豉用大豆加工而成，有解表除烦的功用，常用于伤风感冒，症见发热、恶寒、头痛、胸中烦闷、虚烦失眠等。三药煮粥服食，对一切感冒之症，均可选用，由于三药力量和缓，又有粳米扶助正气，故其“祛风而不伤正气，发汗而无损阴液”。

62. 桃仁粥

【来源】《饮膳正要》

【组成】桃仁三两，粳米适量。

【制法】桃仁取汁，与粳米同煮粥，空腹食之。

【功效】用于治疗心腹痛，上气咳嗽，胸膈妨满（妨满：胀闷不舒），喘急。

63. 麻子粥

【来源】《饮膳正要》

【组成】冬麻子二两，白粟米三合，薄荷叶一两，荆芥穗一两。

【制法】煮薄荷、荆芥，取汁去滓，入麻子仁同煮粥，空腹食之。

【功效】用于治疗中风，五脏风热，言语謇涩，手足不遂，大肠滞涩。

64. 生地黄粥

【来源】《太平圣惠方》

【组成】生地黄汁一合，生姜汁半合，蜜一合，粳米二合，淡竹沥二合。

【制法】先将米煮粥。临熟，下地黄、姜汁煮令熟。次下蜜并竹沥。

【功效】用于治疗心膈虚躁，口干烦渴，不多饮食，小便赤涩。

65. 酥浆水粥

【来源】《太平圣惠方》

【组成】酥一合，米三合，浆水二升。

【制法】以浆水煮粥。临熟下酥。

【功效】用于治疗五淋，小便秘涩妨闷（妨闷：排出不畅）。

66. 猪肾粥

【来源】《太平圣惠方》

【组成】猪肾一具（去脂膜，切），粟米三合。

【制法】以豉汁五味，入米作粥。

【功效】用于治疗蓐劳，乍寒乍热。

【按语】产后出现疲乏倦怠，伴有寒热时作、喘懑咳嗽、腹痛等病状称“蓐劳”，又名“产后痨”，因产后气血耗伤，摄生不慎，感受风寒或忧劳思虑等所致。《证治准绳·女科》曰：“夫产后蓐劳者，此由生产日浅，血气虚弱，饮食未平复，不满日月，气血虚羸，将养失所，而风冷客之。风冷搏于气血，则不能温于肌肤，使人虚乏劳倦，乍卧乍起，颜容憔悴，食饮不消。风冷邪气而感于肺，肺受微寒，故咳嗽口干，遂觉头昏，百节疼痛。”

67. 肉苁蓉粥

【来源】《太平圣惠方》

【组成】肉苁蓉二两（酒浸一宿，刮去皱皮细切），粳米三合，鹿角胶半两（捣碎，炒令黄燥，为末），羊肉四两（细切）。

【制法】煮羊肉、苁蓉、粳米做粥，临下鹿角胶末，以盐酱味末调和。

【功效】用于治疗五劳七伤，久积虚冷，阳事都绝。

68. 羊髓粥

【来源】《太平圣惠方》

【组成】羊髓三合，羊肾一对（去脂膜，切），葱白三茎（去须，切），生姜半两（切），粳米一合，肉苁蓉二两（酒浸一宿，刮去皱皮，切）。

【制法】以髓炒肾及葱姜，欲熟，入水，次入米五味等，煮作粥食之。

【功效】补虚强志益气。用于治疗劳七伤。

69. 羊脊骨粥

【来源】《太平圣惠方》

【组成】羊连尾脊骨一握，肉苁蓉一两（酒浸一宿，刮去皱皮），菟丝子一分（酒浸三日，曝干捣末），葱白三茎（去须，切），粳米三合，酒二合。

【制法】锉碎脊骨，煎汤取汁去滓，将骨汁入米并苁蓉等，煮粥欲熟，入葱五味调和，候熟。即入菟丝子末及酒，搅转，空腹食之。

【功效】益精气。用于治疗虚损羸瘦乏力。

70. 桂心酒粥

【来源】《太平圣惠方》

【组成】桂心半两末，好酒一升。

【制法】暖酒和桂心末，搅粥食之。

【功效】用于治疗肾脏虚冷，腰脚疼痛不可忍。

71. 生地黄粥

【来源】《饮膳正要》

【组成】生地黄汁二合，米适量。

【制法】煮白粥，临熟时入地黄汁，搅匀，空腹食之。

【功效】用于治疗虚劳，瘦弱，骨蒸，寒热往来，咳嗽唾血。

72. 马齿菜粥

【来源】《饮膳正要》

【组成】马齿菜汁一握，粳米适量。

【制法】煮粥。

【功效】用于治疗脚气，头面水肿，心腹胀满，小便淋涩。

73. 猪肾粥

【来源】《饮膳正要》

【组成】猪肾一对去脂膜，粳米三合，草果二钱，陈皮一钱去白，缩砂二钱。

【制法】上物先将猪肾、陈皮等煮成汁，滤去滓，入酒少许，次下米成粥，空心食之。

【功效】用于治疗肾虚劳损，腰膝无力，疼痛。

74. 枸杞羊肾粥

【来源】《饮膳正要》

【组成】枸杞叶一斤，羊肾一对，葱白一茎，羊肉半斤。

【制法】上四味拌匀，入五味，煮成汁，下米熬成粥，空腹食之。

【功效】用于治疗阳气衰败，腰脚疼痛，五劳七伤。

75. 牛膝粥

【来源】《普济方》

【组成】牛膝苗叶一两，龙葵叶一两，生地黄一两，粳米（净洗）二合。

【制法】先煎牛膝、龙葵、地黄，取汁去滓，下米煮粥，空心食。

【功效】用于治疗伤寒后，气虚羸劣。

第四节 宫廷养生药酒

中国被誉为酒的故乡，更是酒文化的重要发源地之一。“酒”

字最早出现于甲骨文中，常写作“酉”，如酿酒、盛酒的尖底酒樽之形，其意为酒篓、酒坛；亦写作“酒”，以“酉”字从水，强调坛中饮料的液态性质。《说文解字》记载：“酒，就也。所以就人性之善恶。从水、从酉，酉亦声。一曰，造也。吉凶所造也。”表示酒可影响人的善恶等精神行为。自古谓酒，虽见解各异，然酒以成礼、酒以成俗，早已融入人们物质和精神生活，成为最广泛的社会文化象征和精神寄托，间接影响着人们的社会行为、道德观念和文化行为，可谓是“醉里乾坤大，壶中日月长”。酒具有成瘾性，容易让人产生身体与精神的依赖，过量饮用对身体有一定的危害。古代中医对酒也有比较理性、全面的认知，如元代御医忽思慧在《饮膳正要》中写道：“酒，味苦、甘、辛，大热，有毒。主行药势，杀百邪，去恶气，通血脉，厚肠胃，润肌肤，消忧愁。少饮尤佳，多饮伤神损寿，易人本性，其毒甚也。醉饮过度，丧生之源。”其中提到了酒的药用价值及养生保健功能，这说明酒对身体有积极作用。明代宫廷建有御酒房，专门造各种名酒，有“御制药酒五味汤、真珠红、长春酒等”。

我国饮食文化源远流长。关于酒，相传为大禹之臣仪狄首制，渐因其浓淡或酿制的不同，有名为酤者，有名为醪者，有名为醴者，亦有称为醇者。酒作为饮品不仅备受人们喜爱，古代医家还借助其性味，制作成有保健功能的药酒，在不同的时节饮用，以发挥其养生保健的作用，久而久之，饮酒成为一种礼仪和习俗，流传于宫廷与民间。如春节、元旦为一岁之首，在祈求一年顺利的风俗中，古人于这天常饮“屠苏酒”“椒柏酒”，吃“五辛盘”，服“敷于散”等。“屠苏酒”出自葛洪《肘后方》，其由防风、白术、桔梗、川椒等组成，以绢袋装，于十二月晦日沉于井中，在正月朔日清晨出井，然后再置酒中煎煮数沸。于元旦饮此酒，可以“避疫气”，即避瘟病的感染，令人不得瘟病。“椒柏酒”是由柏叶与椒花制成，柏树为仙木，食之可使人身轻如燕，椒花气味芳香，有辟秽之功，二者制酒，可驱病气。五月五日端阳节，古人习用艾叶为酒，白术作汤，饮雄黄酒、菖蒲酒以避瘟疫，或吃马齿苋（又名长命菜）期能延年益寿，少病痛。九月重阳节，古人多饮菊花酒以求防病延龄，即使在平日的应酬生活中，饮酒亦多有讲究。然而在《养生要集》中有这样一段话：“酒能益人，亦能损人。饮之失度，体气使弱，精神侵昏。”其大意是说，饮酒既可有益于人，亦可有损于人，饮酒过多可使人身体元气日弱而衰，精神智志亦将变得模糊恍惚而易病，故饮酒应当适度。

酒因具有行血脉、散寒气、通阳气等功效而被历代医家广泛推崇，古代有“医酒同源”“药酒同源”的说法。现存最早的方书《五十二病方》中，就有以方药与酒结合治病的记载。书中记载了40多种药酒方，且用酒种类各异，方法多样，十分考究，开创了酒与药结合治病的先河。《周礼》有“医酒”，说明药酒在周代已非常普遍。《素问·血气形志》载有“经络不通，病生于不仁，治之以按摩醪药”，认为经络运行不畅时宜用药酒治疗。《伤寒论》与《金匮要略》也常以酒来入药，如瓜蒌薤白白酒汤、红蓝花酒等。孙思邈《备急千金要方》《千金翼方》记载的众多方药中，药酒的应用范围十分广泛，涉及内、外、妇、五官诸科。元代出现了许多适合中老年人服用的养生保健药酒配方，在御医忽思慧著作《饮膳正要》和宫廷医家许国祯著作《御药院方》中均有所记载。明代太医院判李时珍《本草纲目》中“附诸酒方”共记录酒方 69 首，用于治疗治疗风湿瘙痒、虚损、风疹、风癣、中风、瘿气、水肿等多种病证。清代宫廷原始医药档案中除有大量脉案、配方外，尚有许多组方严谨、制备精细的药酒方，据服用情况记录得知，大多疗效颇著。其中补益增寿的药酒甚多，尤其值得重视和研究。

1. 菊花酒

【来源】《太平圣惠方》

【组成】菊花八两，五加皮八两，甘草四两，生地黄一斤，秦艽四两，枸杞根八两，白术八两。

【制法】上药捣令碎，以水三硕，煮至一硕，以槽床压取汁，用糯米一硕炊熟，细曲十斤捣碎，拌和令匀，入于瓮中，密封三七日，取饮任性，不得过醉。

【功效】祛风除痹，补虚益损。

【按语】宋代官修方书《太平圣惠方》中载有大量宫廷食疗方剂和保健食品，其中以补益强身的药酒最为突出。中国自古以来就有以菊花入酒的习俗，据汉代刘歆著、东晋葛洪辑抄的《西京杂记》记载，汉高祖时，宫中“九月九日佩茱萸，食莲饵，饮菊花酒。令人长寿”。晋代陶渊明有“酒能祛百虑，菊解制颓龄”之说。明代医家李时珍认为，菊花具有治头风、明耳目、去瘘痹、治百病的功效。后来饮用菊花酒逐渐成为民间一种风俗习惯，尤其是在重阳节时，更要饮用菊花酒。后世医家又在菊花酒中加入许多草药，其效更佳。本方中以菊花、枸杞根、生地黄入肝肾二经补虚，白术固益中焦，秦艽、五加皮祛风湿除痹，共奏补虚损、祛风湿之功。

2. 枸杞酒

【来源】《饮膳正要》

【组成】枸杞子适量。

【制法】以枸杞子为主料，再用杂粮、酒曲等按照酿酒的方法进行酿酒。

【功效】补虚弱，长肌肉，益精气，去冷风，壮阳道。

3. 国公露

【来源】《太医院秘藏膏丹丸散方剂》

【组成】当归两半，于术八两，白芷两半，川芎两半，木瓜四两，陈皮一两，生地二两，檀香五钱，羌活一两，红花二两，枸杞四两，知母四两，砂仁二两，紫草三两，红面十斤。

【制法】泡酒。

【功效】祛风化痰。

【按语】《太医院秘藏膏丹丸散方剂》记载，此药专治“男妇左瘫右痪，半身不遂，口眼歪斜，手足顽麻，下部痿软，筋骨疼痛，一切三十六种风，七十二般气。并寒湿诸痛及诸虚劳伤，真火不足，饮食不化，肚腹不调，十膈五噎，气滞积块，泻痢痞满，肚腹冷痛，男子阳衰，女子血虚，赤白带下，久无子嗣，一切男妇虚损之症，立有奇效。”

4. 泡酒

【来源】《清宫配方集成》

【组成】石菖蒲六钱，鲜木瓜六钱，桑寄生一两，小茴香二钱，九月菊六钱，如腿疼加川牛膝二钱。

【制法】烧酒三斤，泡七日，早服一杯。

【功效】清心柔肝补肾。

5. 蟠桃酒

【来源】《古今医鉴》

【组成】桃树上不落的干桃子三两。

【制法】上为末。每服二钱，空心温酒调下。

【功效】用于治疗气结聚心下不散。

6. 延寿酒

【来源】《寿世保元》

【组成】好上等堆花烧酒一坛，入龙眼（去壳）一斤，桂花四两，白糖八两。

【制法】封固经年，愈久愈佳，其味清美香甜，每随量饮。

【功效】安神定志，宁心悦颜香口，却病延年。

7. 龙涎香露

【来源】《清宫配方集成》

【组成】龙涎香一两，冰糖一两，麝香二钱五分。

【制法】三种药研成细粉状，用一斤玉泉酒露搅拌之，置于银制胆瓶中，再用一个银制胆瓶将口盖封，固定在热炭上，用微火煮三天三夜，将药过滤后，可得龙涎香露九两五钱。

【功效】健脑补心。

【按语】龙涎香为抹香鲸肠内分泌物的干燥品，能行气活血，止咳喘气逆及心腹疼痛。《纲目拾遗》谓：“食之能暖妇人子宫，治男子下元虚冷。”

8. 冰露梅苏药酒

【来源】《太医院秘藏膏丹丸散方剂》

【组成】柿霜四两，乌梅十二个，苏叶二两，檀香一两，葛花一两，葛根一两，薄荷三两，白糖一斤。

【制法】上药泡酒二十五斤。

【功效】凉心清肺，降火润燥，生津止渴，解酒毒化痰。

【按语】《太医院秘藏膏丹丸散方剂》记载，此酒善治“三焦有热，口燥舌干，时常作渴，或远行劳倦，或饮酒无度，或过用炙燃、面食、辛热，则燥盛而阴气衰，致令咽喉燥渴而津液短少”。

9. 白术酒

【来源】《外台秘要》

【组成】白术二十五斤。

【制法】上一味咀，以东流水两石五斗，于不津器（不津器：不潮湿的器具）中渍之二十日，去滓，纳汁于大盆中，夜候流星过时，抄己姓名置盆中，如是五夜汁当变如血，取以渍曲如家酝法，造酒熟，取清，任性饮之。

【功效】养颜乌发健齿。

【按语】《外台秘要》载：“其饮十日可万病除，百日白发反黑，齿落更生，面有光泽，久服长年。”

10. 薯蓣酒

【来源】《太平圣惠方》

【组成】薯蓣八两，防风十两，山茱萸八两，人参六两，白术八两，五味子八两，丹参六两，生姜六两。

【制法】上药细锉，以生绢袋盛，用清酒三斗，入瓷瓮中，浸七日开，每度温饮一盏，日二杯为定。

【功效】除风止眩，补益气力。

【按语】薯蓣即山药，味甘、平，性温，入肺、脾、肾经，有健脾补肺、固肾益精之功，《本草纲目》谓其能“益肾气，健脾胃，止泻痢，化痰涎，润皮毛”。山药能补肾填精，精足则阴强、目明、耳聪，肾阴足以上济肝阴，故能制肝阳上亢、肝风妄动，佐以防风祛风除邪，山茱萸、五味子增益补益肝肾之功，白术、人参补脾益气，对肝肾阴虚、中焦不足所致眩晕颇有裨益。

11. 丹参酒

【来源】《太平圣惠方》

【组成】丹参五斤，清酒五斗。

【制法】上净洗，曝去水气，寸切，以绢袋盛，纳于酒中，浸三日，量力饮之。

【功效】通九窍，神五脏，令人不病。

12. 紫苏子酒

【来源】《太平圣惠方》

【组成】紫苏子一升微炒，清酒一斗。

【制法】上捣碎，以生绢袋盛，纳于酒中，浸三宿，少少饮之。

【功效】治风，顺气，利膈。

13. 造蜜林禽酒

【来源】《鲁府禁方》

【组成】糯米一升，木香三分，檀香三分，沉香三分，藿香三分，白芷三分，砂仁三分，茴香三分，蜂蜜半斤。

【制法】用糯米一升，煮米汤三五碗，止用米汤，饭吃之。又用好烧酒三五碗，入米汤。次用木香、檀香、沉香、藿香、白芷、砂仁、茴香各三分，入酒米汤内，用大壶盛之，水煮一二时，再入蜂蜜半斤，箬叶封口，一时取开，澄清就用。美味异常，亦能祛疾，永为仙酒，顷刻而成。

【功效】调治五脏，又治满目睁光。

【按语】《鲁府禁方》云："诗曰：此酒至神至圣，号为王母仙浆。留传世上与人尝，服了神清气爽。善能调治五脏，又治满目睁光。其曾将此酒献皇王，万两黄金陪赏。"

14. 扶衰仙凤酒

【来源】《万病回春》

【组成】肥线鸡一只，生姜四两，胶枣半斤，好酒五六斤。

【制法】将鸡吊死，煺去毛，屎不用，将鸡切四大块，生姜切片与胶枣、酒，共装入一大坛内，用泥封固坛口，重汤煮一日，凉水拔去火毒，每服以空心，将鸡酒姜枣随意食之。

【功效】用于治疗男妇小儿诸虚百损，瘦怯无力，赤白带下。

15. 八仙长寿酒

【来源】《太医院秘藏膏丹丸散方剂》

【组成】人参二钱，茯神三钱，枸杞三钱，建莲肉三钱，檀香二钱，蔻仁一钱，玫瑰花二钱，龙眼肉三钱。

【制法】将药合一处，用夏布口袋盛之，泡烧酒十斤，加冰糖一斤。

【功效】益气养神，开胃健脾，固阳滋阴。

【按语】八仙长寿酒由八种药材组成，其药性和平，气味芳香，《太医院秘藏膏丹丸散方剂》记载，本方“食前饮之，能和胃气；食后饮之，能消宿谷”，是养生长寿、补益延年的保健之品。方中人参大补元气，与茯神、莲子一起益气兼能安神。枸杞子、龙眼肉养血益精，与人参合用气血双补。檀香、白豆蔻、玫瑰花疏肝理气，开胃健脾。全方配伍有道，补行结合，服用方便。

16. 五香酒料

【来源】《清太医院配方》

【组成】甘草四两，菊花四两，甘松四两，官桂四两，白芷四两，藿香四两，山柰四两，青皮四两，薄荷四两，檀香四两，砂仁四两，丁香四两，大茴香四两，细辛六钱，红曲六钱，木香六钱，干姜四钱，小茴香五钱。

【制法】用多年陈存烧酒十八斤，将上药用绢囊盛之，浸入酒内，封十日，备用。

【功效】开胃宽中，祛暑散寒。用于治疗远年近日诸虚百损，小肠疝气，四时不正之气。

17. 红毛露

【来源】《清宫配方集成》

【组成】桂心一钱，肉果一钱，丁香一钱，归身一钱，建曲四钱，檀香五分，冰糖四两。

【制法】共为末，泡酒三斤。

【功效】调和脾胃，化食宽中，消痰顺气。用于治疗胸膈膨闷，两胁胀满，呕吐恶心，嘈杂吞酸，不思饮食。

18. 黄连露

【来源】《清宫配方集成》

【组成】当归二两半，地丁五钱，公英五钱，茯苓二两，赤芍二两，元肉（龙眼肉）八两，川芎一两，甘草一两，熟地五钱，苍术五钱，麦冬五钱，菊花五钱，枸杞五钱，银花五钱，牛膝五钱，枣仁五钱，山药五钱，陈皮五钱，肉果五钱，首乌五钱，红花五钱，藁本五钱，黄连二钱，紫草三钱。

【制法】蜜二斤，泡酒三十斤。

【功效】清虚火，解诸毒，生津液，利小水，分阴阳。用于治疗泄泻呕吐，恶心霍乱，大小便不调，内热火盛，心烦发热，口燥舌干，四肢倦怠，恍惚不宁。

19. 佛手露

【来源】《清宫配方集成》

【组成】佛手一斤，木瓜四两，橘皮一两。

【制法】泡烧酒十斤。

【功效】用于治疗忧思气怒，饮食不调，损伤肝脾，以致呕吐嘈杂，胸膈满闷，不思饮食，郁结烦闷，身体疼痛，筋脉不舒，顽木诸痹等。

20. 桂花露

【来源】《清宫配方集成》

【组成】薄荷一两，砂仁五钱，陈皮五钱，丹桂七钱，栀子七钱，熟地一两，官桂五钱，木香五钱，丁香二钱，川芎五钱，檀香五钱，蜂蜜一斤。

【制法】泡酒三十斤。

【功效】用于治疗郁气聚于腹胸之间，以致转变失宜，运化失常，胸腹饱闷，两胁刺痛，嗳气吞酸，呕吐恶心，或郁结不能发越，上不能升，下不能降等。

21. 补益延龄露

【来源】《清宫配方集成》

【组成】熟地三钱，炒白芍三钱，当归三钱，茯苓三钱，炒白术二钱，川芎二钱，人参二钱，炙草一钱，木香一钱，蔻仁一钱，砂仁一钱，丁香钱半，凤仙花二钱，玫瑰花二钱。

【制法】泡烧酒三十斤，加白糖二斤，红曲四两。

【功效】健脾养胃，顺气消食，调荣益气，大补诸虚。用于治疗男妇五劳七伤，诸虚百损，身体瘦弱，面色萎黄，呕吐嘈杂，饮食难化，食物成痰，大便不调，四肢无力，多睡食少，精神倦怠，一切脾虚胃弱之症，无不神效。

22. 延龄露

【来源】《清宫配方集成》

【组成】熟地五钱，枸杞一两，当归五钱，肉桂五钱，牛膝二钱，木瓜二钱，红花一钱，茜草五钱，于术八钱，陈皮二钱，蔻仁二钱，黄柏一两，甘草一钱，栀子四钱。

【制法】外用丁香、檀香、木香各一钱，共为末，布口袋包，下酒泡。干酒二十斤，南酒二斤半，红曲二两二钱，冰糖二斤。

【功效】大补诸虚百损，养血益气，开胃健脾。用于治疗男妇五劳七伤，饮食不化，变生痰涎，倒饱嘈杂，多睡少食，四肢无力，一切虚损之症，有补益之功。

【按语】干酒为不含糖分的酒，广义的南酒是南方产的黄酒。

23. 天门冬酒

【来源】《备急千金要方》

【组成】天门冬绞取汁二斗，曲二升，糯米二斗。

【制法】准家（主人家，东家）酿法造酒，春夏极冷下饭，秋冬温如人肌酘之，酒熟取服一盏，常令酒气相接，勿至醉吐。慎生冷醋滑鸡猪鱼蒜，特慎鲤鱼及忌油腻，此是二斗汁法，一石二斗亦准此。

【功效】补虚祛风，轻身延年，黑发美容。

【按语】孙思邈在《备急千金要方》中载天门冬酒的功效："通治五脏六腑、大风洞泄虚弱五劳七伤，症结滞气冷热诸风，癫痫恶疾耳聋头风，四肢拘挛，猥退历节，万病久服身轻延年，齿落更生，发白变黑方。"天门冬味甘苦而性大寒，具有清肺降火、润燥滋阴、保定肺气之功，冷而能补，其乘酒势，则具有润五脏，和血脉的功效，久服除五劳七伤，延年泽肤。

24. 豉酒

【来源】《普济方》

【组成】豉二合，薤白一握，附子半两，川椒五十枚。

【制法】上和一起炒熟，投于三升酒中，更煎四五沸。每次取一小盏，搅入粥中食之。

【功效】用于治疗下焦风湿，腰脚疼痛，行履无力。

25. 青梅露

【来源】《清宫配方集成》

【组成】佛手八钱，玉竹二两，竹叶八两，薄荷二钱，粉草钱半，熟地二钱，当归二钱，川芎一钱，五加皮二钱，广皮二钱，青皮二钱，葛花三钱，玉金五钱，菊花二两。

【制法】泡酒。

【功效】清泄肺胃，化滞降火。用于治疗肺气不清，痰涎壅盛，咽喉不利，头目眩晕，口舌生疮，饮食无味，大小便不利，咳嗽喷嚏。

26. 状元露

【来源】《清宫配方集成》

【组成】红花一钱七分，薄荷五钱，川芎五钱，陈皮五钱，当归五钱，桂花五钱，豆蔻三钱，良姜三钱，细辛一钱，白芷二钱，冰糖三斤，玫瑰花一斤。

【制法】泡酒三十斤。

【功效】清心泻火，通便泄热，和气化痰。用于治疗心经积热，头痛鼻塞，项背拘急，喷嚏声重，耳鸣头疼，口舌生疮。

【按语】每日饮之，能清三焦之火，通利大小便，和气血，化痰涎。常饮有效。

27. 加减史国公药酒

【来源】《清太医院配方》

【组成】当归二两，防风二两，秦艽二两，羌活二两，白术二两，杜仲二两，鳖甲二两，枸杞二两，川牛膝二两，萆薢一两五钱，松节四两，苍耳四两，蚕沙一两，虎胫骨一对，茄根八两。

【制法】用烧酒五十斤、蜂蜜四斤泡百日，然后用红花汁再加白酒酿十五斤，冰糖十斤。

【功效】《清太医院配方》记载，本方用于治疗“男妇左瘫右痪，半身不遂，口眼歪斜，手足顽麻，下部痿软，筋骨疼痛；一切三十六种风，七十二般气；并寒湿诸痛，及虚损劳伤，真火不足，饮食不化，肚腹不调，十膈五噎，气滞积块，泻痢痞满，肚腹冷痛，男子阳衰，女人血虚，赤白带下，久无子嗣，一切男妇虚损、杂症，皆有奇效。”

28. 参茸酒

【来源】《清太医院配方》

【组成】人参二两，鹿茸一两，防风一钱，鳖甲一钱，萆薢一钱，羌活一钱，川牛膝一钱，独活一钱，杜仲一钱，白术一钱，玉竹一钱，当归二钱，秦艽二钱，红花二钱，枸杞子二钱，丁香八分。

【制法】用多年存性烧酒二十斤，将药料入酒内封妥；再存数年，将药料滤出，入冰糖渣四两、烧酒二斤，兑妥用之。

【功效】补虚。

【按语】《清太医院配方》载："盖人之风痰寒湿诸症，由于血不足，痿痹虚弱诸症，由于气不足。欲宣通血脉，培补元气，则非参茸不为功。今诚制参茸酒，治男妇左瘫右痪，半身不遂，口眼歪斜，手足顽麻，下部痿软，筋骨疼痛；一切三十六种风，七十二般气；并寒湿诸痛，及虚损劳伤，真火不足，饮食不化，肚腹不调，十膈五噎，气滞积块，泻痢痞满，肚腹冷痛。男子阳衰，女人血虚，赤白带下，久无子嗣，一切男妇虚损杂症。久服则气血充足，百病不生，益寿延年，老当益壮。"

29. 如意长生酒

【来源】《清太医院配方》

【组成】陈存绢性加减史国公酒四十斤，陈存绢性加减五加皮酒六十斤，鲜木瓜丝泡酒十斤，木瓜酒一百斤。

【制法】以上药味，共合一处蒸滤，入缸内数年，绢妥用之。

【功效】充肌肤，坚发齿，长须眉，通筋骨，益血脉，壮精神，活筋络，补元气。

【按语】《清太医院配方》载："凡人虚损、劳伤、疼痛各症，总由气亏血滞。而运行气血，止痛舒筋，惟药酒合法，最为灵效。此酒大能充肌肤，坚发齿，长须眉，通筋骨，益血脉，壮精神，活筋络，补元气。专治男妇老人筋骨疼痛，手足麻木，跌打损伤，内伤年久；或交节作痛；或阴天作痛；或风痛、寒痛、湿痛、心痛、胃痛、腰痛、腿痛，阳虚头痛，肚腹冷痛，受寒转筋，寒湿脚气，鹤膝风，漏肩风，真火不足，饮食不化，肚腹不调，十膈五噎，气滞积块，泻痢痞满，气血两亏，五劳七伤，左瘫右痪，半身不遂，三十六种风，七十二般气。女子血虚崩中，内伤不足，赤白带下，腰腿酸痛；小儿背强痈肿，一切病症，服之立见奇效。久服气血充足，筋骨强健，乌须黑发，健体轻身，得心如意，益寿延年。唯孕妇忌服，伤寒痘疹亦忌服。此药不宜放暖处。”

30. 参苓露

【来源】《清宫配方集成》

【组成】牛膝二两，熟地二两，枸杞四两，黄芪三两，桐皮一两，茯苓二两，人参五钱，沉香三钱，檀香一钱，白糖二斤。

【制法】泡南酒三斤，干酒三十斤。

【功效】扶阳益阴，添精壮气，养血宁神，暖丹田，壮元阳，滋肾水。用于治疗男子禀气不足，阳气虚弱，或损伤太过，以致阴精枯涸，年老无子。

31. 凤仙露

【来源】《清宫配方集成》

【组成】熟地二钱半，凤仙花钱半，紫草钱半，枳实一钱，当归二钱，砂仁一钱，陈皮一钱，白芷一钱，厚朴一钱，知母一钱，桂花一钱，红花七钱，木香七钱，檀香二钱，丁香二钱，甘草一钱，红曲一钱，蜂蜜三斤。

【制法】泡南酒二斤，干酒二十五斤。

【功效】滋补元阳，培益生气，健肢体，理怯疗虚，扶衰退热。

【按语】《清宫配方集成》云：“人之有生以来，必以先天元气为根，后天营卫为本，先天之气赖后天以养之。大抵荣卫和平，先天有养，斯人无病矣。此酒腰痛服之有功，腹冷投之即效，止遗精白浊，兴阳道功同五子衍宗，暖丹田力胜斑龙百补。常服宽中养胃，荣卫调和，百脉通泰。”

32. 龟龄酒

【来源】《清宫配方集成》

【组成】熟地五钱，生地六钱，天冬四钱，当归五钱，肉苁蓉六钱五分，川牛膝四钱，枸杞子五钱，杜仲二钱五分，补骨脂一钱，锁阳三钱五分，甘菊花三钱，地骨皮四钱，白茯苓五钱，大附子二钱五分，小丁香二钱五分，砂仁二钱五分，莲肉六钱，细辛一钱，黑芝麻五钱，旱莲草五钱，槐角子六钱，辰砂五钱，鹿茸一两，石燕子七钱，穿山甲八钱，小雀脑三钱，海马一两，淫羊藿二钱，炙甘草六钱，凤仙花子二钱五分，紫梢花四钱五分，红蜻蜓五十对。

【制法】上三十三味药三料共成粗末，用西纸包衣，外用黄绢袋盛之，扎口。用烧酒三十斤，江米窝儿，白酒二十斤，入药袋于坛底，以西纸细布封坛口，用绿豆面周围封固，黄土盐水和成泥封口。晒三日，俟干。于三伏时东南西北周转晒之，一月乃成。若要急用，将桑木柴煮三炷香，取出，入土内埋七日亦可。

【功效】《清宫配方集成》云：“（龟龄酒）培元固本，益髓添精，兴阳种子，益寿延年。用于治疗男子下元虚损，久无子嗣，阳痿不兴，举而不固，肾虚精冷，遗尿不禁，腰腿酸痛，行步无力，耳鸣眼花。以上诸症皆因先天不足，少年新丧过度。”

33. 神仙长寿露

【来源】《清宫配方集成》

【组成】熟地黄四两，当归三两，枸杞三两，白菊二两，茯神二两，沙蒺藜二两，骨皮二两，杜仲二两，山药二两，菟丝子二两，楮实子一两，牛膝一两，韭子一两，巴戟一两，破故纸一两，佛手柑二个，桑椹四两，桂圆肉四两。

【制法】用好酒十斤，将药入内，煮三炷香之久，每日随量服之，久则延年益寿。

【功效】用于治疗诸虚百损，五劳七伤，头眩目晕，耳聋耳鸣，自汗盗汗，遗精便浊，腰膝疼痛，卧而不寐，四肢无力，饮食少思，面色萎黄，肌肉消瘦，骨蒸劳热。

【按语】此酒专滋枯竭之水而清亢甚之火，久饮则阴阳和谐，水火既济，乃扶阴抑阳之圣药也。

34. 瓮头春药酒

【来源】《清宫配方集成》

【组成】生地、熟地、淫羊藿、锁阳、杜仲、天冬、萸肉、麦冬、牛膝、韭子、苁蓉、枸杞、覆盆子、仙茅、白蔻、远志、巴戟、五味子、木瓜、川椒、红花、檀香、川楝子、母丁香各三两。

【制法】糯米二斗五升，煮蒸。将药研粗末，入饭内。数日，再入干酒八十斤。泡十数日，榨干。重汤煮透，入坛内。再加人参、肉桂、鹿茸、川附各一两封贮。埋地一月为度。开罐饮之。

【功效】降心火，滋肾水，调脾胃，进饮食，添精髓，壮筋骨，悦颜色，润肌肤，益气养血，健步轻身，乌须黑发，补十二经络，起阴发阳，聚五谷之灵气，提命门之真火。

【按语】《清宫配方集成》云："盖人少年不惜身体，耗损元神，以致中年之后，天真渐绝，精气将衰，须发斑白，视物不明，两耳蝉鸣，腰膝酸软，下部痿弱。七十老人饮之有毓麟之功。每早晚任意饮之，大有补益，诚千金不易之药酒也。可常饮之。"

35. 牛膝酒

【来源】《清宫配方集成》

【组成】干地黄五两，川芎三钱，薏苡仁一两，海桐皮一两，羌活二钱，甘草二钱，牛膝一两，地骨皮五钱，五加皮五钱，云茯苓一两，续断一两。

【制法】上药洗净、细切，用陈黄酒四斤泡七日，去渣，取净酒一斤，每用酌饮一小杯。

【功效】活血通络止痛。

36. 屠苏酒

【来源】《备急千金要方》

【组成】大黄十五铢，白术、桂心各十八铢，桔梗、蜀椒各十五铢，乌头六铢，菝葜十二铢。

【制法】上七味，咀绛袋盛，以十二月晦日日中悬沉井中令至泥。正月朔旦平晓出药，置酒中煎数沸，于东向户中饮之。屠苏之饮先从小起，多少自在，一人饮一家无疫，一家饮一里无疫，饮药酒得三朝，还滓置井中，能仍岁饮，可世无病。当家内外有井，皆悉着药辟温气也。

【功效】避瘟除秽。

【按语】本方出自唐代医家孙思邈《备急千金要方》，因其医术精湛，故受邀于隋唐两朝巡诊。屠苏酒是在中国古代春节时饮用的酒品，又名岁酒，北宋王安石诗作《元日》中就有“爆竹声中一岁除，春风送暖入屠苏”的记录。孙思邈在《备急千金要方》中写道：“饮屠苏，岁旦辟疫气，不染瘟疫及伤寒。”古人饮用屠苏酒是很讲究的，饮用的次序要先幼后长。晋代的董勋曾解释说：“少者得岁，故贺之；老者失岁，故罚之。”寓意是，小孩过年增加了一岁，所以要先祝贺他健康长大；而老年人过年则是又少了一岁，罚他们晚一点喝，含有为长者延寿之意，因此，屠苏酒又被叫作寿酒。可见屠苏酒不仅是古人用来强身健体、预防瘟疫的药酒，也代表着古人对家人的祈愿与祝福。

37. 枸杞酒

【来源】《备急千金要方》

【组成】枸杞根一百二十斤，干地黄末二升半，桂心、干姜、泽泻、蜀椒末各一升，商陆末二升。

【制法】枸杞根一百二十斤切，以东流水四石煮一日一夜，取清汁一石，渍曲一如家酝法，熟取清，贮不津器中，纳干地黄末二升半，桂心、干姜、泽泻、蜀椒末各一升，商陆末二升，以绢袋贮，纳酒底，紧塞口，埋入地三尺，坚覆上，三七日，平晓开之，其酒赤如金色。

【功效】温补肾元。

【按语】《备急千金要方》载：“旦空腹服半升，十日万病皆愈，三十日瘢痕灭，恶疾人以水一升和酒半升，分五服愈。”

38. 菖蒲酒

【来源】《太平圣惠方》

【组成】菖蒲（削，治薄切，曝干）一斗。

【制法】上以好酒一硕，入不津瓮中，安药囊在酒中，密封泥之，百日发视之，如绿叶色，复炊一斗秫米纳酒中，复封四十日，便漉去滓，温饮一盏，日三，其药滓曝干，捣细罗为散，酒调一钱，服之尤妙。

【功效】通血脉，调荣卫。用于治疗骨立萎黄。

【按语】《太平圣惠方》载："服经百日，颜色丰足，气力倍常，耳目聪明，行及奔马，发白更黑，齿落再生，昼夜有光，延年益寿，久服得与神通。"

39. 黄精酒

【来源】《圣济总录》

【组成】黄精五斤，天门冬三斤，松叶、枸杞根各五斤。

【制法】上四味，捣为粗末，以水三石，入前药在内，煮取二石，用糯米一石、细曲半秤，蒸米同曲，入在前药水中。封闭二七日熟，任情饮之。

【功效】延年益寿，返老还童，除万病。

40. 醍醐酒

【来源】《饮膳正要》

【组成】醍醐一盏。

【制法】以酒一杯和匀，温饮之，效验。

【功效】补虚弱，祛风湿。

41. 鲁王酒

【来源】《千金翼方》

【组成】茵芋三十铢，乌头三十铢，踯躅三十铢，天雄二十四铢，防己二十四铢，石斛二十四铢，细辛十八铢，柏子仁十八铢，牛膝十八铢，甘草十八铢，通草十八铢，桂心十八铢，山茱萸十八铢，秦艽十八铢，黄芩十八铢，茵陈十八铢，附子十八铢，瞿麦十八铢，杜仲十八铢，泽泻十八铢，王不留行十八铢，石南十八铢，防风十八铢，远志十八铢，干地黄十八铢。

【制法】以酒四斗，渍十日，每服一合，加至四五合，以知为度。

【功效】用于治疗风眩心乱，耳聋目暗泪流，鼻不闻香臭，口烂生疮，风齿瘭，喉下生疮，上气，胸胁肩髀痛，手不能上头，不能解衣带，腰脊不能俯仰，脚酸不仁，难以久十二痹，五缓六急，半身不遂，四肢偏枯，筋挛不能屈伸，贼风咽喉闭塞，哽哽不利，或如锥刀所刺，行人皮肤中，无有常处，久久不治，入人五脏，或在心下，或在膏肓，游走四肢，偏有冷处，如风所吹。久寒积聚风湿，五劳七伤虚损百病，悉皆治之。

42. 松龄太平春酒

【来源】《清宫医案集成》

【组成】熟地、当归、红花、枸杞子、佛手、桂圆肉、松仁、茯神、陈皮等十余种药物（原书未载）。

【制法】入布袋内，以玉泉等三种酒经特殊加工而成。

【功效】健脾益气，养血活络。

【按语】本方也作太平春酒。清宫对此酒非常重视。据脉案载，雍正十一年十月，本方已经在宫廷内大量制作服用。乾隆皇帝对于此酒甚是关心，据奏折记录："乾隆十五年四月初七日，刘沧州传旨问刘裕铎（按：刘裕铎为御医）太平春酒方药性，钦此。刘裕铎看得太平春酒药性纯良，系滋补心肾之方。刘沧州随口奏过。奉旨：知道了。"嗣后乾隆皇帝又降旨对方中某些药的剂量进行了调整，"在双鹤斋煮过"。延及乾隆十八年八月，乾隆皇帝又示："太平春酒苦些，其中佛手味苦，应减去。"至乾隆四十五年又对该方组成做了调整，继续制作服用。此酒以松龄冠其名首，比喻可以增寿。松树为常绿之树，其龄久长，经冬不凋，故古人常以松鹤并提，所谓"松鹤延年"，《论语·子罕》曰："岁寒，然后知松柏之后凋也。"方中松仁为治风痹、润肠之药，亦为延年益寿之品，所谓"松球内老亦有子"。喻老而健。方中熟地、枸杞子、桂圆肉、松仁等，均属于传统的延年益寿药物，偏重于填补心肾阴精；红花助白酒活血通经，利于药物畅达脏腑，发挥其补益作用。对于需强壮健身者，服之可获益良多。

43. 椿龄益寿药酒

【来源】《清宫医案集成》

【组成】连翘二两，侧柏一两，槐花一两，当归一两，地榆一两，陈皮一两，条芩一两，厚朴一两，苍术一两，松仁四两、冰糖一斤。

【制法】共合一处，盛入布袋内，用烧酒二十五斤，白酒二十五斤，将药入酒内，蒸三炷香，埋入地内，一月后为度出用。

【功效】养血活血，润肠通便，清热止血。

【按语】松龄太平春酒方与椿龄益寿药酒方均作酒剂，以松龄及椿龄喻此剂之可以增寿。《庄子·逍遥游》有“上古有大椿者，以八千岁为春，八千岁为秋”，人们亦以“椿龄”及“椿年”类比长寿。本方有养血活血、润肠通便、清热止血之功，是乾隆皇帝常用的益寿医方。本方除具补益强壮抗衰之功用外，尚对老年便秘、痔疾有治疗作用。

44. 玉容葆春酒

【来源】《清宫医案集成》

【组成】西洋参、枸杞子、黄精、当归、合欢皮、佛手、低度白酒适量。

【制法】将上述药物浸泡入酒中两月即成。

【功效】延年益寿，美容养颜。

【按语】清宫玉容葆春酒系慈禧太后喜爱的抗老增年、美容玉面酒剂。由于长期服用玉容葆春酒，慈禧太后在古稀之年其外貌仍如同40多岁的贵妇。此药酒味道甘润温和，具有滋补肝肾、益精明目、安神解郁、养阴润燥、美容养颜、抗衰老之功效，适合有神倦乏力、少寐多梦、月经不调、皮肤干燥、关节疼痛、未老先衰等气血亏损症状的女性服用。

45. 参苓露

【来源】《太医院秘藏膏丹丸散方剂》

【组成】牛膝二两，熟地二两，枸杞四两，黄芪三两，桐皮一两，茯苓二两，人参五钱，沉香三钱，檀香一钱，白糖二斤，南酒三斤，干酒三十斤。

【制法】将所有药材浸泡于酒中。

【功效】扶阳益阴，添精壮气，养血宁神，暖丹田，壮元阳，滋肾水。用于治疗男子禀气不足，阳气虚弱，或损伤太过，以致阴精枯涸，年老无子。

【按语】参苓露以人参、茯苓、黄芪补益中焦，牛膝、熟地黄、枸杞等滋肾填精，又以沉香、檀香引药入经，行气以防滋腻。酒素有“百药之长”之称，将药材浸泡于酒中制成药酒，不仅配制方便、药性稳定，而且酒精是一种良好的半极性有机溶剂，中药的各种有效成分都易溶于其中，因而药借酒力、酒助药势可充分发挥其效力，提高疗效。

46. 五加皮药酒

【来源】《太医院秘藏膏丹丸散方剂》

【组成】五加皮四钱，羌活一钱半，当归三钱，红花一钱，秦艽一钱，姜黄四两，檀香一钱，丁香七分，杭白芷一钱，砂仁一钱，官桂七分，木香八分，甘草一钱半。

【制法】将药放入夏布袋中，泡酒二十五斤，每早晚饮一二小盅，立效。

【功效】用于治疗手足顽麻，口眼歪斜，半身不遂，下部痿软，筋脉疼痛，寒湿诸痹，真火不足，脾胃不调，噎膈痞满，气滞积块，泻痢无度，肚腹冷痛，男子阳衰，女子赤白带下。

47. 补益延龄药酒

【来源】《清宫配方集成》

【组成】当归二两，玫瑰二两，黄柏一两五钱，熟地五两，砂仁一两五钱，桑椹四两，萸肉二两，红花三两，佛手二两，块苓二两，茜草四两，红曲一斤，五加皮三两，丹参三两，檀香二两，菊花二两，生栀三两，木香二两，枸杞三两，麦冬三两，甘草一两，广皮二两，白芷一两五钱，官桂二两，山柰二两五钱，薄荷一两五钱，玉竹二两，紫草二两。

【制法】干烧酒一百斤泡半个月，榨干，煮透，再加白蜜十五斤水化，冰糖十五斤水化，煮白酒娘子二十斤，封好。一月为度。

【功效】生气养血，健壮肢体。用于治疗男子遗精白浊，精寒无子；妇人赤白带下，月经不调，子宫虚冷，腰膝酸痛。

【按语】《清宫配方集成》云："人之有生以来，必以保养先天元气为主，后天荣卫无有不足者也。而所以增年益寿者，赖乎后天之力以滋培之，则先天始能充足也。此酒久久饮之，宽中养胃，百脉通泰，荣卫和平。每早晚随量饮三二盏。饮至四五日，身体轻爽。一两月，精神强健。"

第五节　宫廷养生菜肴

《诗经》曰："普天之下，莫非王土。率土之滨，莫非王臣。"长达两千余年的封建社会里，权力至高无上的帝王在饮食资源的占有上也凌驾于众人之上。宫廷饮膳凭借御内最精美珍奇的上乘原料，运用当时最好的烹调条件，以悦目、福口、怡神、示尊、健身、益寿为原则，创造了无与伦比的珍馐御馔，充分显示出中国饮食文化的技术水平和文化色彩。除药茶、药酒外，宫廷中还有许多药食两用的佳肴，如糕点、羹汤等，其制作精美，不仅追求色味，还有补益延年、养生调病之功效，以下试按照朝代及四时五脏顺序举例。

1. 炙肝散

【来源】《太平圣惠方》

【组成】猪肝一具（去筋膜），木香半两，人参（去芦头）半两，白术半两，黄连（去须，微炒）半两，干姜（炮裂，锉）半两，陈橘皮（汤浸，去白瓤，焙）半两，诃黎勒（煨，用皮）半两，芜荑半两，乌梅肉三分（微炒）。

【制法】上捣细罗为散，将肝切作片子，以药末一两，掺令匀，即旋以弗子炙令香熟，空腹食之，如渴，即煎人参汤温服之。

【功效】用于治疗积冷气，痢下脓血，肌瘦，不能饮食。

2. 羊肝羹

【来源】《太平圣惠方》

【组成】羊肝一具（去筋膜，细切），羊脊膂肉二条（细切），曲米半两，枸杞根五斤（锉），以水一斗五升，煮取四升去滓。

【制法】用枸杞根汁煮煎羊肝等令烂，入豉汁一小盏，葱白七茎切，以五味调和作羹，空腹饱食之，后三日慎食如上法。

【功效】用于治疗大虚羸困极。

3. 猪心羹

【来源】《太平圣惠方》

【组成】猪心一枚（细切），枸杞菜半斤（切），葱白五茎（切）。

【制法】上以豉二合，用水二大盏半，煎取汁二盏，去豉，入猪心等，并五味料物作羹食。

【功效】用于治疗风邪癫痫，忧恚虚悸及产后中风痫恍惚。

4. 驴肉脍

【来源】《太平圣惠方》

【组成】驴肉五斤。

【制法】先以水煮熟，细切，用豉汁中着葱酱，作脍食之，或作羹亦得。

【功效】安心气。用于治疗风邪癫痫及愁忧不乐。

5. 酸枣仁煎饼

【来源】《太平圣惠方》

【组成】酸枣仁三分（炒熟，捣末），人参一分（末），茯神一分（末），糯米四两（水浸，细研），白面四两。

【制法】药末入米面中，以水调作煎饼食之，要着肉臛五味食之，并可。

【功效】用于治疗头面浮热，心神昏闷，更治风热，心胸烦闷，不得睡卧。

6. 鸡子羹

【来源】《太平圣惠方》

【组成】鸡子三枚，莼叶一斤，淡竹笋四两（去皮，切）。

【制法】上以豉汁中煮作羹，临熟，破鸡子投入羹中食之。

【功效】用于治疗心下烦热，止渴。

【按语】莼菜，又名马蹄菜、湖菜等，含有丰富的碳水化合物，多种维生素和矿物质，莼菜药食两用，常食有保健作用。

7. 葛粉饭

【来源】《太平惠民和剂局方》

【组成】葛根（捣取粉）四两，粱粟米饭半升。

【制法】上二味，以浆水浸饭，漉出，入葛粉拌匀，于豉汁内急火煮熟，著五味葱白食之，日三，仍勿杂食。

【功效】用于治疗中风，狂邪惊走，心神恍惚，言语失志者。

8. 葵齑汁

【来源】《太平惠民和剂局方》

【组成】葵菜一束。

【制法】上一味，于汤内略煮过，别煮粟米汁，置葵于汁中，如淹齑法，候熟，渴即饮汁，以瘥为度。

【功效】用于治疗消渴心闷。

【按语】葵菜即冬葵，其幼苗或嫩茎叶可供食用，营养丰富，具有清热、利水、滑肠的功效。

9. 藕蜜浆

【来源】《太平惠民和剂局方》

【组成】生藕半斤（去皮、节，切），炼蜜半斤。

【制法】上二味，新汲水一升半，化蜜令散，纳藕于蜜水中，浸半日许，渴即量意食藕并饮汁。

【功效】用于治疗消渴口干，心中烦热。

10. 炙羊心

【来源】《饮膳正要》

【组成】羊心一个，咱夫兰（古代蒙古族调料，又作“洎夫兰”，即藏红花）三钱。

【制法】上件，用玫瑰水一盏，浸取汁，入盐少许，签子签羊心，于火上炙，将咱夫兰汁徐徐涂之，汁尽为度，食之。

【功效】安宁心气，用于治疗心气惊悸，郁结不乐。

11. 茯苓酥

【来源】《备急千金要方》

【组成】茯苓五斤，松脂五斤，白蜜三斤，生天门冬五斤，蜡三斤，牛酥三斤。

【制法】上六味，各捣筛，以铜器重汤上，先纳酥，次蜡，次蜜，消讫，纳药，急搅勿住手，务令大均，纳瓷器中，密封勿令泄气。先一日不食，欲不食先须吃好美食，令极饱，然后绝食，即服二两，二十日后服四两，又二十日后八两，细丸之，以咽得下为度。第二度服以四两为初，二十日后八两，又二十日二两。第三度服以八两为初，二十日二两，又二十日四两。合一百八十日，药成自后服三丸将补，不服亦得恒以酥蜜消息之，美酒服一升为佳。

【功效】健脾除湿。用于治疗脾虚湿盛型肥胖。

12. 猪肚补虚羸乏气力方

【来源】《千金翼方》

【组成】肥大猪肚一具，人参一两，椒一两，干姜一两半，葱白七两，粳米半升。

【制法】上六味，下筛合和相得，纳猪肚中缝合，勿令泄气，以水一斗半微火煮令烂熟，空腹食之。兼少与饭，一顿令尽。可服四五剂，极良。

【功效】补虚益气。

13. 补虚劳方

【来源】《千金翼方》

【组成】生胡麻油一升，浙粳米泔清一升。

【制法】上二味，微火煎尽汁清乃止。出贮之，取三合，盐汁七合，先以盐汁和油令相得，溲面一斤，如常法作馎饦（bótuō，一种水煮的面食），煮五六沸，出置冷水中，更漉出，盘上令干，乃更一叶掷沸汤中，煮取如常法。十度煮之，麻油热乃尽，以油作臛（huò）浇之，任饱食。

【功效】大补虚劳。

14. 藕实羹

【来源】《太平圣惠方》

【组成】藕实三两（新嫩者），甜瓜皮四两（切），莼菜四两（切）。

【制法】上以豉汁中，相和作羹，调和食之。

【功效】补中，养神益气，除百疾，令人心神悦畅。用于治疗烦热口渴。

15. 酿羊肚方

【来源】《太平圣惠方》

【组成】羊肝一枚，羊肉一斤（细切），人参一两（去芦头，捣末），陈橘皮一两（汤浸，去白瓤，焙），肉豆蔻一枚（去壳，用末），食茱萸半两（末），干姜半两（末），胡椒一分（末），生姜一两（切），葱白二七茎（切），粳米五合，盐末半两。

【制法】上取诸药末，拌和肉米葱盐等，纳羊肚中，以粗线系合，勿令泄气，蒸令极烂。分三四度空腹食之，和少酱醋无妨。

【功效】用于治疗脾气弱不能下食。

16. 酿猪肚方

【来源】《太平圣惠方》

【组成】猪肚一枚（大者，生用），人参一两（去芦头），陈橘皮一两（汤浸，去白瓤，切），饋饭半两，猪脾一枚（细切）。

【制法】上以饋饭拌和诸药，并脾等，纳于猪肚中，缝合熟蒸，取肚，以五味调和，任意食之。

【功效】用于治疗脾胃气弱，不多下食，四肢无力，羸瘦。

17. 蒸羊头肉

【来源】《太平圣惠方》

【组成】白羊头一枚（洗如法）。

【制法】上蒸令极熟切，以五味汁食之，或作脍，入五辛酱醋食之，亦得。

【功效】用于治疗中风，目眩羸瘦，小儿惊痫，五劳，手足无力。

18. 藿叶羹

【来源】《太平圣惠方》

【组成】藿叶一斤（切），葱白一握（切）。

【制法】上以豉汁中煮，调和作羹食之。

【功效】用于治疗气壅烦热或渴。

19. 菘菜羹

【来源】《太平圣惠方》

【组成】菘菜二斤。

【制法】上煮作羹，淡食之，作齑食之亦好。

【功效】通利肠胃，除胸中烦热，解酒毒。

【按语】菘菜为十字花科植物青菜的叶，现全国各地普遍栽培，供蔬菜用。菘菜具有解热除烦、生津止渴、清肺消痰、通利肠胃之功效，常用于肺热咳嗽、消渴、便秘、食积、丹毒、漆疮。

20. 玉屑饭

【来源】《太平圣惠方》

【组成】粱米饭一盏，绿豆粉四两（铿）。

【制法】上将饭散于粉内，拌令匀，入汤内煮令熟，用豉汁和食之。

【功效】用于治疗胸中伏热，心烦躁闷，口干气逆。

21. 羊肉索饼

【来源】《太平圣惠方》

【组成】羊肉四两（炒，作臛），白面半斤，陈橘皮一分（汤浸，去白瓤，焙），生姜汁一合。

【制法】上以橘皮末及生姜汁和面，作索饼，于豉汁中煮熟，入臛食之。

【功效】用于治疗五噎，胸膈妨塞，饮食不下，瘦弱无力。

22. 猪蹄羹

【来源】《太平圣惠方》

【组成】猪蹄一具（切），粟米三合。

【制法】如常法，入五味作羹食之。

【功效】用于治疗产后虚损，少乳。

23. 鸡子粥

【来源】《太平圣惠方》

【组成】鸡子一枚，糯米一合。

【制法】上煮粥，临熟，破鸡子相和搅匀，空腹入少量醋食之。

【功效】用于治疗小儿下痢不止，瘦弱。

24. 鸡子索饼

【来源】《太平圣惠方》

【组成】白面四两，鸡子四两，白羊肉四两（炒，作臛）。

【制法】上以鸡子清，溲作索饼，于豉汁中煮令熟，入五味和臛，空腹食之。

【功效】用于治疗虚损羸瘦，令人肥白光泽。

25. 人参煮羊肉法

【来源】《太平惠民和剂局方》

【组成】人参一两，枸杞白皮三两，肉苁蓉（酒洗，去土）三分，羊肉半斤，豉一合，羊肚一只。

【制法】上三味细锉，先以水三升浸药，经再宿煎之，去滓取汁一升，细擘葱白一握盐少许，同羊肉半斤、豉一合，于药汁中和匀，入羊肚内，从五更初煮至平旦，细切食之至饱，如不尽，续食之。

【功效】补益虚劳。

26. 山芋拨刀面

【来源】《太平惠民和剂局方》

【组成】干山芋末二两，白面四两，羊肉四两（炒臛），生姜汁二合。

【制法】上四味，先用生姜汁和面，并山芋末切作拨刀，煮熟以羊肉臛调和，空腹食。

【功效】用于治疗脾胃气虚，不嗜食，四肢无力，渐羸瘦。

【按语】拨刀，即拨刀面，顾名思义就是用刀一刀一刀连切带拨做出来的面条，观赏性很强，在西北各地都有这样的吃法。

27. 姜汁索饼

【来源】《太平惠民和剂局方》

【组成】白面二合，曲末二合，生姜汁三合。

【制法】上二味，以生姜汁三合，和作索饼，煮熟以羊肉臛调和，空腹食。

【功效】用于治疗脾胃气弱，食不消化，羸劣瘦弱。

28. 薄荷馎饦

【来源】《太平惠民和剂局方》

【组成】紫薄荷（新者）一握（捣取汁），面四两。

【制法】上二味，和作馎饦煮熟，空腹食之。

【功效】用于治疗反胃朝食暮吐。

【按语】馎饦，“面片汤”的别名。是中国的一种传统水煮面食。

29. 豆蔻面

【来源】《圣济总录》

【组成】草豆蔻（去皮）二枚，高良姜半两，生姜汁适量，白羊肉四两（作臛）。

【制法】上四味，以前二味粗捣筛，以水一升，煎至半升，去滓入生姜汁，面四两为拨刀，熟煮以羊肉臛空腹食之。

【功效】用于治疗脾胃气弱，食即呕逆。

30. 白面方

【来源】《太平惠民和剂局方》

【组成】白面四两，鸡子清二枚，生姜汁少许。

【制法】上三味，以鸡子清生姜汁和面作棋子，熟煮入羊肉臛，空腹食之。

【功效】用于治疗脾肾气弱，见食呕逆。

31. 荔枝膏

【来源】《饮膳正要》

【组成】乌梅半斤，桂十两，砂糖二十六两，麝香半钱，生姜汁五两，熟蜜十四两。

【制法】用水一斗五升，熬至一半，滤去滓，下砂糖、生姜汁，再熬去滓，澄定少时，入麝香搅匀，澄清如常，任意服。

【功效】生津止渴，去烦。

32. 梅子丸

【来源】《饮膳正要》

【组成】乌梅一两半，白梅一两半，干木瓜一两半，紫苏叶一两半，炙甘草一两，檀香二钱，麝香一钱。

【制法】右为末，入麝香和匀，砂糖为丸如弹大。每服一丸，噙化。

【功效】生津止渴，解化酒毒，祛湿。

33. 白梅汤

【来源】《饮膳正要》

【组成】白梅肉一斤，白檀四两，甘草四两，盐半斤。

【制法】上件为细末。每服一钱，入生姜汁少许，白汤调下。

【功效】用于治疗中热，五心烦热，霍乱呕吐，干渴，津液不通。

34. 橘皮醒醒汤

【来源】《饮膳正要》

【组成】香橙皮一斤，陈橘皮一斤，檀香四两，葛花半斤，绿豆花半斤，人参二两，白豆蔻仁二两，盐六两炒。

【制法】上件为细末。每日空心白汤点服。

【功效】用于治疗酒醉不解，呕嗳吞酸。

35. 橙香饼儿

【来源】《饮膳正要》

【组成】新橙皮一两，沉香五钱，白檀五钱，缩砂五钱，白豆蔻仁五钱，荜澄茄三钱，南硼砂三钱，龙脑二钱，麝香二钱。

【制法】上件为细末，甘草膏和剂印饼。每用一饼，徐徐噙化。

【功效】宽中顺气，清利头目。

36. 乌鸡汤

【来源】《饮膳正要》

【组成】乌雄鸡一只，陈皮一钱，良姜一钱，胡椒二钱，草果二个。

【制法】上件，以葱、醋、酱相和，入瓶内，封口，令煮熟，空腹食。

【功效】用于治疗虚弱，劳伤，心腹邪气。

37. 桂浆

【来源】《饮膳正要》

【组成】生姜三斤（取汁），熟水二斗，赤茯苓三两（为末），桂三两（为末），曲末半斤，杏仁一百个（去皮、尖，研为泥），大麦半两（为末），白沙蜜三斤。

【制法】右用前药，蜜水拌和匀，入磁罐内，油纸封口数重，泥固济，冰窖内放三日方熟。绵滤冰浸，暑月饮之。

【功效】生津止渴，益气和中，祛湿逐饮。

38. 人参汤

【来源】《饮膳正要》

【组成】新罗参四两，橘皮一两，紫苏叶二两，砂糖一斤。

【制法】上件，用水二斗，熬至一斗，去滓，澄清，任意饮之。

【功效】代酒饮，顺气，开胸膈，止渴生津。

39. 马思荅吉汤

【来源】《饮膳正要》

【组成】羊肉一脚子，草果五个，官桂二钱，回回豆子半升，香粳米一升，马思荅吉一钱。

【制法】上件一同熬成汤，滤净，下熟回回豆子二合，香粳米一升，马思荅吉一钱，盐少许，调和匀，下肉、芫荽叶。

【功效】补益，温中，顺气。

【按语】回回豆子，即鹰嘴豆，可生津止渴，治多饮、多食、多尿、身体消瘦等症。据《回回药方考释》记载，“马思荅吉”为古波斯语“mastaki”的汉字发音，是一种漆树科的乳香，味微苦淡，具有补脑提神、软坚散结之功效。《饮膳正要》中常可见草果、良姜等辛温之品与羊肉搭配，如八儿不汤、大麦片粉、阿菜汤等。西方有着悠久的使用香料的历史，这些香料既是调味品，又是具有保健作用的药材，因而被统称为“香药”。元朝疆域辽阔，横跨欧亚大陆，与西方的交流十分密切，大量香药流通进入市场，常见的有陈皮、草果、茴香、白芥等，融入当地的饮食习惯中。辛温之品可助行羊肉之热，更好地发挥其温中、补益虚劳的效果，也更易消化，体现了忽思慧以辛温之品与肉类搭配的食养观。

40. 牛奶子烧饼

【来源】《饮膳正要》

【组成】白面五斤，牛奶子二斤，酥油一斤，茴香一两。

【制法】上件，用盐、碱少许，同和面作烧饼。

【功效】补脾实中。

【按语】奶是蒙古族牧养畜类的副产品，也是蒙古族饮食结构中重要的食材。忽思慧将中医养生思想和蔬果融合与蒙古族“以肉类为养，以奶类为充”的饮食习惯相结合，既可温中补益，也可帮助蒙古族人适应新环境的变化。

41. 山药饦

【来源】《饮膳正要》

【组成】羊骨七五块（带肉），萝卜一枚，葱白一茎，草果五个，陈皮一钱，姜一钱，胡椒二钱，缩砂二钱，山药二斤。

【制法】上件同煮，取汁澄清，滤去滓。面二斤，山药二斤煮熟，研泥，溲面作饦，入五味，空腹食之。

【功效】温中补虚。用于治疗诸虚，五劳七伤，心腹冷痛，骨髓伤败。

【按语】《扬子·方言》载：“饼谓之饦。”饦为饼之意。本品是以山药、羊肉为主要原料，佐以行气助消化的萝卜、陈皮，加各种香辛料共同制作而成，有温中补虚之功。纵观全方，虽补而不滞，体现蒙古族传统饮食特色的同时也符合宫廷饮膳平稳、调养为主的特点。随着生活水平的提高，现代人的体质也发生了改变，类似古时所谓“尊荣人”，《饮膳正要》所提供的膳食方面的相关指导，使得“旧时王谢堂前燕，飞入寻常百姓家”。

42. 山药汤

【来源】《饮膳正要》

【组成】山药一斤，粟米半升，杏仁二斤。

【制法】上件，每日空心白汤调二钱，入酥油少许，山药任意。

【功效】补虚益气，温中润肺。

43. 松黄汤

【来源】《饮膳正要》

【组成】羊肉一脚子，草果五个，回回豆子半升。

【制法】上件，同熬成汤，滤净，熟羊胸子一个，切作色数大，松黄汁二合，生姜汁半合，一同下炒，入葱、盐、醋、芫荽叶，调和匀。对经卷儿（经卷儿：古代的一种面食）食之。

【功效】补中益气，壮筋骨。

44. 糯米粉

【来源】《饮膳正要》

【组成】羊肉一脚子，草果五个，良姜二钱，胡椒五钱，糯米粉二斤，豆粉一斤。

【制法】上件，同熬成汤，滤净，用羊肝酱熬取清汁，下胡椒五钱，糯米粉二斤与豆粉一斤，同作粉，羊肉切细乞马，入盐、醋调和，浑汁亦可。

【功效】补中益气。

45. 河羹

【来源】《饮膳正要》

【组成】羊肉一脚子，草果五个。

【制法】上件同熬成汤，滤净，用羊肉切细乞马，陈皮五钱去白，葱二两，细切，料物二钱，盐、酱拌馅儿，皮用白面三斤，小油炸熟，下汤内，入盐调和，清汁亦可。

【功效】补中益气。

46. 鸡头粉雀舌子

【来源】《饮膳正要》

【组成】羊肉一脚子，草果五个，回回豆子半升，鸡头粉二斤，豆粉一斤。

【制法】上件，同熬成汤，滤净，用鸡头粉二斤，豆粉一斤，同和，切作子，羊肉切细乞马，生姜汁一合，炒葱调和。

【功效】补中，益精气。

47. 围像

【来源】《饮膳正要》

【组成】羊肉一脚子，羊尾子二个，藕二枚，蒲笋二斤，黄瓜五个，生姜半斤，乳饼二个，糟姜四两，瓜齑半斤，鸡子十个，蘑菇一斤，蔓菁菜，韭菜。

【制法】上件，用好肉汤，调麻泥二斤、姜末半斤，同炒。以葱、盐、醋、调和，对胡饼食之。

【功效】补益五脏。

48. 春盘面

【来源】《饮膳正要》

【组成】白面六斤，羊肉二脚子，羊肚一个，羊肺一个，鸡子五个，生姜四两，韭黄半斤，蘑菇四两，台子菜，蓼牙、胭脂。

【制法】上件，用清汁下胡椒一两，盐、醋调和。

【功效】补中益气。

49. 磁州张七郎家橙香饼子

【来源】《御药院方》

【组成】木香、橘皮红、白檀、甘松各半两，白豆蔻仁、橙皮各一两，草澄茄、沉香各三钱，姜黄四两，龙脑一钱。

【制法】上件为细末，用甘草膏子和作饼子。每服二三饼子，细嚼白汤送下。

【功效】温脾益胃，降气宽中，生津液，止烦渴，消逐痰饮，大治中酒不散。

50. 杏仁五味蒸羊肉

【来源】《本草纲目》

【组成】杏仁半两，五味子半两，羊肉一斤。

【制法】嫩肥羊肉一斤，洗净切成小块如拇指肚样大，加入杏仁（去皮、尖）、五味子各半两，适量香油，盐，共调匀，盛碗中，再放入笼里蒸熟。每一到两日吃一次。

【功效】生肌，补益五脏。

51. 八珍糕

【来源】《清宫医案集成》

【组成】党参、白术、茯苓、薏米、莲子肉、芡实、山药、白扁豆。

【制法】共为细末，同白米粉蒸糕。

【功效】补气健脾。

【按语】本方首见于陈实功《外科正宗》。有关乾隆皇帝配用八珍糕的记载均见于《上用人参底簿》中。古方中冠以八珍二字者亦颇多见，宫中配方亦有八珍丸、八珍糕之分，惟八珍糕隶属小儿门内。据论：“人惟饮食不节，起居不慎，损伤脾胃，百邪易侵，百病易生矣。古方立八珍糕，不寒不热，平和温补之药，扶养脾胃为主，屡有奇效，百发百中，后人称为医中正道，厥有旨哉。并谓：男妇小儿，诸虚百损，无不神效。”以其性味平和，四季服食皆宜。

52. 健脾蒸糕

【来源】《清宫医案集成》

【组成】生黑豆、白扁豆、茯苓、怀山药。

【制法】共研极细面，加白糖拌匀，蒸糕。

【功效】健脾益气，固益中焦。

【按语】方中用扁豆、茯苓补脾阳，怀山药滋脾阴，生黑豆滋阴养血，明目益精，适于老年脾虚兼有肾精不足，症见食欲不振，腹胀便溏，头晕眼花者。光绪十八年正月，寿康宫皇贵太妃曾服此方，曾收良好效果。该方可长久应用，无不良反应。

53. 太和饼

【来源】《清宫配方集成》

【组成】山药四两，莲肉四两，白术四两，芡实四两，茯苓四两，神曲四两，君子肉四两，南星二钱，炙草二两。

【制法】共为末，用老米饭干一斤，蜜糖为饼，日服一饼。

【功效】健脾益气。

54. 九仙王道糕

【来源】《清宫配方集成》

【组成】莲肉四两，山药五两，茯苓四两，薏米四两，炒麦芽二两，扁豆二两，芡实二两，柿霜一两，白糖二十两。

【制法】共末，粳米粉五升，蒸糕晒干，不拘时任意食，米汤下。

【功效】养精神，扶元气，健脾胃，进饮食，补虚损，生肌肉。

55. 白雪糕

【来源】《清宫配方集成》

【组成】大米一升，糯米一升，山药四两，莲肉四两，芡实四两。

【制法】共为细末，入白砂糖一斤，拌匀，入笼屉蒸熟，任意食之。

【功效】养精神，扶元气，健脾胃，进饮食，补虚损，生肌肉。

56. 藕实羹

【来源】《太平圣惠方》

【组成】藕实三两，甜瓜皮四两，莼菜四两。

【制法】上以豉汁中，相和作羹，调和食之。

【功效】烦热去渴，补中，养神益气，除百疾，令人心神悦畅。

57. 羊肺羹

【来源】《太平圣惠方》

【组成】羊肺一具，精羊肉五两，粳米半合，葱白五茎，生姜少许，盐、醋适量。

【制法】上相和，依常法作羹，饱食之。

【功效】用于治疗三消，小便数。

58. 灌藕方

【来源】《太平圣惠方》

【组成】较大生藕五节，生百合二两，生薯药三两，白茯苓二两末，枣三七枚（去皮、核），生天门冬二两（去心），面四两，牛乳三合，蜜六合。

【制法】上将百合、薯药、天门冬烂研，入蜜更研取细，次入枣瓤，次入茯苓，次入面，溲和，干则更入黄牛乳调，看稀稠得所，灌入藕中，逐窍令满，即于甑中蒸熟，每饮后或临卧时，少少食之。

【功效】益心润肺。用于治疗胸膈烦躁，咳嗽。

59. 杏霜汤

【来源】《饮膳正要》

【组成】粟米五升（炒为面），杏仁二升（去皮、尖，麸炒，研），盐三两（炒）。

【制法】上件拌匀。每日空心白汤调一钱。入酥少许尤佳。

【功效】调顺肺气，利胸膈。用于治疗咳嗽。

60. 补益方

【来源】《千金翼方》

【组成】生枸杞根（细切）一大斗，白羊骨一具。

【制法】上二味，合之微火煎取五大升，温酒服之，五日令尽，不是小小补益。

【功效】补益虚损。

【按语】《千金翼方》载：“有人频遭重病，虚羸不可平复，以此方补之甚效。”

61. 蜜饵

【来源】《千金翼方》

【组成】白蜜二升，腊月猪脂肪一升，胡麻油半升，干地黄末一升。

【制法】上四味，合和，以铜器重釜煎，令可丸下之。服如梧桐子三丸，日三，稍加，以知为度。

【功效】用于治疗虚羸瘦乏气力，久服充益寿。

62. 牛乳补虚破气方

【来源】《千金翼方》

【组成】牛乳三升，荜茇半两。

【制法】上二味，铜器中取三升水和乳合，煎取三升，空肚顿服之，日一。

【功效】除一切气。

【按语】张澹云：波斯国及大秦甚重此法，谓之悖散汤。

63. 补五劳七伤虚损方

【来源】《千金翼方》

【组成】白羊头蹄一具，胡椒一两，荜茇一两，干姜一两，葱白一升，香豉二升。

【制法】上六味，先以水煮羊头蹄骨半熟，纳药更煮，令大烂，去骨，空腹适性食之，日食一具，满七具止。禁生冷铅丹瓜果肥腻及诸杂肉湿面白酒粘食大蒜一切蓄血，仍慎食大酢滑五辛陈臭猪鸡鱼油等七日。

【功效】补五劳七伤虚损。

64. 乌麻方

【来源】《千金翼方》

【组成】纯黑乌麻。

【制法】任多少与水拌令润，勿使太湿，蒸令气遍即下。曝干再蒸，往返九蒸九暴讫，捣，去皮作末。空肚水若酒服二方寸匕，日二服。

【功效】乌发充饥。

【按语】《千金翼方》载："久服百病不生，常服延年不老，耐寒暑。"

65. 磁石肾羹

【来源】《太平圣惠方》

【组成】磁石一斤，猪肾一对（去脂膜）。

【制法】上以水五升，煮磁石取二升，去磁石，投肾，调和以葱豉姜椒作羹，作粥，及入酒并得。磁石常用煎之。

【功效】养肾脏，强骨气。用于治疗久患耳聋。

66. 羊肾苁蓉羹

【来源】《太平圣惠方》

【组成】羊肾一对（去脂膜），肉苁蓉一两（酒浸一宿，刮去皱皮，细切）。

【制法】上件药，相和作羹，着葱白盐五味末等，一如常法，空腹食之。

【功效】用于治疗五劳七伤，阳气衰弱，腰脚无力。

67. 骨汁煮索饼方

【来源】《太平圣惠方》

【组成】大羊尾骨一条，葱白七茎（去须），陈橘皮一两（汤浸，去白瓤，焙），荆芥一握，面三两，羊肉四两。

【制法】上件药，都用骨汁煮五七沸，去滓，用汁少许溲面作索饼，却于汁中与羊肉煮，入五味，空腹食之。

【功效】用于治疗虚损羸瘦，下焦久冷，眼昏耳聋。

68. 生栗子方

【来源】《太平圣惠方》

【组成】生栗子不限多少。

【制法】布袋盛，悬令干，每日平明吃十余颗。

【功效】用于治疗脚气，肾虚，腰脚无力。

69. 羊肾馄饨方

【来源】《太平圣惠方》

【组成】五味子一两，山茱萸一两，干姜一两，川椒一两，桂心一两，羊肾一对。

【制法】上件药，捣细罗为散，每日取羊肾一对，去脂膜细切，入散两钱，木臼内杵如泥，作馅用，和面捻作馄饨，以水熟者，和汁食之。

【功效】用于治疗肾气虚损，腰脚疼痛。

70. 菖蒲羹方

【来源】《太平惠民和剂局方》

【组成】菖蒲（米泔浸一宿，锉，焙）二两，猪肾（去筋膜，细切）一对，葱白一握（擘碎），米三合。

【制法】上四味，以水三升半，煮菖蒲，取汁二升半，去滓，入猪肾、葱白、米及五味，作羹如常法，空腹食。

【功效】用于治疗耳聋，耳鸣如风水声。

71. 鸡子黄

【来源】《饮膳正要》

【组成】鸡子黄一枚。

【制法】上件生用，服之不过三服，熟亦可食。

【功效】用于治疗小便不通。

72. 五味子汤

【来源】《饮膳正要》

【组成】北五味一斤，紫苏叶六两，人参四两，砂糖二斤。

【制法】上件，用水二斗，熬至一斗，滤去滓，澄清，任意服之。

【功效】生津止渴，暖精益气。

73. 羊藏羹

【来源】《饮膳正要》

【组成】羊肝、肚、肾、心、肺各一具，牛酥一两，胡椒一两，荜茇一两，豉一合，陈皮二钱，良姜二钱，草果两个，葱五茎。

【制法】先将羊肝等，慢火煮令熟，将汁滤净，并药一同入羊肚内，缝合口，令绢袋盛之，再煮熟，入五味，旋旋任意食之。

【功效】用于治疗肾虚劳损，骨髓伤败。

第三章 宫廷膏方

第一节 膏方溯源

膏，在《正韵》《博雅》中释为“润泽”之义，因其多有滋补之功效，故又有“膏滋”之谓，属于丸、散、膏、丹、酒、露、汤、锭八种剂型之一，是中医药剂型的重要组成部分，具有养生、保健、治疗、预防的综合作用。历代的膏方有外用和内服两种，外用膏方是中医外治法中常用的药物剂型，有软膏和硬膏之分，其中软膏又称为药膏，是将药物细粉与恰当的溶质调和成黏稠度适当的半固体外用制剂；内服膏方多指煎膏，一般是在复方汤剂的基础上，根据人的不同体质、临床表现而确立不同的处方，将一味或多味中药饮片加水多次煎煮，去渣取汁后，蒸发浓缩并加饴糖或阿胶等制成的半流状内服制剂。膏方具有防病治病、保健养生、固本培元的功效，对于慢性消耗性疾病有治疗作用，对于大病过后的虚弱病体有滋补之效，具有补虚和滋补双重作用。

膏方历史悠久，最初用于外敷治病，前秦古籍《山海经》中记载了一种羊脂类膏剂，用于涂擦皮肤，防止皲裂，可以说是膏方的雏形。现阶段我国发现的最古老的医方《五十二病方》中，含有膏方30余首。如其文中“治病毋时……取乌卵……不可以涂身，少取药，足以涂施者，以美醯（xī）之于瓦鬵（xín）中，渍之可和……煮胶，即置其于火上，令药已成而发之”，较为具体地介绍了膏方的制作过程与使用方法，其中多为外用。最早的内服膏方当属东汉张仲景《金匮要略》记载的大乌头膏，其制作工艺已初步具有现代膏方加工工艺的雏形。自此以后，膏方逐渐被广泛使用。

唐宋时期是中药膏方的形成时期，这一时期膏方在制备和使用方法上有了新的发展，各种中药膏方制剂多用醋与猪油作为溶剂，其临床适用范围也扩大了。如南北朝陈延之的《小品方》所载地黄煎，是最早的滋补膏方。金元时期膏方的制备工艺逐渐完善，应用人群和适用范围不断扩大，且偏重于治疗慢性疾病，具有补虚、养生、益寿延年的作用。例如《东垣试效方》所载的“清空膏”治疗偏头痛;《世医得效方》所载的“地黄膏”治疗红眼病;《丹溪心法》中所载的“消渴方”治疗消渴病肺热津伤之证。

明清时期，膏方发展逐渐成熟。明清膏方承袭前朝的优秀成果，制剂工艺比之先前各朝代更加固定，同时功效更加突出，数量和药味均较前提升。如在《张聿青医案》中张聿青记述其常用20、30味甚至更多中药制备膏方。另一方面，明清时期膏方的临床应用受到了前朝在养生益寿延年方面的影响，膏方补养之风盛行。这些都对膏方的发展产生了较大的影响。

进入近现代，膏方发展呈现出新的趋势，在上海、江浙及广东等东南沿海地区，膏方的使用尤为广泛，以上海最为出名。上海名医秦伯未师承丁甘仁老先生，以诊治内科杂病见长，对膏方调治尤有心得。民国时期秦伯未所著《膏方大全》《谦斋膏方案》为中药膏方的发展奠定了坚实的理论基础，规范了膏方的临床使用，是最早的膏方专著。海派膏方以脾胃为调治核心，重视膏方的炮制及治疗作用，独具特色。

中医膏方作为中医学的重要组成部分，自秦汉时期兴起，唐宋时期成形，明清时期逐渐成熟，直至近现代海派膏方盛行，各种膏方学术流派兴起，现代先进的技术设备也将膏方的发展推向了新高度。

第二节 膏方的优势与特色

相比于其他保健剂型，膏方具有很多优势：根据服用者不同的体质特点、症状、体征而拟定，精选最适合的药物为原料，充分体现中医的辨证论治，有很强的针对性；通过对服用者详细询问、诊察，四诊合参，综合既往病史和身体现状，在中医整体观念和辨证论治的理论指导下组方，多味药物联合，多种治法同用，多方组合，兼顾面广，适宜较复杂的疾病；采用传统加工工艺，根据配伍组方中各种药物的特性，科学合理进行提取和处理，具有药物浓度高、服用后易于吸收的特点；服用时只用温开水冲服，免去了繁琐的煎煮过程，也易于存储、携带；有中药配伍的复方优势，既能治疗疾病，又能补虚防病；处方用药会充分考虑服用者的需要，做到主次分明、寒热相济、阴阳交融、五味调和，兼顾脾胃吸收，辅料加入核桃肉、枸杞子、红枣、芝麻、冰糖或蜂蜜等使之口味怡人；药力缓和，药性持久，适用于慢性病患者及年老体衰之人。

第三节　膏方制作与服用方法

一、制作方法

不同膏方的制作方法稍有不同，现介绍一种较为通用的制作方法。

1. 浸泡

先将配齐的药检查一遍，把胶类药、人参、冬虫夏草等贵重药物拣出另放，然后把其他药物放入有盖容器中，用冷水浸泡，令其充分吸收膨胀，稍后再加水，以高出药面 15 厘米左右为度，浸泡 24 小时。

2. 煎煮

先用武火煎煮药物，待煮沸后改用文火，保持微沸，过滤取出药液，药渣续加冷水再煎，第二次加水量浸没药材即可，如法反复煎煮三次，合并药液，四层纱布过滤三次，去除药渣。注意在煎煮的过程中不能使用铁器。

3. 浓缩

将上述药液再用武火煮沸，文火熬制，使药物浓稠。在煎煮的过程中，应及时搅拌以防止其烧焦或融合成块。至药液成稠膏状，用竹筷取药液滴于干燥皮纸上，以滴膏周围不见水迹为度，谓之清膏。

4. 收膏

收膏时，将胶类药物先用黄酒烊化，以去其腥气，并与适量的糖、蜜一起放入原先所煮的药汁中，小火熬煮，期间不断用筷子搅拌和匀，至“滴水成珠”则膏成。

二、膏方服用方法

1. 先服开路方

服膏方前先服“开路方”，服一段时间开路方后，据患者服药后的反应，准确辨证开出适宜患者长期服用的膏方。

2. 空腹服用

膏方多为滋腻补益药，通常空腹时服用。

3. 膏方服用常用“三法”

调服：把黄酒、水或适当的汤药加入膏方中，用碗或其他容器隔水炖热，调匀后服用。

冲服：将白开水冲入适量的膏方中搅匀，使之溶化后服用。

噙化：亦称“含化”，是将药膏含在口中，让药在口中慢慢溶化后咽下。

4. 因病制宜

在服用膏方时，应根据自身情况灵活调整剂量和服用频率。如调理脾胃肠道疾病，宜在饭后30分钟到1小时服用；治疗失眠，宜在睡前30分钟到1小时服用；感受外邪时，暂停服药，以防滋腻太过助长邪气而“闭门留寇”。

5. 服用注意事项

为了更好地发挥药效，服用膏方时应忌吸烟、饮酒；不宜喝咖啡、可乐等含有咖啡因的饮料；少食油腻、海鲜、辛辣及不易消化的食物；如属阳虚有寒者应忌生冷饮食，阴虚火旺者应忌辛辣刺激性食物，哮喘患者应忌虾蟹腥味。膏方最好不要存放太久再吃，因为膏方一般是现制的，不添加防腐剂，存留时间过久会发生霉变，吃了反而对身体不利。膏方平时储存时应放在阴凉、干燥、通风的地方，放在冰箱中储存更佳，但是最好在当季吃完。在每天服用的膏方中应放一个固定的汤匙，以免把水分带进容器中，造成发霉变质。

三、膏方常用药物

1. 常用补益药物

补益药是膏方中最主要的组成部分，即方中君药。常选用的补益药分为以下几类。

补气药：人参、西洋参、党参、太子参、黄芪、白术、山药、黄精、红枣、炙甘草等。

补血药：当归、熟地黄、何首乌、龙眼肉、桑椹、白芍、阿胶等。

补阴药：麦冬、北沙参、玉竹、铁皮石斛、枸杞、女贞子、百合、黄精、桑椹、鹿角胶等。

补阳药：淫羊藿、巴戟天、锁阳、肉苁蓉、杜仲、菟丝子、冬虫夏草、补骨脂等。

2. 辅助和治疗的药物

确立君药后，一方面加入辅助和加强君药作用的药物；另一方面结合慢性疾病和症状选用相应药物进行调理、辨证施治，以祛除病邪、改善症状，以助充分发挥君药的补益作用。常选用的臣药分为以下几类。

化痰止咳药：杏仁、制半夏等。

清热解毒药：知母、玄参等。

清热燥湿药：黄连、黄芩、黄柏等。

芳香化湿药：白豆蔻、藿香等。

淡渗利水药：茯苓、泽泻等。

祛风湿药：秦艽等。

温里散寒药：附子、肉桂、川乌等。

安神药：珍珠母、远志、酸枣仁等。

固涩药：五味子、山萸肉、金樱子等。

理血药：怀牛膝、川芎、丹皮等。

行气药：陈皮等。

息风止痉药：天麻等。

3. 辅佐药物

膏方中佐药常起到保护胃气的作用。由于膏方中补药较多，不易消化，时而影响食欲，故方中会加入调理脾胃、理气消导之品，如木香、砂仁、鸡内金、炒麦芽、焦三仙等。

4. 引经药物和调和药物

膏方中的使药多为调和药物，也有引经药物。如柴胡、升麻、桔梗等引药上行；牛膝、代赭石、旋覆花等引药下行；丹参、黄连、菖蒲等引药入心；柴胡、当归等引药入肝；狗脊走督脉；葛根达颈项等。

5. 收膏和矫味药物

据收膏药物的不同，将膏方分为两类：①荤膏，指在膏方的配伍中选用了阿胶、龟甲胶、鳖甲胶、鹿角胶等动物来源的胶来收膏的膏剂。烊化荤胶多用黄酒，以除其腥膻之气，又可助其运化，防其黏腻胶固难化。②素膏：不采用动物来源的胶，而是使用糖或蜜来收膏，所以也被称为“糖膏”或“蜜膏”。糖不仅起到矫味的作用，还有防腐和收敛的作用。清宫医案中的膏方，大多是“炼蜜收膏”及“兑冰糖为膏”，如润肺和肝膏、调肝和胃膏、理脾调中化湿膏、菊花延龄膏等都是炼蜜收膏，扶元和中膏则是兑冰糖为膏。也有冰糖与蜜同用的，如滋阴抑火化湿膏、止渴抑火化湿膏。清宫医案中的膏以动物的胶收膏的相对较少，如扶元益阴膏中就加入了鹿角胶。

第四节　宫廷膏方概要

膏方在宫廷医学著作中多有记载。隋唐时期，内服膏方多称为“煎”，内服外用皆可之剂才称为“膏”。唐代孙思邈的《备急千金要方》中所载的苏子煎，王焘的《外台秘要》所载“古今诸家煎方六首”等，其功效逐渐转变为以补虚为主。宋代膏方凭借发达的商业得到了快速的发展，到金元时期，“膏”的称谓已经全面取代了“煎”的称谓。宫廷食疗著作《饮膳正要》一书中收载了一些亦食亦药的膏方，如荔枝膏、羊蜜膏等，扩大了膏方的应用范围。这一时期的膏方，不仅在制备方法上日趋成熟，服用方法也多种多样，有“噙化”“酒和服”“每服半匙，温水调下，空心食前服”等，确立了膏方以补益为主要作用的特点。

明清时期膏方更趋完善和成熟，表现为膏方的命名正规、制作规范。明代《御制饮膳调养指南》中对一些膏方如琼玉膏、金髓煎、天门冬膏等膏剂的制备进行了规定，主张用慢火熬制成膏，认为其有益寿延年、返老还童之功效。《清太医院配方》和《慈禧光绪医方选议》中记载了多种膏方，如保健抗衰老的菊花延龄膏、补益的扶元和中膏和扶元益阴膏、调治脏腑的润肺和肝膏、以及用于治眼睛的明目延龄膏等等，沿用至今。

虽然有冬季进补的说法，但在清宫中，服食膏方的时间并不拘泥，只要于病有利，一年四季均可以服用。在不同时令服食不同的膏方，可以达到养生的目的。从清宫医案中御医所开处方的时间上可以看出，很多膏方是在冬季，例如菊花延龄膏、养阴育神安眠膏、滋阴抑火化湿膏是在十一月，琼玉膏、止渴抑火化湿膏是在十二月。当然，这也与当时的历史环境有关，古代科技没有如今发达，没有便捷的冷藏设备，在天气较冷的时候制作膏方才能更好地储存以防霉变。

中医传统的“天人相应”观点认为“冬主封藏”，所以很多时候都说冬季是服用膏方的最佳时间。冬季万物收藏，阳气内敛，适合进补。正如《黄帝内经》所云：“冬三月，此谓闭藏，水冰地坼，无扰乎阳，早卧晚起，必待日光，使志若伏若匿，若有私意，若已有得，去寒就温，无泄皮肤，使气亟夺，此冬气之应，养藏之道也。”意思也是说冬季应遵循“养藏”之道，是进补的时节。现代医学也认为，冬季气候寒冷，人体为适应外界渐冷的气候变化会做出相应的生理性调整，血液在消化道的分布增加，消化腺、消化酶分泌增多，因而消化功能增强，食欲变得旺盛，膏方容易被机体吸收。同时，身体抵御寒冷的气候需要更多的热量，这时进补膏方，补充能量，把营养藏于体内，同时代谢降低，消耗减少，到了春季，就会精神抖擞，身强体壮。俗话说“补在三九”“冬令进补，春天打虎”，也是这个意思。

然而，清宫医案中的膏方并非只集中在冬季，而是每个季节都有，例如正月的清肝滋脾化痰膏、二月的养阴理气膏、三月的清热养肝活络膏、四月的理脾调中化湿膏、五月的调肝和胃膏、六月的五味子膏、七月的扶元益阴膏及明目延龄膏、九月的润肺和肝膏、十月的加味二冬膏等。可见御医也并未拘泥于冬季，而是辨证施治，因时而异。中医进补，四季皆宜。万事万物在一年四季各有其吸收、消耗、收藏之平衡，应该顺应时节气候的变化，而非局限在一时一季进补。膏方的服用时间需要根据患者的体质、季节的变化、地理环境等因素，做到因人、因时、因地制宜。膏方还要根据患者的病情决定，以治疗为主的膏方可视病情需要，根据不同时令特点随季节处方。而且，有些疾病（如慢性支气管炎、哮喘等）好发于冬季，此时病邪亢盛，一般不宜进补；而在夏季时，这些病的病情常处于暂时稳定的阶段，反而是进补的好时机，即所谓“冬病夏治”。当今科技发达，膏方的储存更加方便，很多药房在一年四季均可加工膏方，这就为膏方的应用提供了更加便利的条件。简而言之，运用膏方在冬季进行滋补只是膏方使用的一个方面，而另一方面，膏方不但可以养生防病，还可用于治病以及病后调理，膏方的使用应做到因人、因时、因地制宜。

膏方集养生、治病、调理体质为一体，而且口感甘甜，携带、服用方便，受到越来越多人的青睐。随着国家中医药政策的发展和人民生活水平的提高，结合现代先进的生产手段，一人一方的个体化膏方已逐渐成为主流，膏方这一传统的养生治病方式焕发出了新的活力，成为养生保健、治病防病的常用方法。

第五节 宫廷膏方精选

宫廷膏方数量众多，以下选取部分宫廷膏方，以朝代及四时五脏顺序列举如下，希望对读者养生保健有所帮助。

1. 菊花延龄膏

【来源】《清宫医案集成》

【组成】鲜菊花瓣。

【制法】共以水熬透去渣，再熬浓汁，少兑炼蜜收膏，每服三、四钱，白开水冲服。

【功效】疏风清热，明目。主治肝经有火，肺胃蓄有饮热，气道欠舒，目皮艰涩。

【按语】此方仅鲜菊花瓣一味，具疏风、清热、明目之功效。菊花入肺、肝二经，《圣济总录》以此药加甘草为末，治"目赤头旋"，《救急方》以此药加蝉蜕为末，治"病后生翳"，此类方药对老年眼疾以及高血压病者尤为适宜。菊花延龄膏是慈禧一生中最常服用的膏方，特别在老年时更是"每天必进之"。清宫医案记载："十一月初四日，张仲元、姚宝生谨拟老佛爷菊花延龄膏。鲜菊花瓣，用水熬透，去渣，再熬，浓汁少兑炼蜜收膏。"菊花的发现和使用源远流长，对其能够延缓衰老的记载也有很多。《神农本草经》中把菊花列为上品，认为"久服利血气，轻身耐老延年"；

陈藏器在《本草拾遗》也说，“染鬓发令黑”;《牧竖闲谈》说，“真菊延龄”;《神仙传》还记载着康风子、朱孺子皆以服菊花成仙的故事。服菊成仙虽为传说，但这些都说明菊花早在古时就被认为有防衰延龄之效。现代医学研究亦表明菊花有明显扩张冠脉、增加冠脉流量，减缓心率，增加心脏收缩力之功效，在某些方面可以起到养生保健、延长寿命的作用，适合秋季服用。

2. 调肝和胃膏

【来源】《清宫医案集成》

【组成】党参三钱，生白芍四钱，石斛四钱，桑叶四钱，竹茹三钱，焦三仙九钱，木香八分，枳壳二钱，橘红一钱五分，生甘草一钱，生白术二钱。

【制法】共以水熬透去渣，再熬浓汁，兑炼蜜收膏，每服五钱，白开水冲服。

【功效】调肝和胃。主治肝阴虚、脾胃不和。

【按语】本方中生白芍养血敛阴，柔肝止痛，与桑叶共用有平抑肝阳的作用，木香、枳壳、橘红均为行气之品，竹茹除烦止呕，焦三仙消食化积和胃，生白术益气健脾，燥湿利水。诸药同用，共奏调肝和胃之效，且加入党参补益脾肺之气，又能补血生津，全方通补兼施，动静结合，是治疗慈禧太后肝阴不足、脾胃不和的一则膏方。多有肝气不舒的情况，日久化火伤阴，肝阴不足，肝阳上亢，肝木克脾土，又会导致肝郁脾虚的情况，加之饮食滋腻，易伤脾胃，所以常常有人出现肝郁气滞、脾胃不和之证。现代人压力较大，饮食不规律，故常有这种情况存在，恰是该膏方的适用对象。

3. 清热养肝活络膏

【来源】《清宫医案集成》

【组成】细生地五钱，杭芍四钱，酒当归四钱，水牛角二钱五分，天麻二钱，僵蚕三钱，秦艽二钱，橘红二钱，川贝母三钱，枳壳二钱，建曲三钱，生甘草一钱。

【制法】共以水熬透去渣，再熬浓汁，炼蜜为膏，每服三钱，白开水冲服。

【功效】主治肝热不清。

【按语】光绪三十年三月，光绪皇帝出现“头晕微疼，目不清爽”等症状，此方治调理这种肝热不清所出现的头晕头痛、眼干疲劳等症状颇为适宜。

4. 益母草膏

【来源】《清宫医案集成》

【组成】益母草适量。

【制法】除去粗梗，用嫩者，加水榨取净汁一斤，加白蜜收之。

【功效】活血破血，调经解毒。主治胎前产后一切血证。

【按语】益母草一名贞蔚，一名野天麻，其功专于妇人，故有益母之称，其味微辛、苦，性寒，入手足厥阴，消水行血，祛瘀生新，为经产良药。今制为膏，专治胎前产后血证。

5. 和肝理脾化湿膏

【来源】《清宫医案集成》

【组成】沙参八钱，杭芍八钱，川芎四钱，大生地八钱，青皮六钱，萸连四钱，木香四钱，炙香附八钱，栀子六钱炒，羚羊三钱，川柏六钱，于术八钱炒，云苓八钱炙，半夏六钱，陈皮六钱，焦三仙一两五钱。

【制法】共以水熬透去渣，再熬浓汁，兑炼蜜六两收膏，每进一茶匙，白开水送服。

【功效】和肝理脾化湿。主治肝脾湿热。

【按语】本方见于五总管春恒（即小德张）医案："五月二十九日，佟文斌看得春恒脉息左部略弦，右关滑缓，精神如常，饮食渐佳。今拟用和肝理脾化湿膏调治。"

6. 和肝调中膏

【来源】《清宫医案集成》

【组成】次生地八钱，生杭芍六钱，甘菊五钱，金石斛五钱，炒栀子五钱，青竹茹四钱，生于术五钱，云茯苓六钱，炒薏米八钱，焦楂炭六钱，焦神曲六钱，焦谷芽六钱，鸡内金六钱，广陈皮五钱，甘草二钱。

【制法】共以水熬透去渣，再熬浓汁，兑炼蜜八两收膏。每服一匙，白开水冲服。

【功效】和肝调中。

【按语】本方见于溥仪医案："八月二十一日，臣张仲元、佟文斌请得皇上脉息左关弦而渐缓，右关滑缓，夜寐安适，饮食如常，惟肝热有时蕴结。谨拟和肝调中膏晚服一匙调理。"

7. 明目延龄膏

【来源】《清宫医案集成》

【组成】霜桑叶一两，菊花一两。

【制法】共以水熬透去渣，再熬浓汁，少兑炼蜜收膏，每服三钱，白开水冲服。

【功效】清肝明目。用于治疗眼病。

【按语】本方为光绪某年间太医张仲元为慈禧太后所拟。方中桑叶、菊花均属清热散风、平肝明目药。治风热头痛目赤，可以本方配白蒺藜；治肝阳上亢两目昏花，可以本方配石决明、枸杞子。

8. 和肝理气化湿膏

【来源】《清宫医案集成》

【组成】醋柴胡二钱，郁金五钱，炒枳壳四钱，青皮三钱，川贝母四钱，炒白芍四钱，瓜蒌皮六钱，桔梗四钱，陈皮三钱，茯苓四钱，法半夏三钱，生甘草二钱。

【制法】共以水熬透去渣，再熬浓汁，兑炼蜜六两收膏，每进一茶匙，白开水送服。

【功效】和肝理气化湿。用于治疗肝经宿郁，左胁胀闷，卧则加重，有时作响。

【按语】本方见于慈禧太后医案："宣统二年二月二十四日，臣李崇光请得老佛爷脉息左关弦缓，右部和平。系肝经宿郁，感春令木旺之时而发，以致左胁胀闷，卧则加重，有时作响。谨拟用和肝理气化湿膏调理。"方中柴胡、郁金、枳壳、青皮、白芍、陈皮可疏肝理气。

9. 调肝化湿膏

【来源】《清宫医案集成》

【组成】西洋参三钱，白术三钱，茯苓八钱，香附二钱，生白芍三钱，青皮二钱，茵陈五钱，枳壳五钱，酸枣仁三钱，鸡内金五钱，泽泻三钱，焦三仙九钱，白扁豆三钱，胡黄连四钱。

【制法】共以水熬透去渣，再熬浓汁，兑炼蜜六两收稠膏，每服一茶匙，白开水送下。

【功效】养脾和肝化滞。主治肝气欠调，脾元亦弱，食滞未化，食后仍作胸痛，心忙气怯。

【按语】本方见于瑾妃医案："八月二十七日，臣忠勋请得瑾贵妃脉息左关弦缓，右关滑数，诸症均好，惟肝胃欠和，湿热未净。谨拟调肝化湿膏常服调理。"方以四君子方意配以内金、三仙健运脾胃，消食除滞，茵陈、泽泻、扁豆、胡黄连清利肝脾之湿热，香附、青皮、枳壳调畅肝脾之气机。诸药共用，肝胃和，湿热除，气机畅，诸症可平。

10. 养阴荣肤膏

【来源】《清宫医案集成》

【组成】生地三钱，杭芍三钱，天冬二钱，朱麦冬三钱，紫菀一钱五分，百合三钱，陈皮八分，北沙参三钱，茯神三钱，枣仁三钱，焦壳砂一钱，金毛狗脊三钱。

【制法】共以水熬透去渣，再熬浓汁，兑炼蜜四两收膏，每用一茶匙，白开水送服。

【功效】补养肝血。主治肝经血液不足，以致夜寐欠实，形体未充，饮食较可，脉胀腰痛。

【按语】本方为太医张仲元、佟文斌为隆裕皇后所拟："皇太后脉息左关弦象渐减，右寸关沉滑。起居如常，饮食较可，脉胀腰痛，自汗潮热，诸症均好，惟肝经血液不足，以致夜寐欠实，形体未充。谨拟养阴荣肤膏调理。"

11. 和肝理脾膏

【来源】《清宫医案集成》

【组成】当归四钱，杭芍三钱，醋柴三钱，酒芩三钱，赤苓四钱，白术三钱，薄荷一钱，丹皮四钱，黑栀三钱，延胡一钱五分，秦艽三钱，生草一钱，焦三仙三钱。

【制法】共以水熬透去渣，再熬浓汁，兑炼蜜六两收稠膏，每晚用一匙，白开水送服。

【功效】和肝理脾。主治肝木欠调，脾湿不尽，胸前尚觉堵闷，左半筋络有时作抽。

【按语】本方为宣统元年太医忠勋为瑾妃所拟："十月三十日，臣忠勋请得瑾贵妃脉息左关尚弦，右关微滑，肝木欠调，脾湿不尽，是以诸症虽好，而胸前尚觉堵闷，左半筋络有时作抽。谨拟和肝理脾膏徐徐调理。"肝"体阴而用阳"，喜条达而恶抑郁，肝失疏泄，一则郁而化热，一则木不疏土，土不健运，湿浊内生。方中当归、白芍养肝血，柴胡助肝用，丹皮、栀子、黄芩清肝热。加延胡索在调肝的同时健脾理气，用白术、茯苓健脾祛湿，秦艽、薄荷祛风调肝。诸药相伍，肝调脾健，阴血足，湿浊不生。

12. 理脾和肝化湿膏

【来源】《清宫医案集成》

【组成】西洋参二钱，茅术二钱，杭芍五钱，元参五钱，化橘红钱，猪苓五钱，泽泻三钱，云苓五钱，旋覆花三钱，炒枳壳三钱，川贝三钱，蒌皮三钱，菟丝饼五钱，玉竹三钱，菊花三钱，桑皮三钱，莱菔子三钱，竹茹三钱，鸡内金四钱，三仙饮各三钱。

【制法】共以水熬透去渣，再熬浓汁，兑蜜五两。每服三匙，白水送下。

【功效】理脾化湿。

【按语】本方见于光绪帝医案。三仙饮方，由山楂、神曲、谷芽组成，本方以理脾化湿为主，仿五味异功之意，旨在理脾，用五苓散去肉桂而淡渗利湿。以三仙饮、莱菔、枳壳、内金助健脾和胃之力，桑白皮、瓜蒌皮清肺以利水之上源，并助川贝祛痰止咳。杭白芍、菊花、玄参、菟丝饼双理肝肾，玉竹、竹茹润燥止呕，旋覆花降逆和胃并可祛痰。倘长期服用，对脾虚湿蕴，肝肾不足者当有裨益。

13. 和肝调胃膏

【来源】《清宫医案集成》

【组成】当归三钱，青皮一钱五分，狗脊三钱，枯芩二钱，丹皮三钱，郁金三钱，炒槟榔片三钱，枳壳三钱，焦枣仁五钱，茯神四钱，茵陈三钱，法半夏三钱。

【制法】共以水熬透去渣，再熬浓汁，兑炼蜜六两收膏，每用一匙，白开水送服。

【功效】和肝调胃。主治肝胃微欠调和，夜间少寐。

【按语】本方见于瑾贵妃医案，其肝胃微欠调和，夜间少寐，忠勋以和肝调胃膏为其调理。肝血不足，神失所养，“胃不和则卧不安”，肝胃不调，夜寐难眠。方中当归、焦枣仁、狗脊补肝肾，养肝血。《本经逢原》言枣仁：“味甘而润，熟则收敛津液，故疗胆虚不得眠，烦渴虚汗之证。”为滋养性安神之品。配伍槟榔、茵陈、枯芩、丹皮清肝胆之热，利肝胆之湿，半夏、枳壳、青皮、郁金化痰散结，疏肝和胃。诸药相伍，肝虚得养，胃气得和，睡眠得安。

14. 养阴理气膏

【来源】《清宫医案集成》

【组成】生杭芍六钱，羚羊角二钱，当归五钱，柏子仁五钱，桃仁泥四钱，蒌仁四钱，炒枳壳三钱，炒楂肉六钱，条黄芩四钱，甘菊六钱，炒槟榔四钱，生甘草二钱。

【制法】共以水熬透去渣，再熬浓汁，兑炼蜜收膏，每服三钱，白开水冲服。

【功效】养血柔肝，降气和胃，润肠通便。主治肝经有热，肠胃不通。

【按语】本方见于慈禧太后医案：“二月初七日，张仲元、姚宝生请得老佛爷脉息左关弦数，右寸关沉滑而数，肝经有热，肠胃气道欠舒。今议用养阴理气膏调理。”方中芍药、当归、柏子仁养肝血，柔肝体；黄芩、甘菊、羚羊角清肝热，平肝火；枳壳、瓜蒌仁、槟榔、桃仁、炒楂肉降气活血，润肠通便。全方平肝降气，肠道得润，其功能可得到改善。

15. 清燥调肝化痰膏

【来源】《清宫医案集成》

【组成】炙香附六钱，青皮八钱，瓜蒌二两，木香五钱，中生地一两，杭芍一两，法半夏六钱，橘红八钱，生栀子八钱，菊花六钱，枯黄芩八钱，壳砂四钱，一捻金四钱，胆草六钱，元明粉六钱，芦荟八钱。

【制法】共以水熬透去渣，再熬浓汁，兑梨膏十二两收膏，每服一匙，开水送。

【功效】清肝和胃。主治肝木欠调，胃气不舒，头闷，食后稍觉腹胀。

【按语】本方为太医张仲元、佟成海为端康皇贵妃所拟。方中一捻金为中成药名，为消食剂，有消食导滞、祛痰通便之功效。其组成为大黄、牵牛子（炒）、槟榔、人参各等分。元明粉即玄明粉，为芒硝经风化干燥制得，具有泻热通便、润燥软坚、清火消肿等功效。

16. 舒肝理脾膏

【来源】《清宫医案集成》

【组成】酒杭芍六钱，当归八钱，制香附八钱，丹参六钱，祁艾炭五钱，川芎四钱，杜仲炭六钱，萸连三钱，炒神曲六钱，缩砂五钱，焦于术六钱，木香四钱。

【制法】共以水熬透去渣，再熬浓汁，兑炼蜜收膏，每服一匙，白开水冲服。

【功效】舒肝理脾。主治肝木不舒，胁下时有窜痛。

【按语】本方见于垣大奶奶医案："二月十四日，姚宝生看得垣大奶奶脉息左关沉弦，右寸关缓滑，中气渐和，惟肝木尚有未舒，胁下时式（或）串痛。今用舒肝理脾膏调治。"

17. 和肝益血调气膏

【来源】《清宫医案集成》

【组成】全当归三钱，陈皮一钱，川芎三钱，炒扁豆四钱，半夏曲四钱，炒杭芍三钱，炙草二钱，厚朴二钱，炙云茯苓六钱，于术四钱，条芩二钱，壳砂二钱。

【制法】共以水熬透去渣，再熬浓汁，加蜜三两熬膏，每早晚各进一茶匙，开水冲。

【功效】和肝益血调气。主治肝血不足。

【按语】本方见于民国二年四月初九日端康皇太妃医案，为医生石国庆所拟。

18. 清肝化饮膏

【来源】《清宫医案集成》

【组成】大生地二两，杭芍二两，归身一两，萸连八钱，酒胆草一两，生栀一两，黄芩一两，川柏一两，瓜蒌四两，橘红八钱，法半夏一两，木香八钱，青皮子八钱，香附一两，锦纹一两，枳壳一两，元明粉四钱，杏仁一两。

【制法】共以水熬透去渣，再熬浓汁，兑蜂蜜梨膏各六两收膏，每服一匙，开水化服。

【功效】和肝清热。主治肝热稍欠和畅。

【按语】本方见于某年正月初九日端康皇贵妃医案，为太医佟文斌、赵文魁所拟。方中锦纹即锦纹大黄，具有泻热通肠、凉血解毒、逐瘀通经等功效。

19. 清肝滋脾化痰膏

【来源】《清宫医案集成》

【组成】小生地六钱，胆草四钱，生栀子四钱，黄芩四钱，羚羊角二钱，石斛四钱，瓜蒌六钱，杏仁六钱，郁李仁六钱，姜朴三钱，枳壳四钱，杭芍六钱，火麻仁六钱，归身六钱，锦纹四钱，橘红六钱。

【制法】共以水熬透去渣，再熬浓汁，兑蜜六两收膏，每服一匙，白开水冲服。

【功效】清肝滋脾化痰。主治肝阳气滞，微感浮风。

【按语】本方见于端康皇贵妃医案，为太医佟文斌、赵文魁所拟："端康皇贵妃脉息左寸关弦而近数，右寸关缓滑，乃肝阳气滞，微感浮风，以致胸满胁痛，肢倦神疲而设。"故用本方清肝滋脾化痰。

20. 养血活络润燥膏

【来源】《清宫医案集成》

【组成】大生地二两，川芎八钱，生白芍二两，全当归二两，瓜蒌四两，羚羊角六钱，青风藤一两五钱，元明粉六钱，炙香附一两五钱，青皮一两，片姜黄八钱，秦艽二两，川锦纹一两，橘红八钱，酒胆草一两，菊花二两，川羌活八钱，杏仁二两。

【制法】共以水熬透去渣，再熬浓汁，兑蜂蜜梨膏各六两收膏，每用一匙，开水化服。

【功效】清肝调气。主治气道渐畅，肝热未清，时有头痛。

【按语】本方见于端康皇贵妃医案。

21. 和肝清热化痰膏

【来源】《清宫医案集成》

【组成】炙香附一两，青皮六钱，瓜蒌一两，枳壳八钱，生杭芍一两五钱，归身一两，胆草六钱，炒栀子八钱，大生地一两，萸连六钱，川柏六钱，酒芩八钱，一捻金六钱，橘红一两，半夏一两，浙贝一两。

【制法】共以水熬透去渣，再熬浓汁，兑蜂蜜十两收膏，每晚服一匙，开水冲下。

【功效】调中清热化痰。主治胃热痰滞。

【按语】本方为太医佟文斌、赵文魁为端康皇贵妃（瑾妃）所拟。方中香附、青皮、枳壳疏肝理气，白芍、当归活血柔肝，瓜蒌、橘红、一捻金、浙贝、半夏化痰理气，胆草、栀子、生地黄、黄连、川柏、黄芩清热泻火。诸药合用，共奏调中清热化痰之功。

22. 养阴清热育神膏

【来源】《清宫医案集成》

【组成】生地六钱，生杭芍六钱，肉苁蓉四钱，朱茯神八钱，朱麦冬五钱，青竹茹四钱，木通三钱，炒栀子三钱，金石斛四钱，老树橘红三钱，羚羊角二钱，生粉草二钱，鲜青果十个，菊花四钱。

【制法】共以水熬透去渣，再熬浓汁，兑蜜五两收膏，每服一匙，白开水冲服。

【功效】养阴清热育神。

【按语】本方为宣统年间御医张仲元为小德张所拟，以生地、白芍、麦冬、石斛等养阴清热，生津止渴，栀子、羚羊角、菊花、竹茹、青果、木通等清肝泄热，佐以茯神宁心安神。适用于心虚肝旺、虚热上扰、心神不宁之证。

23. 潜阳益阴育神膏

【来源】《清宫医案集成》

【组成】生地六钱，茯神六钱，麦冬四钱，石斛四钱，西洋参三钱，生白芍五钱，苁蓉四钱，竹茹三钱，淡竹叶三钱，化橘红三钱，知母一钱，生甘草二钱。

【制法】共以水熬透去渣，再熬浓汁，兑蜜五两收膏，每晚服一匙，白开水冲服。

【功效】潜阳益阴育神。主治心气素弱，肝阴欠虚，热易上浮。

【按语】此方为宣统年间御医张仲元为小德张所拟，老子有“万物负阴而抱阳，冲气以为和”之论，故阴虚则无以制阳，虚阳上浮，而生诸病，本方以生地黄、麦冬、西洋参、白芍、石斛养阴益气，养心益肝，正所谓“壮水之主，以制阳光”，知母伍竹叶清热除烦，竹茹配橘红清热化痰，茯神宁心安神。在本方养阴药物中加苁蓉尤妙，此药甘、咸、温，具有补肾助阳之效。《本草汇言》谓其可“养命门，滋肾气……温而不热，补而不峻，暖而不燥，滑而不泄”，可谓得阴阳相济之论。本方对于阴虚火旺所致失眠、心神不宁有良好效果。

24. 育神养阴安眠膏

【来源】《清宫医案集成》

【组成】西洋参三钱，朱茯神八钱，焦枣仁四钱，竹茹四钱，生地六钱，生杭芍五钱，朱麦冬六钱，羚羊角二钱，远志肉一钱，五味子二钱，淡苁蓉五钱，甘草二钱，橘红三钱，鲜青果十二个。

【制法】共以水熬透去渣，再熬浓汁，兑炼蜜五两收膏，每服一匙，白开水冲服。

【功效】育神养阴安眠。主治神虚肝旺，阴热上浮。

【按语】本方为太医张仲元为五总管春恒（即小德张）所拟："十一月初八日戌刻，张仲元看得总管脉息左寸关弦软，右关沉缓，神虚肝旺，阴热上浮，以致前夜不眠。今拟育神养阴安眠膏调治。"方中西洋参、麦冬、五味子为生脉饮之意，配伍生地黄、白芍增加养阴柔肝之力，以酸枣仁、茯神、远志等安神助眠。本方与养阴清热育神膏相比，其安神之力更胜，失眠是其主要适应证，故本方名将"育神"置于方首，并加"安眠"二字。

25. 育神养阴膏

【来源】《清宫医案集成》

【组成】生地六钱，生杭芍五钱，朱麦冬五钱，焦枣仁四钱，西洋参二钱，朱茯神六钱，石斛四钱，柏子仁四钱，老树橘红四钱，淡苁蓉五钱，淡竹叶一钱，生粉草二钱。

【制法】共以水熬透去渣，再熬浓汁，兑蜜五两收膏，每晚服一匙，白开水冲服。

【功效】育神养阴。主治心气素弱，肝热上浮，夜寐欠实。

【按语】本方为育神养阴安眠膏去羚羊角、竹茹、远志、五味子、青果，加柏子仁、竹叶、石斛而成，减少清肝泄热之力，以养心安神，清心除烦，益气养阴，柔肝养心，安神助眠。

26. 九仙薯蓣煎

【来源】《太平圣惠方》

【组成】薯蓣一斤，杏仁一升，生牛乳三升。

【制法】研烂杏仁，入牛乳，绞取汁，以杏仁尽为度，后取薯蓣相和，都入新瓷瓶盛之，密封瓶口，安于釜中，以重汤煮一伏时乃成，每日空心以温酒调一匙服之。

【功效】主治腰脚疼痛及腹内一切冷病，服之令人肥白，颜色悦泽，身体轻健，骨髓坚牢，行及奔马，久服可为地仙矣。

【按语】薯蓣即山药，具有益气养阴、补脾肺肾、涩精止带等作用。

27. 铁瓮先生琼玉膏

【来源】《饮膳正要》

【组成】新罗参二十四两（去芦），生地黄十六斤（取汁），白茯苓四十九两（去黑皮），白沙蜜十斤。

【制法】上件，人参、茯苓为细末，蜜用生绢滤过，地黄取自然汁，捣时不用铜铁器，取汁尽，去滓，用药一处拌和匀，入银石器或好瓷器内封，用净纸二三十重封闭，入汤内，以桑柴火煮三昼夜。取出，用蜡纸数重包瓶口，入井口去火毒一伏时。取出再入旧汤内煮一日，出水气，取出开封。每日空心，酒调一匙头。

【功效】填精补髓，肠化为筋，万神具足，五脏盈溢，髓实血满，发白变黑，返老还童，行如奔马。

【按语】《饮膳正要》云:“日进数服，终日不食亦不饥，开通强志，日诵万言，神识高迈，夜无梦想。人年二十七岁以前，服此一料，可寿三百六十岁。四十五岁以前服者，可寿二百四十岁。六十三岁以前服者，可寿一百二十岁。六十四岁以上服者，可寿百岁。服之十剂，绝其欲，修阴功，成地仙矣。一料分五处，可救五人痈疾，分十处，可救十人劳疾。修合之时，沐浴至心，勿轻示人。”

28. 调胃膏

【来源】《清宫医案集成》

【组成】雪梨半斤，生地二两，杏脯四两，生姜二钱，苏子二钱。

【制法】共捣取汁，熬浓煎熟，加白蜜四两再熬成膏。每次用二三钱，每早另服燕窝三钱咸食。

【功效】调理五脏不和。

【按语】本方见十月初五日施焕、张彭年诊病方，脉案载:“请得皇上（光绪皇帝）脉沉细无力，两尺尤甚，左关弦，右关不调。腰胯酸痛，昨日有轻有重，今晨比昨略甚，偏左较剧。大便虽见不畅，并不燥结。小便数而不多，均属肾气不足。津液少升则口渴，虚阳上浮则耳响，坎离不交则夜寐不实，阳虚则麻冷，气上则干咳而动作似喘。先天既亏，纯赖后天为培养，五脏不和，当先调胃，谨拟方法上呈。”此膏方体现了宫廷养生“五脏不和，当先调胃”的基本思想。长夏对应脾胃，秋季对应肺，此时为夏末秋初，服用润肺、培补脾胃的膏方尤为适合。

29. 凉阴和阳育神膏

【来源】《清宫医案集成》

【组成】生地一两，厚朴二钱，陈皮二钱，黄连一钱，炒山栀五钱，当归五钱，泽泻三钱，知母三钱，桑叶三钱，茯苓五钱，石斛三钱，麦冬八钱，焦三仙一两。

【制法】共以水熬透去渣，再熬浓汁，兑炼蜜五两收膏，每早晚各服一茶匙，白开水冲服。

【功效】凉阴和阳。主治脾胃之阳气消磨过深。

【按语】本方见于隆裕皇太后脉案，主治参照此前脉案谓：“四月初五日，臣周鸣凤请得皇太后脉息六部逐渐和平。诸证次第亦减。第违和日久，脾胃之阳气消磨过深。若骤进药饵，又非所宜。谨拟前方加减调理，明日续进膏子药，当宽以时日，方能奏功。”在方中也体现出调补脾胃的宫廷养生思想。可作为病后调理之用。

30. 调中清热化湿膏

【来源】《清宫医案集成》

【组成】云茯苓六钱，广皮三钱，焦茅术三钱，藿梗三钱炙，紫厚朴二钱，腹皮三钱，酒连炭二钱，酒黄芩三钱，白蔻仁三钱，炙香附四钱，生杭芍六钱，泽泻四钱。

【制法】共以水熬透去渣，再熬浓汁，少兑炼蜜为膏，每服一匙，白开水冲服。

【功效】调中，清热，化湿。主治湿滞脾胃兼有里热。

【按语】本方见于光绪某年四月二十六日慈禧太后医案："姚宝生谨拟：老佛爷调中清热化湿膏。此膏实为藿香正气散去表药，加重清泄里热之味而成。于湿滞脾胃兼有里热之证，颇为合适。"据载慈禧太后喜食肥甘厚味，湿热伤脾成饮，故而调中清热化湿之类膏方为常用之品。

31. 健脾阳和膏

【来源】《清宫医案集成》

【组成】党参二两，炒于术一两，茯苓二两，枇杷叶二两，炒枳壳一两五钱，苦桔梗一两，木香一两，草豆蔻一两二钱，三仙四两，辛夷一两，陈皮一两五钱，紫苏叶一两五钱，羌活一两五钱。

【制法】共以水熬透去渣，再熬浓汁，加炼蜜为膏，每用四钱，白水冲服。

【功效】温运脾阳。

【按语】本方见于慈禧太后医案。方名阳和，是指健虚弱之脾阳，故皆温运脾阳之品，而无温补肾阳之药。

32. 清热理脾除湿膏

【来源】《清宫医案集成》

【组成】茯苓五钱，陈皮四钱，白术四钱，炒薏苡仁五钱，炒山药三钱，石斛五钱，麦冬四钱，焦三仙各二钱，炒扁豆五钱，茵陈四钱，菊花三钱，生甘草二钱。

【制法】共以水熬透去渣，再熬浓汁，加蜜炼成膏。每服二钱，白水冲服。

【功效】淡渗健脾，清热除湿。

【按语】本方为太医杨安贵为光绪帝所拟。本方旨在淡渗健脾，清热除湿。脾胃虚弱，运化失司，津液不化，聚而成湿，饮食不消而成积。方中山药、茯苓、白术健运脾胃，陈皮、薏苡仁、扁豆、茵陈理气祛湿，焦三仙消食化积。脾运不健，水湿不运，致津液不足，配以石斛、麦冬养阴增液。诸药相伍，脾胃运，津液生，湿邪可除。

33. 资生健脾膏

【来源】《清宫医案集成》

【组成】党参二两，炒于术一两五钱，广砂仁一两，木香一两，茯苓二两，陈皮一两二钱，炒柏子仁一两五钱，炒三仙四两，山药一两，紫姜朴一两，炒小枳实一两二钱，炙草五钱。

【制法】共以水熬透去渣，再熬浓汁，加炼蜜为膏，每用四钱，白水冲服，磁罐收盛。

【功效】补脾元，调胃气。主治脾胃虚弱，饮食内停，食少难消，脘腹痞满。

【按语】本方见于慈禧医案，为缪希雍资生丸方加减而得，此方以参、术、苓、草、山药甘平补脾元，砂仁、陈皮、紫朴、三仙、枳实辛香调胃气，又以柏子仁润而通之，能补能运，无香砂枳术丸之燥消，也无参苓白术散之补滞，为至和补养好方。

34. 养阴调中化饮膏

【来源】《清宫医案集成》

【组成】西洋参三钱，朱茯神六钱，柏子仁四钱，川贝母三钱，次生地四钱，归身四钱，陈皮三钱，制香附三钱，炒神曲四钱，炒枳壳二钱，山楂四钱，姜黄连一钱五分。

【制法】共以水熬透去渣，再熬浓汁，兑炼蜜收膏，每服三钱。

【功效】养阴健脾祛痰。

【按语】本方见于慈禧医案，内寓琼玉膏、健脾丸（方出《证治准绳》）方意，治火盛津枯、干咳、食滞、纳呆、口渴思饮等肺胃积热、脾不健运之症。脾得健则运，湿不生痰，则饮可除，于老年阴虚夹饮者甚为适合。

35. 扶元和中膏

【来源】《清宫医案集成》

【组成】党参一两五钱，炒于术一两，茯苓一两，砂仁四钱，归身一两，炒杜仲一两，香附六钱，生黄芪一两，炒谷芽一两，鸡内金一两，姜半夏八钱，佩兰草六钱，生姜六钱，红枣二十枚。

【制法】共以水熬透去渣，再熬浓汁，兑冰糖二两为膏，每服三钱，白水冲服。

【功效】补脾肾。

【按语】本方见于慈禧医案，似由古方和中散加减改制成膏剂者。对久病脾虚食少，胸闷干哕，倒饱嘈杂，食物不消有效。扶元者，当系指补脾肾而言。

36. 扶元益阴膏

【来源】《清宫医案集成》

【组成】党参一两，于白术一两，炒茯苓一两，白芍八钱，归身一两，地骨皮一两，丹皮六钱，砂仁四钱，银柴三钱，苏薄荷二钱，鹿角胶五钱，香附六钱。

【制法】共以水熬透去渣，再熬浓汁，加鹿角胶溶化，兑炼蜜为膏，服三钱，白水冲服。

【功效】益气健脾，温补肾阳，凉血滋阴，调补肝肾。主治脾肾虚弱。

【按语】本方见于慈禧太后医案，方之所谓扶元，主要在于益气健脾，温补肾阳；益阴，则是凉血滋阴，调补肝肾。本方亦有先天后天兼顾，气血双理之意。其组成暗寓五味异功合逍遥散而小有进退。以异功健脾益气，逍遥理脾调肝，加以鹿角胶温补肾阳，地骨皮滋肾凉血，丹皮清热凉血，易柴胡为银柴胡者，推测应有阴虚发热之症状。本方配伍稳妥，通补并行，可以长期服用。

37. 加减理脾清热除湿膏

【来源】《清宫医案集成》

【组成】党参二钱，于术三钱，炒茯苓三钱，砂仁一钱，陈皮一钱五分，建曲三钱，炒石斛三钱，扁豆三钱，白芍一钱五分，灶心土三钱，薏苡仁三钱，益元散二钱。

【制法】共以水熬透去渣，再熬浓汁，少加老蜜，成膏。每服二钱，白开水冲服。

【功效】理脾清热除湿。

【按语】本方见于光绪皇帝医案，方系仿五味异功散意加淡渗利湿之品组成。拟方中允，亦缓图之意。惟方中加灶心土（伏龙肝）者，或取其有温中燥湿止呕之功，加白芍助滋润肝脾之力。

方后有节交小暑去麦冬加扁豆，节交大暑去归身加灶心土等语，可知原方有麦冬、当归。同时可见，御医庄守和、佟文斌当初拟方之时，已考虑本方长期服用。对于节令变化易药为治的目的：时值长夏，暑湿渐重，故节交小暑去滋腻之麦冬，加淡渗之扁豆。节交大暑之时，再去当归，并加灶心土以助燥湿之力。

38. 理脾和胃除湿膏

【来源】《清宫医案集成》

【组成】党参一钱五分，生于术一钱五分，茯苓三钱，生薏苡仁三钱，莲肉三钱，炒谷芽二钱，陈皮一钱，炙香附一钱，当归二钱，枸杞子二钱，炒白芍一钱五分，生地二钱。

【制法】共以水熬透去渣，再熬浓汁，少兑炼蜜为膏。每服二钱，白开水冲服。

【功效】理脾和胃除湿。

【按语】本方为佟文斌、全顺为光绪帝所拟，虽重在理脾和胃，但寓八珍汤之意，惟因中州湿滞，故去甘草，因川芎辛温升散，光绪帝素体阴虚，故减去以防耗阴。并佐以薏苡仁淡渗除湿之品，复加枸杞子滋补肝肾，亦属顾本之意。惟香附性虽和平，但苦燥亦能耗气，抑或因光绪帝精神不快，而以是药疏理肝气郁滞之故。综观方意，当为通补并行之方，功力和缓，宜于久服。故诸御医俱述此方药味平妥，纵节令更迭，仍可服用。

39. 安胃止疼舒气调经膏

【来源】《清宫医案集成》

【组成】制香附三钱，川郁金三钱，木香一钱，草豆蔻二钱，片姜黄二钱，制元胡二钱，炒青皮二钱，炒五灵脂二钱，全当归二钱，酒赤芍二钱，娑罗子二钱，炙甘草一钱五分。

【制法】共以水熬透去渣，再熬浓汁，炼蜜成膏，每服二钱，白开水冲服。

【功效】温中燥湿，行气活血。主治肝胃不和，气滞血瘀，寒饮伤胃，中脘疼痛，胸闷恶心，有时身倦，营分不调。

【按语】脾胃为气血生化之源，寒饮伤胃，化源匮乏，肝血不足。肝体阴用阳，血不足影响肝之疏泄致肝气郁滞。气行则血行，气滞则血瘀。方中草豆蔻温中燥湿，香附、木香、青皮、元胡、娑罗子行肝脾之气滞，当归、酒赤芍养血活血。配伍郁金、五灵脂、姜黄加强理气活血止痛之力。尤其姜黄"益火生气，辛温达火化气，气生化则津液行于三阴三阳；清者注于肺，浊者注于经、溜于海，而血自行，是理气散结而兼泄血也"(《本草求原》)。诸药相伍，寒水祛，肝胃和，气畅血行，诸症得解。

40. 滋益健脾化湿膏

【来源】《清宫医案集成》

【组成】西洋参三钱，云茯苓六钱，焦枣仁三钱，嫩玉竹五钱，中生地八钱，当归身三钱，生杭芍三钱，肉苁蓉三钱，炒杜仲五钱，炒狗脊四钱，川续断三钱，浙贝母三钱，盐黄柏三钱，炒知母三钱，怀山药三钱，生粉草丁二钱。

【制法】用鲜竹叶灯心草水煮透，过淋，再用水将药熬透，拧滓，兑蜂蜜一两六钱收膏，每服八分。

【功效】清燥益阴，平肝醒脾。主治肝经郁热未清，心虚肺燥，脾弱不易化湿。

41. 清燥育神膏

【来源】《清宫医案集成》

【组成】小生地二两，生谷芽三钱，当归五钱，炒枳壳一钱五分，黑山栀五钱，广陈皮三钱，赤苓五钱，泽泻三钱，煅石膏三钱，法半夏三钱，军炭二钱，竹茹三钱，焦三仙一两，广砂一钱。

【制法】共以水熬透去渣，再熬浓汁，兑炼蜜五两收膏，每早晚各服一茶匙，白开水送服。

【功效】养阴清燥，育神和胃。

【按语】本方见于隆裕皇后医案："五月初三日，臣周鸣凤请得皇太后脉息左三部缓而已增神力，惟右部沉滑尚兼数象。系血液久受煎灼，浊液多而成虚痰，清气阻滞。所幸违和诸恙，逐日较轻。谨拟凉阴清燥育神和脾胃之法缓服，但宽以时日，以竟全功。名曰清燥育神膏调理。""血脉和利，精神乃居"，血若受热灼，可失其养神之用，故方中重用生地黄清热凉血，当归养血活血，配伍栀子、石膏清热泻火，军炭导热下行。痰热内扰，心神不安，用温胆汤理气化痰，清胆和胃。配伍谷芽、三仙以消食健脾。诸药合用，使热清痰化，血足脾运，心神得养。

42. 调中清热化饮膏

【来源】《清宫医案集成》

【组成】云茯苓六钱，广皮三钱，酒芩四钱，知母三钱，甘菊花五钱，羚羊角二钱五分，焦枳壳四钱，泽泻四钱，茅于术炭一钱五分，炒神曲六钱，焦槟榔三钱，甘草二钱。

【制法】共以水熬透去渣，再熬浓汁，少兑炼蜜收膏，每服二钱，白开水冲服。

【功效】调中清热化饮。

【按语】本方见于慈禧太后医案："四月十六日酉刻，姚宝生请得老佛爷脉息左关弦数，右寸关滑数，肝胃有热，脾元欠畅，湿饮上蒸。今用调中清热化饮膏调理。"肝胃有热，木不疏土，致脾运不健，气滞湿阻。治以清肝之热，健脾之运，理气祛湿。方中黄芩、知母、羚羊角清肝平肝，茯苓、白术炭健运脾胃，陈皮、枳壳、槟榔、泽泻行气祛湿。诸药相伍，热祛湿清，肝脾得调。

43. 和阳平胃膏

【来源】《清宫医案集成》

【组成】生地炭一两，山萸肉三钱，炒于术五钱，当归八钱，灶心土五钱，川连炭二钱，陈皮三钱，生姜二钱，黑芝麻五钱，焦三仙一两，茯神五钱，甘草二钱，红枣肉五个，冬瓜仁八钱，桂圆肉一钱五分，法半夏三钱。

【制法】共以水熬透去渣，再熬浓汁，兑炼蜜四两收膏，每早晚各服一茶匙，白开水送服。

【功效】养血益精，健脾化湿。

【按语】本方见于隆裕皇后医案。脾胃为气血生化之源，脾运失健，一则血化无源，二则痰湿内生。方中生地炭、当归、山萸肉、黑芝麻、桂圆肉养肝血，益肾精，精血同补。白术、焦三仙健脾燥湿，消食和胃，调解生痰之源。二陈汤与冬瓜仁燥湿化痰，祛除已成之痰。灶心土温脾暖胃以助运化，川连与之寒温同用，一祛中焦之湿，二制诸药温燥之性，以防伤阴耗液。姜枣调和脾胃。诸药相伍，脾运得健，痰湿可化，诸症可望得除。

44. 理脾调气化湿膏

【来源】《清宫医案集成》

【组成】生于术六钱，茯苓六钱，炒薏米九钱，陈皮三钱，炒扁豆六钱，炒神曲六钱，炙香附三钱，甘菊四钱，佛手柑二钱，生草三钱。

【制法】共以水熬透去渣，再熬浓汁，少兑炼蜜为膏，每服三钱，白开水冲服。

【功效】理脾调气化湿。

【按语】本方见于总管脉案，其载："正月初六日，姚宝生看得总管脉息左关稍弦，右寸关缓滑，神力甚好。惟气道有时欠调，稍有浮热。今用理脾调气化湿膏调治。"

45. 凉膈和胃膏

【来源】《清宫医案集成》

【组成】小生地一两五钱，川连一钱五分，炒枳壳二钱，竹茹三钱，黑山栀三钱，元参五钱，赤苓五钱，厚朴二钱，煅石膏三钱，广皮三钱，法半夏三钱，泽泻三钱，炒三仙一两，石斛五钱。

【制法】共以水熬透去渣，再熬浓汁，兑炼蜜五两收膏，每早晚各服一茶匙，白开水送服。

【功效】清阴热，平胃扶脾。主治善饥，食后宿滞难消。

【按语】本方见于隆裕皇后医案："四月二十七日，臣周鸣凤请得皇太后脉息左三部已见缓象，惟右寸关洪数而滑。系琐证虽轻，膈上之火未化。谨拟前方加凉膈清胃之品调理，名曰凉膈和胃膏。”

46. 养阴理脾膏

【来源】《清宫医案集成》

【组成】生杭芍六钱，羚羊角二钱，全当归五钱，茯神六钱，柏子仁五钱，炒枳壳三钱，生于术四钱，黄芩四钱，焦槟榔三钱，广砂四钱，甘菊花六钱，甘草三钱。

【制法】共以水熬透去渣，再熬浓汁，兑炼蜜收膏，每服三钱，白开水冲服。

【功效】健脾助运，养血清肝。主治肝经有火，肠胃气道欠舒。

【按语】本方见于慈禧太后医案："二月十一日，姚宝生请得老佛爷脉息左关弦数，右寸关滑而近数，肝经有火，肠胃气道欠舒。今用养阴理脾膏调理。"《名医方论》曰："肝为木气，全赖土以滋培，水以灌溉。若中气虚，则九地不升，而木因之郁。"土与木正常相克关系为木克土，土为木之所胜，木为土之所不胜，若土有余或木不足，则可出现土侮木之现象，即"土壅木郁"。木郁日久可郁而化火并暗耗阴血，并伤及肝血。方中茯神、白术、砂仁、枳壳、槟榔健脾祛湿，理气助运；生杭芍、全当归、柏子仁补阴血以养肝体；黄芩、菊花、羚羊角清肝平肝。诸药相伍，脾胃得运，肝体得养，气畅郁舒，诸症可平。

47. 参术调元膏

【来源】《清宫医案集成》

【组成】白术一斤，拣参（人参）四两。

【制法】共以水熬透去渣，再熬浓汁，兑蜜半斤收膏。

【功效】扶元气，健脾胃，进饮食，润肌肤，补虚羸，生精脉，固真气以救急。主治脾胃虚弱。

48. 和胃育神膏

【来源】《清宫配方集成》

【组成】小生地二两，川连一钱五分，枳壳一钱五分，陈皮三钱，炒栀子五钱，知母三钱，丹皮三钱，泽泻三钱，焦三仙一两，厚朴二钱，石斛三钱，麦冬五钱，法半夏三钱。

【制法】共以水熬透去渣，再熬浓汁，兑炼蜜五两收膏，每早晚各服一茶匙，白开水冲服。

【功效】和胃育神。主治脾胃阳气虚弱。

49. 白术膏

【来源】《清太医院配方》

【组成】白术十六两。

【制法】共以水熬透去渣，再熬浓汁，炼蜜收膏。

【功效】补脾滋陷，益气化痰。主治饮食无味，精神短少，四肢无力，面色萎黄，肌肉消瘦，腰膝酸软，脾湿下注，遗精白浊，虚损劳伤。

50. 乾坤膏

【来源】《清太医院配方》

【组成】当归四两，熟地四两，黄芪四两，党参四两，桂圆肉二两，枸杞子二两，升麻二两，肉苁蓉二两。

【制法】共以水熬透去渣，再熬浓汁，炼蜜收膏。

【功效】益气养血。

【按语】荣卫虚弱，气血亏损，肌肉消瘦，倦怠嗜卧，肺虚气喘，饮食少思，颜色憔悴，洒洒恶寒，自汗盗汗，骨蒸劳热，寒热往来，常觉惊恐，男子遗精便血，妇人赤白带下。以上诸症，皆由气衰血亏而致，此膏悉能治之。

51. 麦门冬煎

【来源】《太平圣惠方》

【组成】新麦门冬五斤（去心）。

【制法】上捣令熟，绞取汁，入白蜜半斤，于银锅中，以重汤煮，不住手搅，候如饴，即盛不津器中，每服，以温酒调半匙服之。

【功效】强阴益精，消谷，调中保神定气，安五脏。

【按语】《太平圣惠方》云："治结气，腹中伤饱，胃络脉绝，羸瘦短气，身重目黄，心下支满，虚劳客热，口干燥渴，心烦呕吐，愈痿蹶，令人肥健，美颜色，有子，久服轻身不老不饥方。"

52. 加味枇杷膏

【来源】《清宫医案集成》

【组成】枇杷叶五六十片，大梨二个（切碎），蜜半杯，大枣八两，莲子肉四两（不去皮）。

【制法】先将枇杷叶放锅内，用水多煎几滚，取汤用，过滤清汁。其煎过之枇杷叶弃之不用。后将梨、枣、莲肉、蜜同放锅内，铺平，然后将枇杷叶煎的清汁淹满略高些，盖好，煮30分钟后翻转，再煮30分钟后，用瓷罐收好，随意温食。其大枣煮熟时，乘熟去皮。

【功效】主治气血两虚，身体羸瘦，四肢酸软，精神倦怠，腰疼脊痛，饮食减少，一切不足弱症。

【按语】本方组成与目前市面所售之枇杷膏多不相同，个别地区（如沈阳）所制者虽与本方药味相同，但制法则较本方为简，此或因本药方专为光绪帝服用之故。光绪帝二十五岁左右便常感“肢体倦怠，坐立稍久则腰膝酸痛”且“咽痛干咳”等。枇杷膏具润肺健脾之功效，光绪帝应用此方，似较适宜。

53. 二冬膏

【来源】《清宫医案集成》

【组成】天冬八两，麦冬八两。

【制法】水熬去渣，加川贝面二两，炼蜜收膏。

【功效】消痰润肺。主治肺胃燥热，痰涩咳嗽。

【按语】二冬膏治肺胃燥热，痰涩咳嗽，方出《张氏医通》，治疗肺胃燥热，痰涩咳嗽之证。天冬与麦冬功效相似，既能滋肺阴、润肺燥，又能清肺热，加入贝母清热化痰，润肺止咳，可治疗干咳久咳、咽喉干燥、痰中带血等症。方中天冬又可滋肾阴、益胃生津，麦冬也可养心阴、清心热，所以该方久服也有补益之功。慈禧太后常年服用此方。

54. 润肺和肝膏

【来源】《清宫医案集成》

【组成】党参五钱，生薏苡仁一两，麦冬八钱，老树橘红四钱，桑叶八钱，炙枇杷叶八钱，杭芍六钱，金石斛八钱，甘草三钱，炒枳壳四钱。

【制法】共以水熬透去渣，再熬浓汁，少兑蜜炼为膏，每服三钱，白开水送下。

【功效】清肺和肝。主治肝肺气道欠调，时作咳嗽。

【按语】本方为太医张仲元为慈禧太后所拟。光绪二十八年九月十三日，张仲元为慈禧太后拟润肺和肝膏。查光绪二十八年九月十一日西太后脉案载："肝肺气道欠调，时作咳嗽。"此方当续此案而用，不用沙参而用党参，可能与肺气虚有关。

55. 养阴润燥膏

【来源】《清宫医案集成》

【组成】火麻仁二两，杏仁五钱，郁李仁一两，柏子仁八钱，元明粉三钱，枳实二钱。

【制法】共以水熬透去渣，再熬浓汁，兑蜜八两收膏，每服一茶匙，白开水冲服。

【功效】润肠通便。主治肠燥便秘。

【按语】本方为太医张仲元、忠勋为慈禧太后所拟。方中火麻仁、杏仁、郁李仁、柏子仁润肠通便，元明粉泻火通便，枳实理气，诸药合用，可用于治疗肠燥便秘。

56. 加竹沥梨膏

【来源】《清宫医案集成》

【组成】黄梨一百个，鲜竹叶一百片，鲜芦根三十支，老树橘红二十片，荸荠五十个。

【制法】各取汁熬膏，加冰糖八两，蜜收之。

【功效】养阴生津，润肺止咳，清热化痰。主治阴虚劳嗽。

【按语】本方除用黄梨、荸荠养阴生津、润肺止咳外，还加入竹叶、芦根、橘红以清热化痰。作膏调服，对阴虚劳嗽者颇合适。又，竹沥一味，原方阙如。

57. 宁嗽太平膏

【来源】《清宫医案集成》

【组成】天冬一两，麦冬一两，百合一两，款冬花三钱，生地黄五钱，玄参四钱，桔梗四钱，石斛一两，知母四钱，川贝母一两，枇杷叶五钱。

【制法】共以水熬透去渣，再熬浓汁，兑蜜成膏。每次三钱，白滚水冲服。

【功效】滋肝养肺，止咳化痰。

【按语】本方见于循嫔医案："十六日，陈世官、姜晟、鲁维淳、田福请得循嫔脉息和缓。原系肝热乘肺，干嗽无痰之证。服药以来，胸满胁痛已减。惟咳嗽时缓时多。此乃肝虚有热，熏蒸肺气所致。宜用宁嗽太平膏，以滋肝养肺常服调理。"

58. 清热和肝化痰膏

【来源】《清宫医案集成》

【组成】地黄一两生，麦冬一两，石斛一两，天花粉一两，白芍一两（生），当归一两，瓜蒌二两捣，芦荟八钱，香附一两炙，橘红八钱，法半夏八钱，杏仁一两，菊花一两，青果十枚。

【制法】共以水熬透去渣，再熬浓汁，兑蜜六两收膏。每服一匙，白开水冲服。

【功效】调理肺气，安神除烦。

【按语】本方为太医张仲元、佟文斌为瑾妃所拟："二月十八日，张仲元、佟文斌请得端康皇贵妃脉息左关弦而近数，右寸关略滑，耳鸣胸堵，均见轻减。惟有时咳嗽口渴，今议用清热和肝化痰膏调理。"

59. 秋梨膏

【来源】《清宫医案集成》

【组成】秋梨五十个（取汁），白藕一斤（取汁），大萝卜五个（取汁），生姜一斤，红枣一斤，薄荷二两。

【制法】水熬姜枣薄荷，去渣，熬稠兑汁，以白蜜收之。

【功效】宁嗽化痰，宽中理气，解烦止渴，消心内虚胀，生津滋液。主治肺气喘急。

【按语】秋梨润燥生津，有消痰润肺之功，可治疗干咳久咳、咽喉干燥、痰中带血等症状，每服不拘多少，常服为妙，秋季服用尤为适宜。

60. 补真膏

【来源】《清宫医案集成》

【组成】人参四两，山药一斤，芡实米一斤，红枣肉一斤，莲肉一斤，杏仁一斤，核桃肉一斤，真沉香三钱。

【制法】山药、芡实米、红枣肉、杏仁蒸熟，共捣烂加炼蜜三斤，酥油一斤，合如膏，忌铁器。

【功效】大补真元。主治咳嗽痰喘，肺胃损伤。

61. 清金宁嗽膏

【来源】《清宫医案集成》

【组成】生地黄十两，麦冬十两，橘红三两，桔梗二两，龙眼肉八两，生甘草二两。

【制法】将此六味熬成膏，加薏米面八两、炒川贝母面二两、薄荷面一两，入前膏内，每服一匙，或为丸亦可。

【功效】清金化痰，宁嗽止咳。主治劳嗽吐血。

【按语】劳嗽吐血，其病机为肺阴亏虚，虚火灼伤肺络而出血，出血则肺阴更伤，日久可五脏皆损。生地黄、麦冬清热养阴，凉血生津，在方中各用十两，为全方中用量最大；配伍龙眼肉甘温养血益心，薏米淡渗健脾利湿，橘红理气调中化痰；桔梗为舟楫之药，引药入肺，宣降肺气而止咳；佐川贝润肺止咳，薄荷辛凉清肺疏肝。本方特点是以凉药为主，配伍温药；养阴为主，兼以化痰；清肺为主，兼顾五脏。

62. 归元琼玉膏

【来源】《清宫配方集成》

【组成】生地八两，茯苓四两，人参二两。

【制法】将生地煎汁，再用参苓合蜜收膏。

【功效】生血补元，暖胃和脾。主治劳瘵，咳嗽不已，痰喘不息，肌肤消瘦，形容枯槁，四肢倦怠，饮食不进，肠鸣泄泻，午前作冷，午后发烧，虚证种种，宜服此膏。

63. 党参膏

【来源】《清太医院配方》

【组成】党参十六两，当归八两，熟地八两，升麻二两。

【制法】共以水熬透去渣，再熬浓汁，炼蜜收膏。

【功效】大补元气，开心益智，添精神，定惊悸，通血脉，破坚积。主治虚劳内伤，身热心烦，头痛恶寒，懒言恶食，脉洪大而虚；阳虚自汗，多梦纷纭；气虚不能摄血；泻痢脾虚，久不能愈等一切清阳下陷，元气不足之证。

64. 黄芪膏

【来源】《清太医院配方》

【组成】黄芪十六两。

【制法】共以水熬透去渣，再熬浓汁，炼蜜收膏。

【功效】补中益气，调荣固卫，外止阳虚自汗，内托痈疽不起。主治四肢无力，气虚下陷，男子遗精便血，妇女崩漏带下，痰嗽虚喘，形体羸弱。

【按语】凡男妇老幼一切气虚不足之症，皆可常服；久服自然骨壮身强，添精益髓，虚症悉退，精神日增。

65. 百花膏

【来源】《清太医院配方》

【组成】天冬二两，紫菀二两，元参二两，麦冬二两，浙贝二两，百部二两，山药二两，茯苓二两，丹皮二两，橘红二两，黄芩二两，桑皮二两，桔梗二两，知母二两，甘草二两。

【制法】共研细末，炼蜜收膏。

【功效】补气养血，滋阴降火。

【按语】治忧思气怒，饥饱劳伤，言谈太过，酒色失度，损伤脾肺，以致气血不和，阴虚火动，午后潮热，手足五心发热，遍身无力，精神疲倦，口干声哑；上焦郁热，咳嗽喘急，五色稠痰，肺痿、肺痈，吐血、衄血、痰中见血，并皆治之。

66. 枸杞子煎

【来源】《太平圣惠方》

【组成】枸杞子汁三升，生地黄汁三升，麦门冬汁半升，杏仁一升（去皮尖），人参末三两，白茯苓末三两。

【制法】以上四味，入银锅中，以慢火煎如稀饧，纳参苓末，搅匀。又以慢火煎，但如膏滴入水不动，即成。每服一枣大，酒和服之，日二服。

【功效】通神明，安五脏，延年不老。

【按语】本方又名神丹煎，服者去万病，通神明，安五脏，延年不老，并主妇人无子，冷病有验，能常服，令人好颜色，年如十五六时。

67. 蔷薇散煎

【来源】《太平圣惠方》

【组成】蔷薇根茎。

【制法】锉碎熟蒸，曝干，捣罗为末。每服以酒调二钱服之，温服亦可。浓煮汁为煎，酒调服之更佳。

【功效】补虚强身。

【按语】蔷薇散煎，久服令人轻健。

68. 髓煎

【来源】《太平圣惠方》

【组成】生地黄五十斤，牛髓五十斤，羊脂三斤，白蜜三升，牛酥三升，生姜汁二升。

【制法】共以水熬透去渣，再熬浓汁，兑蜜成膏，纳瓷器中，每服，以温酒调如鸡子黄大，日二服，羹粥中食之。

【功效】补虚延年，充精填髓。填骨髓，治百病，补虚劳，换白发方。

【按语】该方可以益精美发，使白者摘去之，下有黑者再生，若未白者更不白。

69. 地黄煎

【来源】《太平圣惠方》

【组成】生地黄汁一斗，生姜汁一升，酥一斤，蜜一升，杏仁一升（汤浸，去皮尖，研如膏）。

【制法】上先取地黄汁，于银锅中煎如稀饧，纳姜、酥、蜜、杏仁等，更煎令稠，于丕津器中盛。每服以温酒服之，日三度服之。

【功效】补五劳七伤，长肌肉，填骨髓。用于骨髓不充，年老体虚者。

【按语】酥为用牛羊奶制成的食物。

70. 金髓煎

【来源】《饮膳正要》

【组成】枸杞子不以多少，采红熟者。

【制法】枸杞子去梗与杂质，用纯白酒浸泡，冬季浸六日，夏季浸三日。将浸泡后的枸杞子磨研烂细，然后用布袋绞取汁，再与前浸酒一同用慢火熬成膏，于干净瓷器内封存，再用沸水煮之。每服一匙，用温水或温酒送服。

【功效】延年益寿，填精补髓。主治肾精不足。

71. 牛髓膏子

【来源】《饮膳正要》

【组成】黄精膏五两，地黄膏三两，天门冬膏一两，牛骨头内取油二两。

【制法】用黄精膏五两，地黄膏三两，天门冬膏一两，与牛骨油一同加热，用银制的羹匙不断地搅拌，将诸膏混合均匀。待膏均匀后，装入瓷器内，使之冷却即可。每日用温酒调一羹匙此膏，空腹服下。

【功效】补精髓，壮筋骨，和血气，延年益寿。主治精髓不足。

72. 五味子膏

【来源】《清宫医案集成》

【组成】五味子八两。

【制法】水洗净，浸半日，煮烂滤去滓，再熬似饴，少兑蜂蜜收膏。

【功效】敛肺滋肾，生津敛汗，涩精止泻。

【按语】五味子味酸、甘，性温，入肺、心、肾经，功能补肾宁心，收敛固涩，益气生津，可改善久咳虚喘、自汗盗汗、遗精滑精、久泻不止等多种症状。本品既可补益心肾，又能宁心安神，可治疗心血亏损、心神失养或心肾不交之虚烦心悸、失眠多梦等症。《神农本草经》将五味子列为上品，谓其能“主益气咳逆上气，劳伤羸瘦，补不足，强阴，益男子精”。《备急千金要方》杂补方三十首，用之者有十六首，孙思邈认为“五月常服五味子以补五脏气”“六月常服五味子，以益肺金之气：在上则滋源，在下则补肾”。皆推崇其补益作用。本方由单味五味子组成，加入蜂蜜炼蜜收膏，处方简单，为慈禧太后补益安神而用。据近代药理研究，五味子对中枢神经系统功能有调整作用，北五味子与人参功用相似。五味子还有助于心脏功能，对循环衰竭者，合人参、麦冬有调节或升高血压的作用。现代药理研究还发现，五味子有类似人参的作用，能增强机体的防御能力，调节机体免疫功能，还有抗氧化、抗衰老的作用。

73. 河车膏

【来源】《清太医院配方》

【组成】党参二两，生地二两，枸杞二两，当归二两，紫河车一具。

【制法】共以水熬透去渣，再熬浓汁，炼蜜收膏。

【功效】温阳补肾，大补元气。

【按语】此方又称混元膏。治男妇诸虚百损，五劳七伤，或由先天禀受不足，元气虚弱，动转多病，不耐劳苦。男子胃虚阳痿，精乏无嗣，妇人子宫虚冷，屡经坠落，不成孕育，并皆治之。

74. 熟地膏

【来源】《清太医院配方》

【组成】熟地十六两。

【制法】共以水熬透去渣，再熬浓汁，炼蜜收膏。

【功效】填精补髓，培元固本。主治阴虚盗汗，血虚发热。

【按语】熟地黄黑色入肾，味厚滋阴，填精补髓，益寿延年，乃培元固本之圣药也。

75. 秘授固本仙方

【来源】《清宫医案集成》

【组成】补骨脂、白茯苓、龟板、鹿茸、枸杞子、人参、沉香、首乌、杜仲、肉苁蓉、五加皮、沙苑蒺藜、远志肉、金钗石斛、怀牛膝、淫羊藿、葱子、生地黄、韭子、山萸肉、覆盆子、桑螵蛸、楮实子、青盐、巴戟天、当归身、锁阳、益智仁。

【制法】四十余种药共研为细末后混匀，另取去刺及毛的金樱子一斤，加水久煮，去渣滤汁，慢火熬膏，化入鹿角胶八两，将药粉放入膏中调匀，再加炼蜜适量，在石臼内捣千余次，捏制成梧桐子大的药丸。用时每日早晚各服三钱，温酒送下。

【功效】温肾助阳，益气固本，健脾养胃。适于年老体弱，腰膝酸软，筋骨无力，精神萎靡，阳痿，遗精，头晕眼花者。

【按语】乾隆皇帝养生服用的医方剂型广泛，上述多为酒剂。而秘授固本仙方为一则膏方，该方中大队强肾补益之品，故称“固本”。中医认为“肾为先天之本”，方中所谓固本，亦指固肾而言，先天之本若已充实，体质自可强健。方中补益之品颇多，原清宫医案档案中如是记载：“此方服至一月即可见效，其妙不得尽述。”

第二篇 美容养身

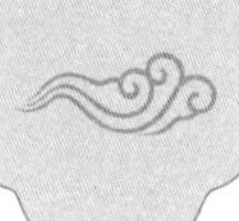

中医美容是传统医学的一部分，广义来讲是指在内服饮食汤药，外用按摩、针灸、气功、药浴等多种手段作用下，通过调节人体气血、补益人体脏腑达到改善人体机能的目的，包括面容、须发、体肤、气味等，实现“形体美”“容貌美”两者的协调统一，延缓人体衰老，健体养身。从狭义上说，中医美容主要通过人体颜面美化、容颜养护以及对损美性皮肤病防治进行研究，以改善人体容貌现状或者消除某缺陷，达到“美颜”“益容”等目的。

追寻中华医史，我们可以发现，人类对美的追求贯穿历史长河。中医药宝库文献中所载的美容方笺琳琅满目，为世所罕见。中医药应用于美容始见于《山海经》，其中记载了数十种与美容相关的病名，相应的治疗药物有 30 余种。《五十二病方》中记载了第一首美容方剂，其中的组成药物如白芷、辛夷等也是我们至今常用的美容药物。《黄帝内经》奠定了中医理论的基础，其中亦包含了诸多延续至今的美容养生理论，有“体察行色法”如“足阳明之上，血气盛则髯美长”“美眉者，足太阳之脉气血多；恶眉者，血气少”，并提出早期中医审美要求。《神农本农经》载有“轻身明目，润泽，好颜色”等美容理念。

美容养颜、延年益寿是历代皇室的共同追求，因此，保健美容品是皇室宫廷的必备之品。夏商西周时期，殷代的贵族用热水沐浴，还用煮热的淅米泔汁，即“潘”，来沐发。如《疏》云：“宫人，掌洁清之事，沐用潘浴用汤。”相传纣王时期，已应用红蓝花汁凝脂妆饰。汉朝时期，皇室对沐浴较为重视，在狮子山楚王墓出土的漆笥中，就发现了加工过的茎叶类植物，考古专家分析是沐浴药物，说明汉朝王室沐浴时采用了保健药浴。南北朝时期，宫廷贵族偏爱香身辟秽之方，宋明帝尝撰《香方》一卷，可见当时上层社会对香身之品的崇尚。

孙思邈曾受邀于隋唐两代帝王宫廷巡诊，其在《备急千金要方》中将仅在上流阶层流传的美容方剂集中公开，满足了当时社会对美容的需求。唐朝帝后常以“口脂面药随恩泽”赐给臣子，臣子则每每“晓随天仗人，暮惹御香归”。王焘的《外台秘要》中所记载的“近效则天大圣皇后炼益母草留颜方”“南平公主裹衣香方”等都是宫廷中的美容养身方。

宋金元时期，官修方书和官方医疗卫生管理机构的改进使中医美容的理论和技法有了进一步的发展，《太平圣惠方》《圣济总录》均记载了大量的美容方，不仅剂型多样，有膏、丸、散、汤等，其治法也十分丰富，有擦、洗、按摩等。

元代太医院事许国祯撰《御药院方》，搜集了金、元及其之前的宫廷用方，其卷十“洗面药门”列宫廷方25首，如御前洗面方、皇后洗面方、淖手药及养发乌发方等。太医忽思慧编写的营养学专著《饮膳正要》，书中有大量食膳美容的内容，该书中还记载了一些美容的饮食禁忌，如“食雀肉豆酱，令子面生皯黯。”

明代宫廷集本草美容之大成，太医院院判李时珍著《本草纲目》，记载了有驻颜护肤、抗皱悦颜等作用的中药近300种；太医龚廷贤编写的《鲁府禁方》中记载了王府用药概况，也包括美白润泽皮肤、乌发美发、香体除臭等美容养生方剂。

清代宫廷更加注重美容技术及方药的运用，清太医院吴谦等所编的《医宗金鉴》中记载了大量损容性疾病的治法方药。据清宫档案记载，乾隆皇帝非常讲究美容香身，曾就“桃花玉肌肥皂”多次向太医院传旨加减配料；慈禧太后和光绪皇帝脉案之中，长发香发方、令发不落方、洗头沐浴方、肥皂、面药等俯拾皆是。所以慈禧直至老年，面部及周身皮肤仍然细腻红润，这与她注重美容养生极为相关。宫廷医学中诸多的美容养身方对于现代人的美容保健有积极的意义，编者选取了宫廷之中简便易行、流传较广的部分美容养身方，在后文中进行介绍。

第四章　养面诸方

第一节　中医美容溯源

中华文化源远流长，从中国现存大量古籍文献中考究中医美容的起源、形成与发展，可知悉其在各个历史时期都有一定的特点与成就，有利于中医美容的传承与创新。中医美容起源于远古，成长于隋唐五代，宋金元时期达到鼎盛，明清时代逐渐成熟，可谓历史悠久。

远古至汉代，中医美容已开始萌芽。《汉书》载："女为说（悦）已容。"《后汉书》曰："盥浣尘秽，服饰鲜洁，沐浴以时，身不垢辱，是谓妇容。"更有面部妆饰方法，如殷周时期的原始胭脂"燕支""燕脂"能美人色。湖南马王堆汉墓出土的简帛医书《五十二病方》收录了除疣消瘢的美容美体药方有 17 首之多，并且首次提出用药物外敷以预防瘢痕。

隋唐五代尤其是隋唐时期政治、经济、文化较为稳定昌盛，随着妇女社会地位的提高，其美容需求也得到了重视，面部美容取得长足发展。初唐《备急千金要方》专列美容方，更有食疗养颜方。《外台秘要》载有面膏、面脂、口脂、胭脂等几十首，美容妆品得到了普及。

宋金元时期是中医美容史上承前启后的新阶段，官修方书的编撰、各学派争鸣、医疗卫生管理机构的建立，无一不促使着中医美容的快速发展。宋代三大官修方书之一的《太平圣惠方》载美容方剂百余首。名医李东垣也重视美容，其于《兰室秘藏》中载有“洗面药”“莹肌如玉散”等多个美容方剂。宋金元三代的诸多宫廷美容悦泽秘方在《御药院方》中都有收录。

明清时期是中医美容的成熟时期，政府组织太医院编纂的大型医学丛书，涵盖中医外科美容的各个方面。《本草纲目》载药1892种，有近300种涉及增白、护肤、祛皱、消斑等作用。明代《寿养丛书》中有妇人美容美饰专辑《香奁润色》，录有美容验方276首。国医大师陈可冀携其团队整理的《清宫医案集成》，记载了清朝各个时期后宫嫔妃们的驻颜秘术。

第二节　宫廷美容概述

中医基础理论的重要组成部分和重要特色是以五脏为中心的整体观，中医面部美容亦不例外。《素问·六节藏象论》云：“心者，其华在面，其充在血脉。”反映了人的面部色泽与心的关系密切,《黄帝内经》中还提出了面部与各个脏腑的对应关系，如《素问·刺热》曰:“以额部候心，鼻部候脾，左颊候肝，右颊候肺，颏部候肾。”所谓“知外而揣内”，因此颜面部的色泽与荣润也反映了内在各个脏腑的功能。古人常将美好的面容与花做比，有成语“花容月貌”，梁代诗人庾信《春赋》中有“眉将柳而争绿，面共桃而竞红”一句，唐代诗人崔护《游城南》中有“人面桃花相映红”的诗句，可见面部色泽荣润有光泽不仅是健康的标志，更能使人赏心悦目。

历代宫闱之中，妃嫔宫女居多，更加在乎颜面部的保养。诸多医学文献中都有记载宫廷中帝后嫔妃的养颜秘方。葛洪的《肘后备急方》中载有南朝陈后主嫔妃张贵妃常用的傅面美容药方。武则天非常注意保养，至其80岁时仍容貌秀美，这与她长期的药饵保健是分不开的。《新修本草》中就记载有“唐天后（指武则天）炼益母草洁面方”，另有王焘的《外台秘要》中亦记载有御医张文仲为武则天专门拟的一个叫“常敷面脂”的美容秘方。宋代官修方书《太平圣惠方》中载有“唐永和公主药澡豆”，为唐德宗李适的女儿永和公主每日洗脸时所用的营养皮肤之方。明朝太医龚廷贤的《鲁府禁方》中载有杨太真红玉膏，杨太真即杨贵妃玉环的道号。国医大师陈可冀携其团队整理清朝原始医药档案所编写的《清宫医案集成》中可以见到诸多皇帝妃嫔的美容保健药方。德龄所撰的《御香缥缈录》一书，描述了许多慈禧太后日常美容保健的方法。慈禧太后很重视面部美容，其常用面部保养方法有外涂和内服两种：外涂鸡子清，内服上好的小珍珠及人乳汁。慈禧太后还有专门的面部按摩器，名为“太平车”，以阻止皱纹继续生长。所以在慈禧太后70岁时仍肌肤柔滑，肤色娇嫩。

颜面部美容方剂根据其功效可分为护肤、祛疾两类。前者主要是针对皮肤粗黑不润、面生皯黯、皮肤皲裂多皱纹而设，多具有保养面部皮肤的功能，代表方剂如张贵妃面膏、唐天后炼益母草洁面方、杨太真红玉膏等。后者主要针对损容性疾病，如面部痤疮（面疱）、雀斑及其他有形之疾，代表方剂如金国宫女八白散、玉容散、孙仙少女膏等。宫廷之中所用面部美容方剂多为两者同治。以下是编者从诸多宫廷美容养颜方之中整理出的具有实用价值的养颜方剂，同时由于古籍所载之方往往药味繁多，制作工艺复杂，编者在此附上现代较为方便快捷的使用方法。

注意：本书中所有护肤品在使用前可先于耳后涂抹少许，观察是否出现过敏，如有不适，应停止使用。

第三节 美容外用方

1. 张贵妃面膏方

【来源】《肘后备急方》

【组成】鸡子1枚，丹砂二两。

【制法】鸡子穿去其黄，丹砂末之。丹砂末纳鸡子中，蜡封固口，安白鸡腹下伏之。候鸡雏出，即取之。不过五度，敷面，面白如玉，光润照人，大佳。

【功效】用于治疗面多䵟暗，或似雀卵色者。

【注意事项】方中丹砂二两，从书中前后结构来看，疑为一两。该药为硫化汞矿物，只能暂用，不可久涂，以防重金属吸收。

【按语】张贵妃即张丽华，系南朝陈后主（陈叔宝）的爱妃。张贵妃发长 7 尺，光可鉴人，又善修饰打扮，抹粉涂脂，妩媚多姿，光彩溢目，映照左右。

本方系张贵妃常用的傅面美容药方，主治面部䵟暗，指面部黑气，《圣济总录》描述为“点如乌麻，斑如雀卵，稀则棋布，密则不可容针”，相当于现代医学之黄褐斑、雀斑、黑变病等，多由风邪外客，痰饮浸渍，饱食安坐，宿食不消以及肾气虚弱，水邪上犯所致。方中鸡子清现代药理研究证实其中所含的烟酸能防止日光性皮炎所致的皮肤粗糙、增厚。同时鸡蛋清中所含的泛酸有促进毛发再生、防止头皮发痒和脱发的作用，并具有防止皮肤粗糙、消除细小皱纹的效果。丹砂为《神农本草经》所列上品，《名医别录》记载其美容作用为“通血脉”“悦泽人面”，又因其具有色泽朱红的特点，在古时美容方中常被用作添色之品，现已不用。两药相配，能够起到美容祛病的作用，四时均可用其改善面部颜色，使面色白中透红，长葆青春。

【现代用法】鸡蛋在日常生活较为常见，现介绍两款蛋清美容法。

（1）珍珠粉蛋清面膜

材料：无菌鸡蛋 1 个，珍珠粉 1 克。

用法：将 5mL 蛋清加入清洁的碗中，向蛋清中加入 0.1 ～ 0.3 克珍珠粉。充分搅拌均匀后为奶白色糊状，面膜制作即完成。用手指沾取面膜，均匀涂抹至全脸，待皮肤感到轻微紧绷时即可用清水洗去。

功效：收缩毛孔，紧致嫩白肌肤。

（2）蜂蜜蛋清面膜

材料：无菌鸡蛋 1 个，蜂蜜 1 匙，奶粉 2 匙。

用法：将蛋清、蜂蜜、奶粉混合均匀制成面膜，用软刷在脸上涂薄薄一层，20 分钟后用温水洗去。每周 1 次，连续使用半月。

功效：滋润皮肤，去除皱纹。

2. 唐永和公主澡豆方

【来源】《太平圣惠方》

【组成】白芷二两，白蔹三两，白及三两，白附子二两，白茯苓三两，白术三两，桃仁半升（汤浸，去皮），杏仁半升（汤浸，去皮），沉香一两，鹿角胶三两，麝香半两（细研），黑大豆面五升，糯米二升，皂角五挺，白蜜二两。

【制法】将桃仁、杏仁热水浸泡后去皮，麝香研细粉。先煎好三大碗浆水，再将鹿角胶放入熔化，把淘净的糯米和浆胶煮成粥，然后薄薄摊一层晒干，与诸药共捣细，过罗为粉，取黑豆面再和匀，即制成“澡豆”。另用酒半碗，白蜜二两，同放文火上熔化后，倒入澡豆内拌匀晒干之后加麝香粉。洗手、洗脸时用。

【功效】治疗面部暗沉，手皮干皴，使皮肤洁白光润。

【按语】永和公主是唐肃宗李亨的女儿，她一心研究美容养颜，给后世留下了两个护肤的药澡豆方，这是她每天洗脸时用来营养皮肤的中药方。

澡豆，在中国古代是以豆粉为主要原料的洗手、洗面用的粉剂，在唐朝以前鲜少记载于医书中。其最早出现于佛经之中，随佛法传入中国。唐朝以前，澡豆作为一种上层阶级才能使用的秘制药，鲜为普通百姓知晓，直至孙思邈首次将澡豆的配伍、制备及详细用法记载于书中，才于民间流传开来。《千金翼方》中说："衣香澡豆，仕人贵胜，皆是所要。"即下至贩夫走卒，上至皇亲国戚，"澡豆"是居家必备。根据需要配以不同药物所制成的澡豆又称为"药澡豆"，药澡豆同面脂、手膏、衣香一样，为当时的美容用品。制作药澡豆需要先做浆水，具体方法：用粟米煮成稠米饭，趁热放入冷水里，浸泡 5 ～ 6 天，待发酵至有白色泡沫时过滤澄清，即完成浆水的制作，放置备用。

方中桃仁、杏仁、鹿角胶、蜂蜜、黑大豆粉等可以活血通络，滋润皮肤；白芷、白及可养颜；白蔹、白术、白附子、白茯苓、浆水、皂角等能护肤洁肤消斑；麝香、沉香、白酒芳香通窍。经常用此方洗脸，有护肤洁肤之功效，使人肌肤光泽细嫩。

3. 唐永和公主药澡豆又方

【来源】《太平圣惠方》

【组成】白芷五两，川芎五两，瓜蒌仁五两，鸡骨香三两，皂荚十两，大豆半斤，赤小豆半斤。

【制法】将皂角炒后去皮筋。7 味药混合研为细末，除去豆壳备用。用粉洗脸，早晚各一次。

【功效】治疗面粗、面皱、面部色斑等。日用洗面，令人颜色悦泽。

【按语】这是永和公主洗脸的又一药澡豆方，方中鸡骨香（土沉香）祛风活络；大豆、赤小豆养颜利湿，其中所含的卵磷脂和维生素E等，可以对抗皮肤衰老，减少皱纹产生；白芷、川芎活血消斑；皂角洁肤。用此方洗脸，可以使肌肤细嫩白净丰满。

如今，澡豆已被肥皂、香皂等取代，古籍中所载澡豆方，大多药物数量繁多，且药品贵重，现代制作较不易，此澡豆方中药物数量较少，若有读者有兴趣制作此方，可将方中药品按比例减少用量，依法制成，体会古人洁面用品。

4. 唐天后炼益母草泽面方

【来源】《新修本草》

【组成】益母草。

【制法】农历五月五日，采益母根苗（不能带一点土，带土即无效）。将益母草晒干，粉碎过细罗，加入适量的面粉和水，调成如鸡蛋样大的团药，晒干。然后用黄土泥做一座炉子，炉子四旁各开一小孔，炉上层和下层放炭火，两层间放置药丸，点火煅制。大火烧约一顿饭时间，后用文火烧。不要灭火，火灭后会影响药物质量；更不要大火，否则药就变成黄黑色，用了也无效。只有用文火慢慢煨制，才能使药色洁白细腻而成上等药。文火煨制约24小时，将药取出，凉透，放入瓷钵中，用玉槌（或鹿角槌）研粉，过细罗，再研，如此反复，越细越好。药制好后，放入瓷瓶，密闭备用。使用时每十两药粉，加入滑石粉一两、胭脂一钱，洗面洗手方法同澡豆。一月之后，面如美玉。

【功效】可玉容润颜，消斑去皱，治疗面黑、面部色斑、面部皱纹。

【按语】武则天很注意美容保养，80岁时仍容貌秀美，《新唐书》载其“虽春秋高，善自涂泽，虽左右不悟其衰”。益母草泽面方就是她常用的美容秘方。该方被苏敬等人写在我国第一部药典《新修本草》上，后被多书转载。公元752年王焘将其收录于《外台秘要》，改名为“则天大圣皇后炼益母草留颜方”。该方后收录于《御药院方》，改名为“神仙玉女粉”。明代李时珍将它收入《本草纲目》，恢复原名。王焘在《外台秘要》中说：“如经年久用，朝暮不绝，年四五十岁妇人，如十五岁女子。”

益母草是妇科良药，于夏季采摘药效最高，内服具有清热解毒、利水消肿之功用，外用可清除自由基，提高机体抗氧化能力，促进胶原蛋白生成，减缓细胞凋亡，预防皮肤老化。加入滑石粉、胭脂等可以治疗粉刺及黑斑，使面颊光滑润泽。夏季与心相通，益母草其性偏凉，可入心包经，于夏季洁面可使面部清凉舒爽，又可以改善面部色泽，起到调养五脏六腑之功。

【现代用法】

材料：全株益母草

用法：将益母草全株用清水洗净，沥干水分，切细、晒干、研为粉末，加入适量的水和面粉，调和并揉成汤圆大的团状，然后用文火煨一昼夜，待凉后再研成粉末。每300克药粉中加入滑石粉30克、胭脂粉3克，拌匀，放入瓷瓶中，密封备用。

附：益母草轶事

益母草为《神农本草经》中上品，别名茺蔚子，其味辛、甘，其性微寒，无毒，明目益精，除水气，疗血逆，主治大热头痛心烦。益母草久服轻身，功效祛痰利水，活血化瘀，亦为妇人胎产调经之要药。

益母草入药已有两千多年的历史，民间还流传着关于它的神话。相传从前有位心地善良的姑娘，名叫秀娘，婚后不久便怀孕了。有天，她正在家里纺棉花，突然一只受伤的黄麂跑进屋来。秀娘知道是猎人射伤了它，她于心不忍，便把它藏到自己的坐凳下。不一会儿，猎人果然追来了，问秀娘有没有见过这只受伤的黄麂。秀娘不慌不忙地给猎人指向东边，待猎人向东追去后，秀娘放出黄麂，让它向西逃。黄麂好像听懂了她的话，屈膝下跪，连连叩头，然后往西逃走。不久，秀娘临盆，但是不幸难产，吃了催生药也没用，接生婆也手足无措。这时，那只她救过的黄麂出现在门口，口中叼着一棵香草，慢慢走到她床边“咯咯”直叫，双眼还噙着泪水。秀娘明白了黄麂的来意，便叫大夫把香草接过来，此时黄麂才点头离去。秀娘服下用这棵香草煎的药汤，疼痛渐止，浑身轻松，没过多久，婴儿便呱呱坠地，全家十分高兴。秀娘知道了这种草药的功效，便采了许多种在房前屋后，专门给产妇生孩子时服用，并起名为“益母草”。

5. 常敷面脂

【来源】《外台秘要》

【组成】细辛、葳蕤、黄芪、白附子、薯蓣、辛夷、川芎、白芷各一分，瓜蒌、木兰皮各二分，猪油二十分。

【制法】上药切碎，以绵裹，用酒浸渍一宿，取出诸药放入猪油中煎之（煎沸七沸），别出一斤白芷煎，色黄药成，去渣，搅匀，凝固后即成面脂，敷面用。

【功效】主治面不光润、面黑及面部皱纹。

【按语】张文仲是唐代宫廷内著名的御医，此面脂方相传是其为武则天所拟，被王焘收录于《外台秘要》中。面脂即润面的油脂，常作为美容养颜之品。至唐代，面脂中的成分除了动物油脂外，还会添加许多香料来达到养护皮肤的效果，另外香料具有芳香辟秽的作用，适于长夏季节应用。在面脂中加入中药如白芷、川芎、辛夷等有美白去皱等功效，在唐朝极为盛行。方中葳蕤、瓜蒌、猪油滋阴润肤；细辛、白附子、辛夷祛风通窍；黄芪、山药益气补肾；川芎、木兰皮活血消鼾。该面脂兼益气、养阴、活血、润肤、美白于一方，美容养颜疗效显著。木兰皮现可用黄柏代替。

【现代用法】

材料：细辛、玉竹、黄芪、白附子、山药、辛夷、川芎、白芷各1克，瓜蒌、黄柏各2克。

用法：将上述药材用纱布包裹好后，放入药罐中，加入适量清水，小火慢熬30分钟后，除去药渣，以面膜纸吸取药液，敷面15分钟，再以清水洗净即可。

注意事项：药液保存期限较短，建议冰箱冷藏保存2～3

天（所有敷面类皆如此保存）。

附：唐朝盛行的唇脂

面脂与唇脂都是唐朝常用的美容养肤之品。南北朝之前，唇脂主要由朱砂与动物油脂等制作而成，到了唐朝，紫草逐渐代替了朱砂的地位。唇脂的颜色也因紫草与黄蜡、紫腊的调和，由单一的朱色变生出紫色、肉色等多种颜色。唐代唇脂不仅颜色有了创新，由多种域外香料制成的“甲煎”口脂芳香馥郁，更是成了唐人唇妆的流行风向标。“甲煎”口脂中除了显色物质和动物油脂外，更加入了甲香、沉香、麝香、甘松香、艾纳香、沉香、苏合香、白檀香、薰陆香等香料。甲香为蝾螺科动物蝾螺或其近缘动物的掩厣，可入药，也可作合香原料。不仅宫中有专门制作口脂的合口脂匠，在腊日这天皇帝还要将“甲煎”作为贵重的礼物赏赐给大臣。历史上大家都熟知的杜甫、刘禹锡等人都曾收到过皇帝送的口脂，并做诗表达感谢。比如杜甫的这首《腊日》：

腊日常年暖尚遥，今年腊日冻全消。

侵陵雪色还萱草，漏泄春光有柳条。

纵酒欲谋良夜醉，还家初散紫宸朝。

口脂面药随恩泽，翠管银罂下九霄。

6. 杨太真红玉膏

【来源】《鲁府禁方》

【组成】杏仁（去皮）、滑石、轻粉各等分，麝香、冰片少许。

【制法】将前 3 味药共研成细粉，蒸后放入冰片、麝香，用鸡蛋清调匀成膏状，洗脸后搽敷。

【功效】本品有嫩面润肤之效，用后 10 日皮肤艳红如玉，治疗皮肤粗糙不洁。

【注意事项】方中轻粉有毒，现已不用，可用白矾替代。

【按语】杨太真乃杨玉环的道号。相传杨玉环有沉鱼落雁、闭月羞花之貌，更有诗歌记载其“回眸一笑百媚生，六宫粉黛无颜色”。本方是她常用的美容膏，于《闺阁事宜》中亦有记载。方中杏仁润泽皮肤，疏通血脉；轻粉可使肌肤洁白细嫩；滑石疏利毛窍，清爽皮肤。现代药理研究表明，滑石粉由于颗粒细小，总表面积大，吸附性强，故有保护皮肤和黏膜的作用。以上 3 味药研成细粉，蒸后加入冰片、麝香，可使药物气味芳香，鸡蛋清调和诸药成膏，有去皱润肤的功效。

【现代用法】

材料：杏仁、滑石、白矾各 10 克，麝香末 0.3 克，冰片 1 克，鸡蛋清适量。

用法：将上述药材放置药罐中，加入适量清水，小火慢熬 30 分钟后，用面膜纸吸取药液，敷面 15 分钟后用清水洗掉。

7. 唐宫迎蝶粉

【来源】《事林广记》

【组成】粟米。

【制法】取粟米一斤，淘净（多次换水），倒入瓷钵，使水高出粟米 1 厘米，浸泡后用细纱布滤出水，然后再用纱布盖住钵口，晒干后取出粟米研成细粉，将香花半斤放于粉上，密封 24 小时，去花，封严，备用。化妆搽脸用。

【功效】可嫩面、去皱、香肤，治疗面粗、面皱。

【按语】这是明《永乐大典》引《事林广记》上的唐代宫廷化妆秘方，由粟米粉经香花熏成。粟米和胃安神，用粟米粉养颜，花香辟秽，可舒展皱纹，使面容细嫩。

8. 崔氏造燕脂法

【来源】《外台秘要》

【组成】准紫铆一斤，白皮八钱，胡桐泪半两，波斯白石蜜两碟。

【制法】上四味，于铜铁铛器中注水八升，急火煮水令鱼眼沸，纳紫铆，又沸，纳白皮，搅令调。又沸，纳胡桐泪及石蜜。经十余沸，紫铆并沉向下，即熟。以生绢滤之，渐渐浸叠絮上，好净绵亦得，其番饼小大随情，每浸讫，以竹夹如干脯，猎于炭火上，炙之燥，复更浸，浸经六七遍即成。若得十遍以上，益浓美好。

【功效】改善面黑，面部色斑，面部干燥。

【按语】燕脂亦叫胭脂，是中国古代常用的美容剂之一。相传燕脂起自商纣，用红（蓝）花汁凝造，调脂修饰女性面部。因为它产于北方燕地（大约相当于北京附近），所以称为“燕脂”。燕脂有 4 种：一种以红（蓝）花汁染胡粉（即铅粉）而成；一种以山燕脂花汁染粉而成；一种以山榴花汁做成；一种以紫铆（矿）染绵而成。本方介绍的就是最后一种。紫铆是一种赤红色的树胶，形状类似血竭，功能破积血，生肌止痛，主治湿痒疮疥，宜如膏用。制燕脂则是用它鲜艳的红色装饰面容。胡桐泪、白石蜜既可以增加紫铆的黏性，又能消肿解毒、散风止痛，滋润面部皮肤。白皮乃桑白皮，可扩张血管，改善面部血液循环，使颜面红润光泽。

附：胭脂的来历

胭脂的来历比较主流的有两种说法。

（1）商纣王发明了胭脂

根据五代马缟《中华古今注》记载：燕脂，盖起自纣，以红蓝花汁凝为脂，以燕国所生，故曰燕脂。商纣王的宠妃妲己杏眼桃腮，冰肌玉肤，深得纣王宠爱，于是纣王为了讨好妲己发明了一种桃花妆，用各种花瓣的汁液凝成脂粉，涂在面颊上，使妲己看起来更加漂亮，这就是“燕脂”。

（2）胭脂起源于匈奴说

自来持此说者，都是根据《西河旧事》等书之记载。据说匈奴在汉武帝统治时期，失去祁连、燕支二山之后，曾凄凉地唱出一首悲歌：“亡我祁连山，使我六畜不蕃息；失我燕支山，使我嫁妇无颜色。”燕支，又作焉支，其山遍生燕支花，即红花。匈奴嫁妇，采其花，榨其汁，凝为脂，以为饰。后来，燕支才写作燕脂、胭脂。传说燕支山上开满了红色的花，这种花既美丽又鲜艳，是草原狼神赐予草原最漂亮明珠（草原上最美的女人）的礼物，所以草原民族每逢嫁妇的时候，都会为新娘摘一株燕支花插于头饰上，用于象征新娘是最美的明珠。

9. 唐太平公主面药

【来源】《琐碎录》

【组成】桃花、乌鸡血。

【制法】农历三月三日摘桃花，阴干，研粉，七月七日收乌鸡血调桃花粉成膏，密封。用以搽脸及身。

【功效】玉容洁肤。

【按语】唐朝太平公主是武则天的女儿，面药是她用作美容的化妆品。《神农本草经》说桃花可以“令人好颜色”;《千金翼方》记载桃花阴干研末或浸酒服，“令人面洁白悦泽，颜色红润”。《备急千金要方》亦载:“桃花三株，空腹饮用，细腰身。”《黄帝内经》云:“春三月，此谓发陈，天地俱生，万物以荣。”桃花在春日里绽放，正如肝气生发之象，将桃花入药，符合春季养生之道。现代研究证明，桃花含有的山柰酚，香豆精等均可以作为化妆品的原料。乌鸡是中医传统用作妇科滋补肝肾的良药，乌鸡血可以营养皮肤。两者合用调成膏，可以滋润皮肤，使人容光焕发。

【现代用法】

材料：新鲜桃花、蜂蜜或牛奶适量。

用法：将桃花阴干后研成药末，过筛，以粉质细腻为度，调膏时，将蜂蜜或牛奶缓慢倒入桃花粉中，均匀调和成膏状，用来搽脸或擦拭全身。

注意事项：放入冰箱冷藏贮存，保存期限半个月左右。

10. 赵婕妤秘丹令颜色如芙蓉

【来源】《香奁润色》

【组成】落葵子（不拘多少）。

【制法】将落葵子洗净蒸熟，于烈日中晒干，去皮，取出仁细研，蜂蜜调匀。睡前敷面，次早洗去，光彩宛如初日芙蓉。

【功效】润泽肌肤，美容。

【按语】赵婕妤即赵飞燕，为汉成帝的妃子，后封为皇后。她以美貌著称，所谓“环肥燕瘦”讲的便是她和杨玉环。此方是其常用敷面方。落葵子，《名医别录》载：“主悦泽人面。”

【现代用法】

材料：落葵子 10 克，蜂蜜适量。

用法：将落葵子研粉，过筛，以粉质细腻为度，缓慢加入蜂蜜，均匀调和成膏状，敷面 15 分钟后洗去。

11. 麝香面膏

【来源】《太平圣惠方》

【组成】麝香半两，猪胰三具（细切），蔓荆子三两（研），酥三两，瓜蒌瓤五两（研），桃仁三两（汤浸，去皮尖，研）。

【制法】将猪胰切碎，桃仁汤浸去皮尖，蔓荆子、瓜蒌瓤、桃仁、麝香都研细粉，酥油文火熔化，诸药共调成稠膏，用细纱布裹，泡入粮酒二升中，三日后取出，密封贮存备用。每晚临睡前搽脸。

【功效】令面洁白滑润，光彩射人，治面黑无精光。

【按语】此方出自唐代孙思邈的《备急千金要方》，名为“令人面洁白悦泽颜色红润方”，从唐到宋，经 300 多年流传，后在原方基础上加上麝香和酥油，改名“麝香面膏”，为宋代皇帝、后妃所常用，宋太宗赵光义令医官王怀隐等人编写的《太平圣惠方》收录此方。方中麝香芳香通窍，能祛雀斑；蔓荆子增白去皱；瓜蒌瓤润面玉容；桃仁化瘀除斑；猪胰、酥油为调和剂，能营养皮肤。此面膏是增白玉容、润面香肤的佳品。

12. 御前洗面方

【来源】《御药院方》

【组成】糯米一升（碾作粉子），黄明胶一两，大皂角半斤（火炮，去皮），白及一两，白蔹一两，香白芷二两，白术一两半，沉香半两，藁本一两（去皮，净），川芎一两（去皮），细辛一两（去土、叶），甘松一两（去土），川茯苓一两半，白檀一两半，楮桃儿新者三两。

【制法】上为细末，洗面用。

【功效】洁面美容。

【按语】本方为皇帝的洗面方，方中以皂角温通去秽，糯米面、黄明胶润肤养颜，川芎、白芷活血散风，并配伍诸药洁面美容。方中重用糯米粉为主药，可使皮肤白嫩细腻。糯米粉调水做成的面膜具有良好收敛性，紧实性，能有效地收缩毛孔，使肌肤光滑细腻，还能够深层清洁脸部。

13. 皇后洗面方

【来源】《御药院方》

【组成】川芎、细辛、附子、藁本、藿香、冬瓜子、沉香各一两，白檀二两，楮桃半斤，白术半两，丝瓜四个，甘草二两，生栗子半两，杜零陵二两，广零陵一两，白及二两，白蔹一两半，土瓜根一两，阿胶、吴白芷二两，白茯苓二两，龙脑二钱半，皂角末一两，糯米粉一斤半。

【制法】上为细末，洗面用。

【功效】洁面美容。

【按语】本方为御前洗面药的化裁方，方中白檀香、沉香、糯米粉较前加量，还加阿胶滋阴润肤，皂角末仅为御前洗面方量的八分之一，更适合女性使用，故名皇后洗面药。广零陵、杜零陵为产地不同的两种零陵香，在本方中作为香料使用。

【现代用法】以上三个美容方，均可制作为汤液，用面膜纸吸取药液敷脸使用，但三方成本较高，且药液保存期限较短，故不推荐使用。

14. 金国宫女八白散

【来源】《医方类聚》

【组成】白丁香、白僵蚕、白牵牛、白蒺藜、白及各三两，白附子、白茯苓各半两，白芷二两，皂角三锭，绿豆少许。

【制法】皂角去皮弦，与他药共为细末，和匀。

【功效】润泽肌肤，去垢腻。并治皮肤瘙痒，面有黑斑或生痤痱及粉刺之类。常用洗面，面如玉。

【按语】此方为金朝章宗宫廷洗面方，方中使用了八种“白”药，故称为八白散。本方所治面部疾病皆由风邪侵袭，经络不畅所致，故采用白芷、白僵蚕、白附子以散面部风邪，白丁香（麻雀粪）、白牵牛、白及、白茯苓除湿，配合皂角除垢润滑，绿豆粉解毒爽面为佐，共奏散风止痒、润面除垢之效。白芷、僵蚕、茯苓、白及四味药对面部有增白美容作用。现代研究证实，白附子、牵牛具有促进角质更新和皮肤色素代谢的作用。因此常用洗面，可使“面如玉”。此方中白丁香现代可用同样功效的苍术替代。

【现代用法】

材料：苍术、僵蚕、牵牛子、白蒺藜、白及各 90 克，白芷 60 克，白附子、茯苓各 15 克，皂角 75 克，绿豆少许。

用法：上述药材研成粉末后均匀混合，每次取 15 ～ 30 克药粉，加入适量清水，小火慢熬 50 分钟，滤去药渣，用面膜纸吸取药液，敷面 15 分钟后用清水洗去。

15. 加减玉容散

【来源】《慈禧光绪医方选议》

【组成】白芷一两五钱，白牵牛五钱，防风三钱，白丁香一两，甘松三钱，白细辛三钱，山柰一两，白莲蕊一两，檀香五钱，白僵蚕一两，白及三钱，鸽条白一两，白蔹三钱，鹰条白一两，团粉二两，白附子一两。

【制法】共研极细面，每用少许，放手心内，以水调浓，搽搓面上，良久再用水洗净，一日二三次。

【功效】治疗面风、面部黧黑斑。

【按语】本方出自《医宗金鉴》玉容散。原方治面部黑斑，功效温通经脉，祛风活络，外用润泽皮肤，本方由原方去白术、茯苓、白扁豆、荆芥、羌活、独活、加山柰、檀香而成。慈禧患面风多年，左侧面部自眼以下连颧，时作跳动，时有反复，当为面神经痉挛无疑。御医李德昌等于光绪十四年拟此方时，慈禧五十三岁，面风已颇有进展。因而本方既用治面风，又有祛斑美容之意。

黧黑斑，是指颜面部发生褐色及深褐色皮肤损害，类似今之黑变病、黄褐斑等皮肤病。中医认为，五脏六腑的气血通过经络上注于面，面得其滋润荣养，方能现红润光泽。关于黧黑斑的成因，或因脏腑有痰饮，或风邪侵袭面部腠理，使气血不和，滞而成瘀，皮肤失去濡润则形成，形状不一、大小不定、颜色为褐色或深褐色的色斑。方中白牵牛、白附子散湿除痰，防风、细辛、白附子、白芷可发散郁于面部皮肤的风邪，甘松、檀香具有芳香醒脾、活血通络之效。诸药相伍，可有祛风活血通络、亮白生新之功。现代药理研究表明，白芷、白蔹、白及等对皮肤致病菌有不同程度的抑制作用，可使皮肤光洁，去除面部黑斑。鹰条白、白僵蚕、白丁香等又是祛瘢痕的药物。将诸药制成香粉，每日搽面，可消除面部黑斑，使皮肤洁白。

16. 加味香肥皂方

【来源】《清宫医案研究》

【组成】檀香三斤，木香九两六钱，丁香九两六钱，花瓣九两六钱，排草九两六钱，广零陵九两六钱，皂角四斤，甘松四两八钱，白莲蕊四两八钱，山柰四两八钱，白僵蚕四两八钱，麝香八钱（另兑），冰片一两五钱。

【制法】共研极细末，红糖水合，每锭重二钱。

【功效】主治面生黑点，酒刺，粉刺，皮肤瘙痒、黯惨无光，容颜不润，面皯白屑，汗斑等症。

【按语】宫中讲求美容玉面，取各种香料、花瓣、莲蕊，同皂角制成此方。其中排草即排香草，广零即广零陵香，二药与檀香均具浓烈之香气，用此香皂洗沐，涤垢洁肤，幽香辟秽。此方由宫中太医所拟，专为慈禧配制，除祛垢芳香之用外，尚有玉容养面之功。

【现代用法】

随着现代科技的发展，慈禧、光绪所用中药香皂和其他美容护肤医方的经验已与现代护肤用品的研制相结合，作为这种结合的首批丰硕成果——紫禁城牌老年香皂，已进入千千万万个家庭，广受欢迎。

紫禁城牌老年香皂，是由吉林省辽源市油脂化工厂和中医研究院西苑医院老年医学及清宫医案研究室，根据清代宫廷有关香、肥皂及洗涤护肤等方面的经验而合作研制的，是可以用来治疗老年人皮肤瘙痒的护肤保健香皂。北京友谊医院等多个医院的皮肤科对该香皂的疗效进行过临床观察，结果显示该香皂对于中青年的皮肤瘙痒及皮肤保健也有较好的疗效。溥仪的胞弟溥杰用了这款老年香皂，认为其香气和宫廷香皂十分相近，只是那时皂体较暗，形状是圆的，现在的皂色泽鲜亮，形状与宫廷香皂也不相同，于是欣然题下“紫禁城”三个字。

附：清朝内廷制度

每年夏季（农历 4 ～ 6 月），皇帝除将一些清凉祛暑药品分赏给诸王公大臣外，还包括加味香肥皂、神效活络丹、御制平安丹、回生第一仙丹、熊油虎骨膏、仙鹿膏、培元益寿膏等。

17. 玉肌散

【来源】《外科正宗》

【组成】白芷二钱，滑石二钱，白附子二钱，绿豆粉四两。

【制法】共研极细末，洗面。

【功效】治疗面貌粗涩不润，黑暗无光，雀斑痦子。

【按语】本方有芳香辛温的白芷、白附子，其能宣散阳明、厥阴经湿邪，通利血气；滑石、绿豆粉有滑腻肌肤、洁白颜面之功效。诸药合而用之，使脉道通畅，气血宣达，肌肤光洁。此散或加香豆面洗之，或兑入粉内用之。书中称："（玉肌散）常洗能润肌肤，悦颜色，光洁如玉，面如凝脂。"

【现代用法】

材料：白芷、滑石、白附子各 2 克，绿豆 40 克。

用法：将上述药材放置药罐中，加入适量清水，小火慢熬 45 分钟，用棉纱布滤去药渣，用面膜纸吸取药液，敷面 15 分钟，再用清水洗净即可。

18. 沤子方

【来源】《清宫外治医方精华》

【组成】防风、白芷、山柰、茯苓、白及、白附子（方中尚有二药，不详）。

【制法】上药共研粗渣，用白酒二斤，将药煮透去渣，兑冰糖、白蜜，合匀候凉，再兑冰片、朱砂面，搅匀装瓷瓶内收。

【功效】祛风化痰，荣养肌肤。

【按语】沤子为化妆美容之代称。凡化妆方药多以膏霜收贮，其状稀稠，犹如水泡，故以沤子名之。又据司马相如《上林赋》所云："芬香沤郁，酷烈淑郁。"可以佐证沤子方即为嫩面美容方。御医庄守和所拟此方，与《备急千金要方》《外台秘要》嫩面方相较，尚配有山柰等香料，是其特异之处。此方为慈禧太后常用。

19. 杏仁粉

【来源】《清宫外治医方精华》

【组成】杏仁十两，茯苓二两，莲子二两，白米面六斤，白糖十两。

【制法】共研细面。

【功效】润肺化痰，止嗽定喘，利胸膈，壮声音，祛斑玉容。治疗咳嗽痰喘及头面诸风，黑斑黯痣。

【按语】此方既可内服，又能外用，治疗时用水熬数沸，随意服之，久服则声音洪亮，面貌光华。用之浴面，日久可有玉容之效。

【现代用法】

①将杏仁、茯苓、莲子磨成粉，用热牛奶冲泡服用。②将杏仁、茯苓、莲子磨成粉，放入茶袋中，用沸水冲泡代茶饮，药末可用来敷脸。

20. 七白膏

【来源】《御药院方》

【组成】香白芷、白蔹、白术各一两，白茯苓三钱（去皮），白及半两，白附子三钱，细辛三钱（去叶、土）。

【制法】上件为细末，以鸡子白调，丸如弹子大，或如人小指状，阴干。每夜净洗面，温浆水于瓮器内磨汁，涂之极妙。

【功效】美白除皱。

【按语】七白膏最早见于宋朝官修方书《太平圣惠方》，方名“令面光白腻润去面皱方”，具有“令面光白腻润”的功效，《御药院方》对其进行传承改进，名“七白膏”。现在市面上广为流传的七白药液、七白祛斑面膜等，便是由此方演变而来。

【现代用法】

材料：七白膏配方药粉适量，无菌鸡蛋1枚，酸奶。

用法：将七白膏配方药粉与生鸡蛋蛋清及酸奶混合，搅拌均匀，用面膜棒舀起后能呈现丝状下滴为最佳，涂于面部，保持15～20分钟，刮去面膜，清水洗净，长久使用有美白去皱的功效。

第四节　美容内服方

1. 夏姬杏仁煎

【来源】《备急千金要方》

【组成】杏仁三升，羊脂四斤。

【制法】杏仁三升纳汤中，去皮尖，双仁熟捣盆中，水研取七八升汁。以铁釜置塘火，取羊脂四斤，就釜内磨消，纳杏仁汁。

温之四五日，色如金状，丸如弹。日三服，百日肥白易容。人不能识也。

【功效】可丰满长肌肉，治疗消瘦、虚弱。

【按语】夏姬为春秋时期郑国国君郑穆公的公主，自幼身体消瘦纤细，十六岁时仍发育欠佳，身体纤瘦，御医便献上杏仁方，公主吃了一年后，身体逐渐丰腴，这令郑穆公和公主非常欣喜。杏仁既能降气化痰，又能润肠通便；羊脂为山羊或绵羊的脂肪油，富含脂肪酸甘油三酯，能补虚润燥，治疗虚劳羸瘦、肌肤枯焦。两者合用，有助消化吸收、增重长肌肉之效。

【现代用法】用羊脂炸甜杏仁，待杏仁炸到酥脆即可，平时可当零食食用。

2. 红颜酒

【来源】《万病回春》

【组成】胡桃仁四两（泡，去皮），小红枣四两，白蜜四两，酥油二两，杏仁一两（泡，去皮尖不用，双仁煮四、五沸，晒干）。

【制法】先将白蜜与酥油溶于白酒中，将核桃仁、杏仁、红枣一同碾碎，浸泡在白酒内二十一日。其后每早服二、三杯。

【功效】润肺利肠，养颜抗衰。

【注意事项】不能饮酒或对酒精过敏者不宜服用。用量每日不超过 50mL。

【按语】此方为明代御医龚廷贤常用的养生酒方，方中杏仁、核桃仁、白蜜均可润肠通便，现代药理研究证实具有润肤养颜的作用，红枣补益气血，白酒和血通络。该药酒药性平和，所选药材为药食两用之品，常服可增强体质，延缓衰老。

【现代用法】

材料：白蜜、酥油、白酒等量，核桃仁、杏仁、红枣各 20 克。

用法：将白蜜和酥油溶于白酒中，加入与白酒等量的清水，倒入核桃仁、杏仁、红枣，小火慢熬半小时后，滤出药液，每日晨起温服一小杯。

3. 珍珠茶

【来源】《御香缥缈录》

【组成】珍珠粉、茶叶。

【用法】以沸水冲泡茶叶，取茶汁送服研成极细粉之珍珠，长期服用。

【功效】美容抗衰除皱。

【按语】《御香缥缈录》又名《慈禧太后私生活实录》，作者为德龄郡主，她是慈禧御前八位女官中最为得宠的一位，也是晚清极少数受过西方教育，能说英语、日语及法语的中国女性。该书是作者在慈禧身边的所见所闻，对于我们了解慈禧太后的日常养生保健具有一定的参考价值。书中记载，慈禧太后直至老年，面部及周身皮肤仍细腻红润，这与她平时注意养生美容，尤其是常服珍珠茶有关。将上好的小珍珠研粉，慈禧太后每 10 天服一次，每次服用一茶匙，几十年未曾间断。现代研究表明，珍珠与茶叶之中含有多种人体所必需的氨基酸与微量元素，对皮肤有很好的营养作用。珍珠茶堪称美容除皱的首选良方。

附：慈禧美容养生法

（1）人乳汁

德龄于书中记载，除了常服用珍珠粉，慈禧太后还有另外一个内服美容之法，就是服食人乳汁。她坚信人乳具有美容养颜的作用，从年轻时开始每天都要喝大半碗。乳母是太后从满八旗旗丁妻子中挑选雇佣而来的，一般有两三个，饮食从优，衣服力求洁净，乳母们带着孩子一起住进宫来，每天早上轮流将乳汁挤出，给太后服食。

（2）睡前养护

睡前养护一般在晚膳后进行。首先将鸡子清涂在面部皱纹处，至上床安息前 30 ～ 40 分钟用宫廷自制的肥皂和清水将鸡子清洗掉。肥皂是用玫瑰花或茉莉花汁合上几种不知名的油类制成，香气浓郁。洗去鸡子清后，在面部搽上耐冬花露。

制作耐冬花露的器具与现代的蒸馏器相似，全部由铜制成，一排共是三个圆筒；第一个圆筒里面是少许的水和酒精，下面小火熏蒸，酒精和水所蒸发的蒸气便从一根很细的铜管里流往第二个圆筒里，第二个圆筒内装满耐冬花，下面也用小火熏蒸，第一个圆筒内流来的水蒸气与耐冬花的水蒸气相合，从另外一支细铜管中流进第三个圆筒中，这时候所得的水汽，已是酒精、水和耐冬花三者所混合成的液体，并充满着一股花香，与我们现代所用的香精类似。

（3）晨起梳妆

早上慈禧太后起床后，会有一个太监捧着一盂特地熬就的脂油侍奉在旁，这种脂油与饮食中的油不同，比较稀薄一些，中间掺有花露，有香味。太后会用自己的手指在那盂内轻轻挑起脂油，涂在掌上，等它渐渐溶化后再涂到脸上去，涂满脸部。这一种脂油涂上去是为了要消除前一晚所涂的耐冬花露。十数分钟后，用最柔软的毛巾把油一起擦掉，接下去便是敷粉和涂胭脂了。每天早上慈禧太后都会重复这一套流程，永远不变更。

（4）美容器具

慈禧太后除了常在面部涂“玉容散”等膏剂外，还会用一种器具按摩面部肌肤。《御香缥缈录》中载，慈禧太后的梳妆台上放有两根长二三寸的光滑玉棍，两头镶着金柄。每天早晨，太后用它在自己脸上上下滚动，以阻止皱纹继续生长。

此玉棍即“太平车”，因为太平车使用时会直接接触面部，所以它的选材格外讲究。《本草纲目》载，玉能“除胃中热，喘息烦满……助声喉，滋毛发……养五脏”。大家熟悉的玉枕、玉梳、玉杯等，都是基于玉石的特性发挥颐养生命、延年益寿的功用。运用太平车自下而上按摩面颊、额头，可有效促进血液循环，舒缓神经；从内至外轻搓眼下，可淡化眼袋，缓解细纹；提拉颈部、下巴，则可缓解颈纹，瘦脸收下巴。现代药理研究证实玉石中的微量元素，能增加氧气的输送，帮助皮肤排泄废物和二氧化碳，减少油脂的积累，促进细胞新陈代谢，除皱抗衰。

（5）四季之花

慈禧太后喜爱赏花，宫中上苑内种植着各式各样的花草，其每隔三两天便会在园中赏花。除了赏花，她也会物尽其用，或将鲜花作为食品美容养身，或将鲜花制作成化妆品使用。古人食花历史悠久，早在春秋时期爱国诗人屈原的诗词中就有记载，《离骚》“朝饮木兰之坠露兮，夕餐秋菊之落英”；唐代诗人杜甫不但食槐花，且食槐叶，其诗“青青高槐叶，采掇付中厨”即为明证，可见古人有食花之风。

春季清明节前后，玉兰花盛开，慈禧太后命御膳房摘下完整的花瓣，浸在用鸡蛋调和的面粉里，分甜咸两种，加些鸡汤或精糖，一片片地放在油锅进而炸透，做成香甜又清脆的玉兰片，这与我们现代的天妇罗很相像。

春末夏初，玫瑰花、茉莉花盛开，宫人将花朵晒干，混在茶叶之中供慈禧太后饮用。玫瑰花、茉莉花均有疏肝解郁之功效，适合在春季饮用，可达到调肝养肝的效果。现代社会也常将玫瑰花、代代花、茉莉花等作为代茶饮。宫中还将玫瑰花与糖做成一种甜酱，类似于现代的果酱，口感香甜。另外，玫瑰花与凤仙花的汁液常常作为化妆用品，如慈禧太后常用的香皂及胭脂，混合了多种鲜花的汁液，其中就包括这两种。

夏季荷花开得旺盛时，慈禧太后会与近身女官一起畅游昆明湖，在太阳升起的时候，看朝荷迎日。荷花也是慈禧太后的夏日小零食，做法与春季的玉兰花相似。

秋季菊花盛开，深得慈禧太后喜爱，其最常服用的养生益寿之品——菊花延龄膏便是由鲜菊花一味药制成，具有清肝明目的作用，久服可益寿延年。现代的临床和实验研究不仅验证了菊花具有疏风清热、平肝明目之效，而且也表明菊花能通过防治冠心病、高血压病、动脉硬化和高脂血症等威胁老年人健康的常见病，从而发挥“益寿延年”之效。

食用菊花之前，先要说一下火锅，火锅又称暖锅、热锅，是温熟食、煮生食的“炊食合一”用具。苑洪琪在《故宫宴》中写道：“清代宫廷的火锅有其独特的历史传统和饮食特色。那慈禧太后是怎么食用菊花的呢？第一步，先将名为雪球的白菊花采下几朵，雪球的花瓣短而密，且非常洁净，宜于煮食，采下之后，就把花瓣一起摘下，放在溶有稀矾的温水中清洗干净；第二步，由御膳房里端出一具银制的小暖锅，暖锅里先已盛着大半锅的原汁鸡汤或肉汤，桌子上的小碟子里盛着生鱼片或生鸡片；先将鱼片或肉片投入汤内，五六分钟后，将盖子揭起，再将菊花瓣抓一把投下去，把锅盖盖上，再等候五分钟，这一味美食便煮成了。

第五章　养发诸方

第一节　中医养发溯源

中国古代男女皆蓄留长发，因此积累了较为丰富的头发养护经验，而这些养护方式都侧重于天然传统的中医中药养护。古人对毛发的养护多侧重于外治，其中涉及了生发、乌发、润发香发、染发等多个方面。

秦汉时期《黄帝内经》中便记载了有关于毛发的生理及病理，如《素问·上古天真论》曰："女子七岁，肾气盛，齿更发长……五七，阳明脉衰，面始焦，发始堕；六七，三阳脉衰于上，面皆焦，发始白……今五脏皆衰，筋骨解堕，天癸尽矣，故发鬓白……而无子耳。"《素问·五脏生成》载有膳食失衡对毛发的影响。《神农本草经》中有百余种药表述有"美色""治疗头不白"等功效。

隋代巢元方《诸病源候论》设《毛发病诸候》专篇进行讨论，提出"毛发病"一词，论述颇丰。唐代《外台秘要》第三十二卷中有美眉美发方 87 首。唐朝盛行腊日时君主赏赐臣下头膏、面脂、澡豆等用品，对头发的养护可见一斑。

宋金元时期养发护发之法得到了进一步发展，宋代三大官修方书《太平圣惠方》《圣济总录》中皆载有美容方数百首，其中关于养发护发的方剂亦不在少数，并列有抗衰乌发药膳，能达到延年益寿的目的。《御药院方》中载录有宫廷养发方剂如“长发滋荣散”“洗发菊花散”等。

明清时期养发护发之法趋于成熟，《本草纲目》中记载有乌发功效的药物达百余种，当时的医学专著如《济阳纲目》《寿世保元》《普济方》等都载有养发乌发的条文，并完整介绍了乌发方剂的使用步骤、注意事项，意味着养发乌发之法已建立了完整的体系。

第二节 宫廷养发概述

中医认为，头发的生长发育与肾的关系最为密切。隋代巢元方《诸病源候论·毛发病诸候》说：“肾主骨髓，其华在发。若血气盛，则肾气强，肾气强则骨髓充满，故发润而黑；若血气虚，则肾气弱，肾气弱则骨髓枯竭，故发变白也。”“足少阴之经血，外养于发，血气盛，发则润黑；虚竭者，不能荣发，故令发变黄。”可见肾气的强弱直接影响头发的光泽。《黄帝内经》上讲，肾脏与冬季相对应，冬季是养护肾脏的最佳季节，因此冬令进补对养发护发也有较好的作用。

拥有一头乌黑亮丽的头发也是古人的追求，古时形容女子样貌出众的描述，不乏对头发的细致描写，如“青丝如瀑”“鬓似乌云”“云髻峨峨”等，再加上精致的发髻，便可以充分展示个人风采。在一些画卷中，不同朝代女性发髻的样式也各有不同，且不同的发髻也代表了不同的阶级。对于宫廷之中的帝后嫔妃来说，头发的养护更是不可马虎。历代医籍之中收藏的养发护发方剂数不胜数。唐代《外台秘要》中载有魏文帝生长发令黑方；元代宫廷医家许国祯所著《御药院方》中收集了宋金元三代宫廷秘方，如韩侍郎神验捻髭方、胡桃膏等，较能反映当时宫廷用药的经验；其中传世名方七宝美髯丹是著名的美发乌须方，数百年来一直被推举为乌发第一方，明嘉靖年间，世宗肃皇帝便用此方保健。通过陈可冀院士对清朝原始医药档案的整理，可以清晰地了解清朝宫廷中帝后嫔妃对于头发的养护手段，除了一些内服方法之外，还有许多不同的剂型如膏剂、散剂及专门洗头发的外用药液，还会搭配象牙、玳瑁等材质的梳具一起应用，以此回溯可以知道历代宫廷贵族的养发护发之法。

头发的荣润，除了肾气的滋养，还与肝、脾相关。肾藏精，肝藏血，脾为气血生化之源。精血互生，气血充足则头发乌黑光亮；精血亏损，气血虚弱，可致头发变白、焦黄、脱落等。此外，血热风燥亦可致发白而不细软，或突然呈斑片状脱落。故临床常用的护发生发方剂多以补肝肾、调脾胃、补益气血、润燥祛风为主，宫廷中用方亦不外如是。现代来看有些宫廷医方药物繁多，制备工艺较复杂，不推荐大家自行制备，感兴趣的读者可以从本章第三节中所介绍的宫廷常用养发护发方中挑选药物量少、制备简单的方剂进行尝试，必要时咨询医生。

第三节　养发用方

1. 大豆煎

【来源】《肘后备急方》

【组成】黑大豆、醋浆。

【制法】将黑大豆泡在醋中 24 ～ 48 小时后，加热共煮烂，过滤去渣，用小火熬成稠膏状。用时先将头发洗净，等干燥后把药涂发上。

【功效】有染发美发之效，使发黑如漆，治疗白发、黄发。

【按语】本方最早记载于葛洪《肘后备急方》。此方为隋宫廷常用方，记在《隋炀帝后宫诸香药方》里。方中黑大豆味甘，性平，具有乌发、补肾健脾、行水祛风的作用，汪颖在《食物本草》中言："陶华以黑豆入盐煮，常时食之，云能补肾。"故黑豆常常作为药食两用之佳品。醋浆即米醋，味酸，性温，善收敛，配伍黑大豆，可染白发。隋唐以后，历代医家多有辑录此方者。

2. 乌发方

【来源】《外台秘要》

【组成】黄芪、当归、独活、川芎、白芷、芍药、莽草、防风、辛夷仁、干地黄、藁本、蛇衔各一两，薤白（切）半升，乌麻油四升半，马鬐（qí）膏二升。

【制法】前十三味药切碎，放入乌麻油（黑芝麻油）和马鬐膏（马项下脂肪）中，用小火煎，煎沸三次，白芷色变黄，去渣成膏。用时先将头发洗净，干后，用膏涂。

【功效】可生发黑发，使黄、白发变黑，治疗白发、黄发，脱发。

【按语】这是三国时期魏文帝曹丕常用的乌发方，收录在《外台秘要》中。方中黄芪益气；川芎、当归、地黄、芍药是四物汤，补血生血养血；独活、防风、白芷、藁本、辛夷仁、莽草除风；薤白理气；蛇衔解毒；乌麻油生发、黑发；马鬐膏亦有生发功能。本方补气生血，活血祛风，是乌发的有效方剂。

3. 七宝美髯丹

【来源】《积善堂方》

【组成】赤白何首乌各一斤，破故纸半斤，牛膝半斤，枸杞子半斤，赤茯苓半斤，菟丝子半斤，当归身半斤。

【制法】赤白何首乌米泔水浸一宿，竹刀刮去皮，用黑豆间层，铜锅内蒸，以豆熟为度，蒸晒七次，去豆用之，忌铁器。破故纸酒浸一宿，东流水洗净，黑芝麻同炒至声尽，去麻用。牛膝、枸杞子微炒。赤茯苓用黑牛乳浸透蒸，再用黑豆同蒸七次，去豆用。菟丝子酒浸一宿，晒干炒。当归身酒洗。上药共为细末，炼蜜为丸，如梧桐子大。每服 50 粒，空心服，午姜汤、晚盐汤下，或皆用酒下。

【功效】治疗须发黄白疏落。

【注意事项】现代报道：长期大量使用何首乌（每天 50 ～ 100 克内服），容易引起肝损害致转氨酶升高，在临床使用时，应限制用量。本方市场上有中成药出售，请遵医嘱服用。

【按语】七宝美髯丹是历史悠久的养生保健、美发乌须方。方中何首乌补肾养血，涩精乌发为其主要功效，相传有一何姓白发老翁食此物后白发变黑，故而得名，故本为君药。破故纸（即补骨脂）、枸杞子、菟丝子、怀牛膝补益肾之阴阳，是为臣药。茯苓、当归健脾利湿，养血活血为佐使药。本方组方严谨，选药精当，炮制考究，故数百年来一直被推崇为乌发第一方。七宝美髯丹相传成方于唐代，但真正流传于世则在明中叶以后。李时珍《本草纲目》称："嘉靖初，邵元节真人以七宝美髯丹方上进。世宗肃皇帝服饵有效，连生皇嗣。于是何首乌之方，天下大行矣。"表明本方不止乌须发，亦有强壮和抗衰老的作用。现代研究表明，何首乌块根中含有蒽醌类衍生物，具有滋补强壮的作用，可以促进毛发生长，使白发变黑。现代药代动力学研究发现，以何首乌为主药的七宝美髯丹，药物分布在头部和皮肤最多，也间接提示本方内服可促进毛发生长。

4. 长发滋荣散

【来源】《御药院方》

【组成】生姜皮（焙干）、人参各一两。

【制法】上为细末。每用生姜切断，蘸药末于发落处擦之，隔日用1次。

【功效】治头发脱落。

【按语】《黄帝内经》认为“肺之合皮也，其荣毛也”，“肾之合骨也，其荣发也”。表明毛发生长与肺肾精气的上承有一定的关系。肺肾精气不足，感受外来邪气侵袭，每易致头发脱落。长发滋荣散用生姜与姜皮散寒饮、开腠理以祛邪，人参补肺气、强肾精以助生发，因此蘸药擦之，可使头发复生。现代研究表明，生姜含有姜辣素、挥发油等成分，外用擦脱发的头皮部位，有温和的刺激作用，可改善头皮的血液循环，刺激表皮的神经末梢，有助于病态毛发再生。人参含皂苷、挥发油、植物甾醇及合成毛发角蛋白所需的多种氨基酸，外用能使皮肤毛细血管充血，加强血液循环，增强细胞活力，促进毛发生长，防止毛发脆折。现代在治疗斑秃时也会用到生姜外涂的方法，且市面上还有许多含生姜的洗发用品，可见古人应用生姜配合人参治疗脱发有一定的科学道理。

5. 胡桃膏

【来源】《御药院方》

【组成】新小胡桃三枚。

【制法】上一味，和皮捣细。用乳汁二盏于银石器内，文武火熬，竹篦子搅成膏。每用时净洗髭发，以笔蘸点髭发上。

【功效】主治髭发变白。

【按语】髭发即须发，胡桃即是核桃。核桃皮善于染须发使其变黑，新小青皮尤佳。再辅以胡桃仁、乳汁，悦皮肤、润毛发，共同组成既染发又滋养头发的复合方剂。核桃皮又叫青龙衣，现代药理研究发现其活性成分胡桃醌为棕红色结晶，具有治疗白癜风、顽癣等皮肤病的功效。

6. 仙方地黄散

【来源】《御药院方》

【组成】猪牙皂角、干生姜、升麻、槐角子、生干地黄、木律、华细辛、旱莲草、香白芷、干荷叶各二两，青盐一两。

【制法】诸药粉碎，放锅内烧，有青烟出，存性为度，用纱罗重罗，另研青盐为细末，诸药调匀，备用。早晨、睡前刷牙用。

【功效】可洁齿，除臭，固齿，乌发，治疗牙黄不洁，口臭。

【按语】这是五代十国时期著名养生学家陈抟的固齿黑发秘方。陈抟，字图南，号扶摇子，亳州真源（今河南鹿邑东）人，隐居华山，宋太宗赐号“希夷先生”，所以又叫陈希夷。他活了一百一十八岁。药方最初刻在华山莲花峰上，是一首诗：“猪牙皂角及生姜，西国升麻生地黄，木律旱莲槐角子，细辛荷叶要相当，青盐等分同烧煅，研细将来使最良，揩牙劳牙髭须黑，谁知世上有仙方。”《三因极一病证方论》收入此方，名曰“西莲花峰神传齿药方”。《御药院方》改名为“仙方地黄散”。《普济方》里称“陈希夷刷牙药”。方中，地黄滋阴补肾，中医认为肾主骨生髓，齿为骨之余；旱莲草滋补肝肾，固齿乌发；青盐入肾；牙皂洁齿；升麻治胃火牙痛；干姜制虚火；细辛祛火治牙痛；木律（胡桐泪）

为治牙病要药；荷叶清热止痛；槐角子治齿风；白芷香口。本方具有固齿黑发之功。

7. 旱莲膏

【来源】《古今医鉴》

【组成】旱莲草十六斤，生姜汁一斤，蜜一斤。

【制法】在六月下半月、七月上半月采旱莲草十六斤，不许水洗，扭干取汁，对日晒过五日，不住手搅一午时，方加真和汁同前晒，搅至数日，似稀糖成膏，瓷碗收藏。每日空心，用无灰好酒一钟（盅），药一匙服，午后又一服，至二十一日，将白须发拔去，即长出黑须发。

【功效】乌须黑发。

【按语】《古今医鉴》为明代龚信所著，龚信与其子龚廷贤共为明代太医院太医。此方在当时宫廷中有朝臣应用，原书中记载此方为马翰林传。也可作为植物染发剂使用。

8. 慈禧皇太后令发易长方

【来源】《慈禧光绪医方选议》

【组成】桑叶，麻叶。

【制法】煮水洗发。

【功效】主治头发生长缓慢，头屑增多。

【按语】本方疏风清热，有益于头发的保健，有去头屑、止痒等作用。桑叶味苦、甘，性寒，能祛风清热，凉血明目，以桑叶末代茶饮，能使人聪明，《本草图经》称其为“神仙叶”。麻叶有解毒作用，或以之夹烟草中吸之以治喘。原脉案记载，慈禧太后常用此方煮水洗发，此方用以长发可能为宫中经验，方书似无此类描述。原方称“洗发七次，可长数尺”，当属言过其实。

9. 令发不落方

【来源】《慈禧光绪医方选议》

【组成】榧子三个，核桃二个，侧柏叶一两。

【制法】共捣烂，泡在雪水内，梳头。

【功效】益肾凉血，治疗脱发。

【按语】发易落者，或因血热，或因体虚，或因头脂过多或过少。此方榧子味甘，性平，可杀虫、润燥；核桃可以补益发肤；侧柏叶味苦、涩，性寒，凉血散瘀祛风。三者并用，有助于令发不落。今人有用鲜侧柏叶泡于60%的酒精中，以涂擦斑秃处，有治疗和预防作用。此方为慈禧、光绪所用。原方中雪水现可用矿泉水代替。

10. 令发易长又方

【来源】《慈禧光绪医方选议》

【组成】东行枣根三尺。

【制法】横卧甑上，蒸之，两头汁出，收取涂发即易长。

【功效】清热祛风，活血生发，用于脱发、少发等。

【按语】发为血之余。枣根见于《本草纲目》《本草经集注》，性平，味甘，无毒，有活血清热祛风功效，故令发长。评议中讲：1980年（庚申）崇陵开放，虽时隔年久，但光绪帝头发仍黑且长。纵中年夭折、发不当白，然以帝瘦小之躯、久病之髓，发能如此，或得此方之助，亦不无可能。慈禧、光绪均曾用此方。

11. 香发散

【来源】《清宫外治医方精华》

【组成】零陵草一两，辛夷五钱，玫瑰花五钱，檀香六钱，川绵纹四钱，甘草四钱，粉丹皮四钱，山柰三钱，公丁香三钱，细辛三钱，苏合油三钱，白芷三两。

【制法】上药共为细末，用苏合油拌匀，晾干，再研细面，用时掺匀梳发。

【功效】香发养发，主治白发，脱发或发枯。

【注意事项】此方中芳香类药物较多，孕妇禁用。

【按语】本方大都为性温气厚之品，盖取通窍、辟秽、温养之义，既可香发，又可防白。其中零陵草即《山海经》中薰草，《开宝本草》中香草，《名医别录》云："去臭恶气。"山柰于《本草纲目》中有"山柰生山中，人家栽之，根叶皆如生姜，作樟木香气"之说。辛夷，《名医别录》云可"生须发"。檀香、细辛、白芷或是取其香性。之所以加粉丹皮和川绵纹，或为避免过于温燥。此方为光绪三十一年慈禧所用。

12. 黑豆染发方

【来源】《清宫外治医方精华》

【组成】黑大豆。

【制法】醋煮去豆，煎稠染发。

【功效】活血利水，解毒祛风，主治发白。

【按语】研究证明，黑豆中含有大豆黄酮和染料木素，均有雌激素样作用。古人认为，此药有活血利水、解毒祛风之功。慈禧用此染发，效果如何，未见医案记载。

13. 韩侍郎神验捻髭方

【来源】《御药院方》

【组成】百药煎一两，五倍子半两，诃子皮一两，荷叶一两，定粉三钱，绿矾半两。

【制法】上件为细末，用铁浆一碗，煎至半碗，绵滤过，再入文武火熬成膏为度，隔宿，先用白矾水浴过髭鬓，早晨捻之尤妙。

【功效】主治须发早白。

【按语】此方为宋元时期宫廷内乌须发外用方。百药煎出自《本草蒙筌》，为五倍子同茶叶等经发酵制成的块状物，内服具有润肺化痰、止血止泻的作用，亦可以外用。定粉即铅粉，为有毒物质，现已不用。诸药合用，熬成药膏，涂于须发上，具有乌须发之功。

第四节　宫廷四季养发

一、养发食疗方

苑洪琪曾于故宫博物院工作长达44年，从事清代宫廷历史陈列和研究，她以《膳底档》记载设事为案，著成《故宫宴》，讲述清朝宫廷中的饮食百味。书以月份为目录，讲述不同季节时令宫廷中的各式菜品及各种传统节日下宫廷中的饮食习俗，当中不乏四时养生之食膳。关于头发的养护，书中分别列举了冬、夏两个季节后妃们通过食用不同菜肴来养发护发的方法。

后妃们有“冬食茯苓，夏食梅汤”的传统。清朝后妃们会把茯苓作为冬天食用的滋补佳品。茯苓属植物菌类食品，外部虽然粗糙呈黑褐色，但是内里肉质细腻乳白，去皮磨面后可以做成许多食物，如茯苓包子、茯苓糕等主食，还可以做黑鱼茯苓汤等。《神农本草经》载茯苓“久服安魂养神，不饥延年”，为药食同源之佳品。清宫后妃们喜爱的八珍糕和八珍汤，就是由茯苓做成的冬季饮食佳肴。八珍汤是将薏苡仁、扁豆、茯苓、莲子、冬瓜皮、芡实、炒山药、小米八样药食同源之品同时熬制而成的。长期饮用八珍汤，可以清火、生津、美肤和养发。夏季消暑佳品为酸梅汤，它的原料主要是乌梅、山楂、桂花、冰糖，具有安心痛、祛痰止咳、辟疫、除热生津止渴的功效。乌梅中含有的有机酸具有抗氧化效果，药理研究结果表明其对人体的自由基有较强的清除能力，提示了乌梅能促进新陈代新，有助于养发护发。

二、清代宫廷梳具及春夏梳发养生法

关于梳子的起源，王仁湘曾于《中国古代梳篦发展简说》一文中指出：“梳子起源的时代至少可以早到新石器时代中晚期。”人们在石器时代已经开始梳理自己的头发了，为的可能是不让散乱的头发妨碍自己的生产活动。梳篦，是梳子和篦箕的合称，古称“栉”。梳子齿疏，用以梳理须发；篦箕齿密，用以篦除发垢及蚤、虱等寄生虫。后者在现代生活中已不常用。随着历史的发展，梳篦不只是经历着材料和工艺的演变，更是一种文化的沉淀，宫廷中的梳篦文化内涵，体现出了宫廷皇家对本民族的特殊感情与文化认同。

清朝时期梳篦铺所售卖梳篦的材质包括象牙、玳瑁、犀牛角、黄杨木、紫枣木等。紫禁城中对于梳具的需求一直很大，后宫每个寝宫之中都需要。皇帝和后妃用的梳具以象牙和黄杨木为主，亦有少量的玳瑁、枣木，清末也有化学材质的梳篦种类出现。

梳具除对个人外表进行修饰美化的作用外，还有比较重要的一点是通过梳理头发达到养生的功能。人体全身分布着不同的经络、穴位，通过梳理头发对人头部的穴位进行按压，对于疏通经络、祛除疾病、保养身体无疑是十分有利的。

《黄帝内经》曰："春三月，此谓发陈……广步于庭，被发缓行，以使志生。"这是说，在春天应该把头发披散开来，以顺应春日的生发之气，并有"春夏养阳，秋冬养阴"的理论。《养生论》曰："春三月，每朝梳头一二百下，至夜卧时用热汤下盐一撮，洗膝下至足方卧，以泄风毒脚气勿令壅滞。""夏三月，每日梳头一二百下，不得梳着头皮，当在无风处梳之，自然去风明目矣。"我们知道，头为诸阳之会，在春夏之季，通过梳头按摩头上的穴位，可以达到调养阳气的作用。

第六章　养体诸方

第一节　中医养体溯源

香身及沐浴都属于养体的范畴，中医香疗及沐浴在防病治病、养生保健方面发挥着重要作用。大多数的香料本身就是药材，如沉香、檀香、丁香、木香、麝香等等。香药不仅能够祛除污秽，预防瘟疫，还能做成香膏涂抹，达到香身养体的功效。另外，佛教中有一个重要仪式是以香汤沐浴，将众多香料制作浴水，用其沐浴可以达到除垢和保健的作用。

中国古代早有用香祛疫的记载，殷商时期的甲骨文中已经发现有“沐”和“浴”的记载，南北朝时期的《荆楚岁时记》中载，端午节人们熏燃菖蒲、艾、蒿等芳香植物来祛秽除邪，亦有兰汤沐浴（即用佩兰煎汤沐浴）的古俗，以祛邪防病，故端午节也有浴兰节之称。

隋唐时期盛行给衣物熏香除湿与佩戴香囊，《备急千金要方》中载录有多首熏衣香方及香囊配方。药浴的应用也十分广泛，《备急千金要方》中记载了大量的药浴方，尤以小儿浴方最多，从小儿的养生保健到防病治病均有涉及。

宋金元时期，香料的应用及药浴都得到了全面的应用，孟元老的《东京梦华录》记载，宋朝在端午节重视艾草的使用，并且在唐宋以后，衣物熏香方法更加科学，不再是直接燃烧香料，而是隔火熏。宋代时出现了公共浴室，客人远道而来更有"洗尘"的待客礼节。同期的医学专著中，药浴在内、外、妇、儿各科均有应用，关于温泉浴也有了相应的记载。

明清时期，香料及药浴均达到了兴盛时期，焚香品茗已成为文人士大夫们日常起居、书斋生活的重要组成部分。《普济方》《本草纲目》两者可谓明以前本草与方书的集大成者，其中记载了药浴方数百首。清代药浴疗法更加盛行，更有汤泉沐浴之风。

第二节 宫廷养体概述

宫廷之中帝后与达官贵人常使用辟秽香身、香发及澡洗方剂来养体。辟秽香身，是指采用含有香料的方剂，清除身体特定部位的污浊、肮脏气味，或改变头发、躯体原有的气味，从而达到美化人体的目的，与现代人所涂抹的香水功能相似。香身、香发方剂若应用适度，不仅能散发出芳香，还可以使人身心清爽，帮助解除疲劳，醒脑开窍，抑菌防病，使人身心清爽，因此在古代宫廷之中被广泛应用。洗澡是现代人日常生活中的必要程序，然而在距今几千年前的古代人眼里，沐浴却是一件十分神圣的事情，在各个朝代都有着不同的风俗习惯。沐浴除了有清洁身体的作用之外，还能展现出当时社会政治宗教、经济发展、道德文化等各个方面的情况。

关于用香始于何时的记载，宋代香茗大家丁谓在其所著的《天香传》中写到："香之为用，从上古矣。所以奉神明，可以达蠲洁。"当时对于各种香料的香度并不十分看重，多通过焚香来达到通达上天的宗教目的。到汉代，百家传记层出，有关香料的记载及其在宫廷中的应用得以被窥见。汉武帝时期，国力昌盛，外邦进贡的香料常常作为贡品。西晋张华《博物志》中就记载了西使献香，汉武帝在西使的指导下燃烧香料，祛除疫气。汉代宫廷中对香料的使用十分普遍，祭祀、典仪乃至日常生活皆要焚香。日常生活中，香料的使用非常普遍，宫廷之中上到帝王、嫔妃，下到官员，皆有使用。赵飞燕曾"杂薰诸香，坐处则余香百日不歇"。至宋代，宫廷用香达到鼎盛，已有专门的香药铺制售香药，很多芳香类药物被制成熏香、香囊、药丸，不仅能除味、驱虫，还具有独特的摄生防病功效。清朝时期香料运用形式逐渐多样，较为著名的有鼻烟壶、药油等，还有专门的夏季避暑香珠。现代临床也多用芳香温通类药物来治疗寒邪闭阻心脉的冠心病、心绞痛等疾病，陈可冀院士"三通两补"法中芳香温通法即是其中的通法之一，将一些芳香温通的药物改制成宽胸气雾剂，在临床取得了一定的疗效。总结来说，宫廷香料的用途多为防疫、治病及养生。

沐浴历史由来已久，其在宫廷之中的地位尤为重要。西周时期宫廷贵族已经不再把沐浴单纯地看作洁身净体，还赋予其隆重礼仪和文化含义。人们将水视为神圣之物，可以滋养全身、祛除疾病等。西周斋戒之礼成为规制，要求巫师与祭者禁食荤腥并沐浴全身后祭祀神灵，以达到庇佑众生、祛除祸患的目的。秦朝时期，沐浴已经成为习惯，人们对沐浴的态度趋于严肃认真并带有崇敬之意。秦始皇建造的阿房宫有很多精心设计的沐浴设施供宫人使用。东汉时期，朝廷下令将三月上巳定为祭天的节日，号召官民到水边洗濯，作为节日礼仪活动。魏晋南北朝时期，一些风流雅士把整洁的外表，看作是个性风度和社会地位的象征。南朝时期梁简文帝萧纲喜爱沐浴并专门撰写沐浴专著《沐浴经》，以示身份高贵。唐代时期，甚至有了“温泉浴”，皇室贵族多在有温泉的地方大兴土木，建造浴室。唐太宗在骊山建造“汤浴宫”，著名的华清池是杨贵妃香肌润发、滋养皮肤的地方。清宫之中浴疗保健最著名的要数泡温泉，当时称“坐汤”。康熙皇帝在历代清帝中对坐汤最为热衷。清朝后妃之中，有两位高龄皇太后，分别是孝庄太后、慈禧太后，她们有着共同的嗜好即沐浴，孝庄太后更喜坐汤，慈禧太后则是喜欢用御医配制的中药煮汤洗浴。下面将介绍一些辟秽香身的方剂及澡洗方。

第三节　宫廷沐浴养生及方药举隅

一、春日沐浴养生

我国民间很早便流传着暮春三月三日上巳日（夏历三月的第一个巳日）沐浴的习俗。人们经历一个冬天的生活，迎来春暖花开的季节。在春日温暖阳光的照耀下，来到河边洗涤身上的污垢，呼吸新鲜的空气，使心情舒畅，肝气条达。周代时，朝廷曾指定专职女巫掌管祓禊（fú xì）之事。祓禊是通过洗濯身体达到祛除凶疾的一种祭仪。祓是祛除病气；禊是修洁净身。《诗经·郑风·溱洧》中，就详细地记载了春秋时期的郑国，在春天三月桃花水涨的时候，男女老少齐聚在溱、洧两水之上秉兰草熏香，祓除不详。东汉时期，帝后与民间百姓都会在三月上巳节这天临水除垢，祛除不详。唐代杜甫《丽人行》中“三月三日天气新，长安水边多丽人”，就是描述了祓禊这一习俗。《黄帝内经》讲冬季万物蛰伏，人体与自然界相应，腠理闭合，人们洗澡不宜过于频繁，至春季，万物生发，可通过沐浴来升发人体阳气。古人沐浴之时会将各种鲜花的花瓣置于水中，以达到美体香身的目的。

二、宫廷温泉养生

温泉是地下涌出的一种泉水，其温度一般常年高于20摄氏度。在中医著作中，温泉的记载最早见于《本草拾遗》，而在李时珍的《本草纲目·温汤》中记载了温泉具有治疗筋骨挛缩、肌皮顽痹、手足不遂、眉发脱落、疥癣等症的作用。可见在中国古代，中医便已经对温泉的医用价值有了一定的认识。

中国古代人民对温泉的认识和使用最早可追溯到先秦时代。由于温泉数量稀少，价值珍贵，其开发多被帝王之家垄断，这也让温泉与宫廷有着密不可分的关系。在皇家温泉中，最负盛名的应该就是骊山温泉。早在西周时期，周幽王穷奢极欲，在骊山修建骊宫，沐浴处上无尺栋，下无环墙，以树为篱，以竹为扉，昂首见星辰，名曰星辰汤，这就是皇家最早对温泉的开发。在秦始皇实现大一统之后，他开始追寻长生之法，而温泉独特的温热属性，也让他热衷于泡温泉养生。他在骊山以石筑室砌池，将骊山温泉取名为“骊山汤”。据传，秦始皇脸上的恶疮就是通过泡温泉治好的。而秦朝宫廷的泡温泉习俗，更是通过徐福流传到了日本，在当地演变为了独特的温泉文化。到了汉代，汉武帝刘彻更是对骊山温泉情有独钟，他在原有的建筑基础上，将骊山温泉扩建为离宫别苑，并将西域进贡的香料倒入温泉之中，实现了香体的目的，进一步发展了温泉文化。昂贵的香料为温泉文化的发展，平添了一丝富庶与宫廷的气息。到了唐朝，国力进一步提升，政治经济文化达到了一个全新的水平。由于文明高度发达，生活水平提升，这个时代的帝王更加注重养生跟娱乐的结合。自元代起，小汤山温泉就被辟为皇家园林，为元明清历代封建统治者所享受。明朝时期，明武宗朱厚照曾留下“泡海隆冬也异常，小池何自暖如汤。融融一脉流股筋，不为人间洗冷肠”的感慨。而到了清朝时期，作为马背上的统治者，皇室对于温泉的喜爱更是绝无仅有，无论是孝庄太后，还是缔造康乾盛世的康熙、乾隆，抑或是慈禧太后，都是温泉的钟爱者。

1. 唐太宗的《温泉铭》

贞观十八年，唐太宗李世民在骊山温泉建造“汤泉宫”，这座宫殿历时四年，于贞观二十二年竣工。李世民率文武百官临幸新宫，并写下《温泉铭》颂扬骊山温泉：“不以古今变质，不以凉暑易操，无宵无旦，与日月而同流；不盈不虚，将天地而齐固。永济民之沉疾，长决施于无穷。”李世民是中国历史上杰出的帝王，同样也是有实力的书法家，其行书堪称一绝。《温泉铭》也因此成了中国书法史上以行书入碑的首创。李世民早年南征北战，落下了不少病根，他多年的风湿病就是用骊山温泉治好的。因此，他在《温泉铭》中说：“朕以忧劳积虑，风疾屡婴，每濯患于思源，不移时而获损。”他以帝王之尊亲自为温泉立碑，可见当时世人对温泉认识和重视。

2. 唐玄宗与华清池

华清池无疑是唐朝最富有传奇色彩的温泉，有“天下第一御泉”之美誉，其盛名一直广为流传。唐玄宗时期，骊山温泉发展到了鼎盛时期。唐天宝六年，汤泉宫更名为华清宫，并深受唐玄宗的喜爱，他每年十月都要到此游幸，并于此沐浴养生。白居易在《长恨歌》中也曾写道：“春寒赐浴华清池，温泉水滑洗凝脂。”不仅点出了华清池的名字，更点明了其养生美容的作用。唐玄宗曾大兴土木，建造飞霜殿，并修建专门的御汤和贵妃汤，以供自己和杨贵妃专享。唐玄宗和杨贵妃在华清池沐浴时，极尽奢华，据《明皇杂录》记载，汤池“制作宏丽”。李商隐有诗云：“骊岫飞泉泛暖香，九龙呵护玉莲旁。”传说杨贵妃在华清宫沐浴的秘方，以防风、荆介、当归、羌活、皂角、香日草、藿香、白芷、蒿本、川芎、甘松、水红花、茉莉花、丹桂花各等份，捣成粉末煎汤，掺入温泉中沐浴，可清除各种难闻的气味，并且一日之内其香不散，更重要的是可使皮肤变得滑润细腻。传说沐浴之后，杨贵妃还会在全身涂上一种特制的润体膏，此膏用人乳、象精、白蜜、藕汁等熬制而成，称作贵妃沐浴膏，使用之后身软如绵，遍体嫩滑香润。经历了安史之乱后，华清池不复从前的辉煌，逐渐走向落败。曾经富丽堂皇的“天下第一御泉”，逐渐淡出了皇家的视线，不再成为宫廷沐浴的首选。

3. 孝庄太后温泉沐浴

清代后妃中最喜欢沐浴的是孝庄太后。孝庄太后名木布木泰，是内蒙古科尔沁贝勒之女，后嫁给皇太极。崇德八年，皇太极病逝后，她两度辅佐幼主，开创了清王朝的鼎盛时期。孝庄太后重视自己身体的保养，常利用天然温泉洗浴保护皮肤，延缓衰老。

自古以来满族和蒙古族所居之地毗邻，饮食起居很是相似。科尔沁草原上的温泉星罗棋布，泉水中富含多种矿物质及微量元素，可以防病治病、养生保健。孝庄太后曾在长白山天池、五龙背温泉、汤岗子温泉、兴城温泉沐浴，泉水温度最高达 70℃，内含钾、钠、镁、硫黄等元素，可以治疗多种疾病，还有一种放射性元素——氡气，对妇科病有显著疗效。据说，孝庄太后每到兴城，必去温泉先喝一口泉水，品尝它的滋味，然后宽衣解带坐汤沐浴，临行前还要装上几瓶带走。孝庄太后年轻时患有皮肤过敏症，通过温泉沐浴后得到了缓解。直到清朝入关后，孝庄太后还经常去温泉沐浴。老年的孝庄太后对沐浴坐汤兴趣更加浓厚。史载，孝庄太后晚年皮肤瘙痒症时犯时好，每每温泉沐浴后，便会感觉轻松许多。

温泉沐浴既能清洁皮肤，又能舒筋活络、镇痛、解除疲劳。但泡温泉也十分消耗体力，会造成脑部缺血，出现头晕等不适，所以老年人不宜在水中浸泡时间过长。因此，为了维持正常的生理活动，洗澡时要补充足够的热量，避免出现不良反应。

4. 康熙皇帝与温泉

清宫帝后大多有温泉洗浴的爱好，康熙帝是历位清帝中对坐汤最热衷的一位。康熙皇帝自幼身体强壮，喜骑马射箭，不迷信丹药之说。公元 1689 年，康熙南巡至江宁，有人献《炼丹养身秘书》一册，康熙对身旁诸医说："凡炼丹修养长生及师巫自谓前知者，皆妄诞不足信，但可欺愚民而已。通经明理者，断不为其所惑也。"他重视身体锻炼，主张劳逸结合，并且十分提倡汤泉浴。康熙帝曾根据自己的经历总结说："大抵坐汤可舒筋骨，兼疗人病。"其祖母孝庄太后在世时，康熙皇帝常常陪侍温泉坐汤。

清代两处著名的皇家温泉疗养胜地为汤泉行宫和承德避暑山庄，它们的建造与康熙帝泡温泉的爱好不无关系。康熙帝最常去的温泉当属位于承德境内的京郊汤泉行宫。康熙三十一年（1692年），康熙帝在此坐汤后甚感满意，“更得暄暖，乃宜于体”，于康熙四十五年（1706年）承德避暑山庄初具规模之际，正式兴建汤泉行宫，作为皇室避暑休沐之所。据《清圣祖实录》《承德府志》《康熙起居注》载，康熙帝先后到汤山温泉沐浴13次。

康熙帝不仅自己注重沐浴养生，还把坐汤良方介绍给随侍大臣们。康熙五十年（1711年）九月，大学士李光地上奏，说自己近日身患疮毒，从头到脚，遍布全身，不能穿戴衣冠，不能移动数步，自延医服药，总不如坐汤有效，望皇帝批准加长坐汤的疗程。康熙帝眷顾臣下，应允其请求，并在朱批中连续强调“坐汤好，须日子多些才是”“坐汤之后，饮食自然加些，还得肉食培养，羊牛鸡鹅鱼虾之外无可忌，饮食愈多愈好，断不可减食”，这些朱批无不体现着康熙帝对于温泉浴疗法的熟悉。

5. 慈禧太后沐浴养护法

《宫女谈往录》是金易、沈义羚合著的书，该书以生动的笔触记述了一位随侍慈禧前后达八年之久的宫女何荣儿对往事的回忆，从书中我们也可以窥见晚清的宫廷生活及慈禧太后一些日常。

慈禧太后在夏日每天洗澡，冬日2～3天一次，每次洗澡都在晚饭1小时之后。在洗澡之前，太监们会先将洗澡所需的物品准备好，摆好澡盆，备够洗澡水，叠好毛巾，备好香皂香水等物。

慈禧太后洗澡时需要用两只很大的、包着厚银皮的木盆，盆内盛着大半盆热水。洗上身用一盆，洗下身则用另一盆。抬盆需要两个太监，太监还捧来许多洁白的毛巾。太后安坐在一张矮几上，矮几上的靠背可以随时取下或装上，以便宫女们给她擦洗背部。太后洗上身需要四个宫女，宫女围着太后四面站开，分别站在其胸前、背后、左、右，各自取一方绣着黄龙的白毛巾，浸入浴盆中许久，用力绞干至滴水全无，平铺在手上，涂抹自制的玫瑰香皂，从四面进行擦洗。第二三遍时，只用清水擦洗。然后擦干，用毛巾饱蘸耐冬花露（即金银花露，由酒精、水、金银花蒸馏而成）涂在太后身上，最后以毛巾轻轻拍干。洗下身方法与前相同。洗澡完成之后太后会穿上一套浅灰色洁净的睡衣睡袍，整个洗澡过程才算完成。

三、沐浴方举隅

1. 还童汤

【来源】《圣济总录》

【组成】藿香叶、吴茱萸（汤洗、焙、干炒）、肉桂（去粗皮）、干姜（炮）、肉苁蓉（去皴皮）各半两，白附子、蝉蜕、天南星、菟丝子（酒浸一宿，别捣为末）、莎草根各一分，零陵香三分。

【制法】以上十一味药，研磨成粗粉，取药粉五钱匕，用水半碗，煎三五沸。趁热擦洗身体，洗后用毛巾擦干，避风。

【功效】助阳，润肤，抗衰。

【注意事项】阴虚内热者不宜使用。

【按语】此汤为宋代宫廷盛行的洗浴汤，通过外用擦洗来达到香肤、助阳、抗衰的功效。北宋时重视医学，宋徽宗组织人员编纂《圣济总录》，将此方收录其中。方中藿香芳香透散，外用具有抗真菌的效果；吴茱萸、肉桂、干姜、肉苁蓉、菟丝子补肾助阳；白附子、天南星、蝉蜕外用可祛风止痒；莎草根即香附，理气温中；加入零陵香增加香气。方中大部分为温热类药物，如有口渴、咽干口燥、鼻出血等热性症状时，不宜使用。

【现代用法】

材料：取藿香、吴茱萸、肉桂、干姜、肉苁蓉各 5 克，白附子、蝉蜕、天南星、菟丝子、香附各 0.1 克，佩兰 0.4 克。

用法：将上述药材加入适量清水，文火慢熬 45 分钟后，用棉纱布包裹药渣，趁热湿敷全身各个保健穴位，同时用药水浸透毛巾，擦拭全身，以全身烘热通红为度。

2. 沐浴一方

【来源】《慈禧光绪医方选议》

【组成】谷精草一两二钱，茵陈一两二钱，石决明一两二钱，桑枝一两二钱，白菊花一两二钱，木瓜一两五钱，桑叶一两五钱，青皮一两五钱。

【制法】水煎，浴洗。

【功效】清热利湿，疏风利目。可用于防治皮肤病，清利头目。

【按语】中草药浴最初应用于中医外治法，现也可用于保健养生。药浴作用于人体局部皮肤，除了可以达到通经活络、止痛散瘀、除污去垢的作用之外，还让人如同身处温泉之所，舒缓精神压力。草药香遍布周身，充盈脏腑，令人心旷神怡，不仅可以去垢消炎，还可以避免刺激的气味，是易行的养生之法。本方为光绪某年间慈禧沐浴方。该方中药物以清风热、清头目、利湿热为主，方中谷精草对绿脓杆菌有抗感染作用，对皮肤真菌有抑制作用。此方沐浴可防治皮肤病，保护皮肤健康。

3. 沐浴二方

【来源】《慈禧光绪医方选议》

【组成】宣木瓜一两，薏苡仁一两，桑枝叶一两，茵陈六两，甘菊花一两，青皮一两，净蝉衣一两，吴茱萸、黄连各四钱。

【制法】共为粗末，盛布袋内，熬水沐浴。

【功效】清热利湿，疏风解毒。主治皮肤瘙痒等症。

【按语】此方为御医姚宝生为慈禧太后所拟又一沐浴方，本方与沐浴一方大同小异，所加蝉衣散风热、透斑疹，黄连则清热燥湿，吴茱萸味辛、苦，性大热，对绿脓杆菌及金黄色葡萄球菌有抑制作用。萸、连辛开苦降，泻肝和胃，内服可治反胃恶心，外用较少，本方将其用于沐浴，或取其清热燥湿解毒之意。此方适合于春秋两季使用，春秋季节皮肤分泌、汗腺较夏季有所收敛，因此将沐浴一方中的谷精草、石决明、桑叶等清热药换为薏苡仁、净蝉衣、黄连、吴茱萸等较为温和的药物，十分相宜。

4. 洗手檀香散

【来源】《御药院方》

【组成】藿香、甘松、吴白芷、藁本（净）、栝楼根、零陵香各二两，大皂角（去皮子）八两，茅香二两半，白檀一两，楮桃儿三两，糯米一升。

【制法】上药为细末，用细箩过筛，洗手时使用。

【功效】去除污垢，润肤增香。

【按语】此散洗手时使用，有去污增香的效果。方中藿香、甘松、零陵香、白檀、茅香均可作为香料使用，起到增香的目的；大皂角具有去污的效果；楮桃儿即楮实子，药理研究发现其具有抗氧化的作用；糯米可以起到增白的效果。

第四节　宫廷香身法及方药举隅

《诗经·周颂·载芟（shān）》云："有飶（bì）其香，邦家之光。有椒其馨，胡考之宁。"意为丰收所举行的祭祀、酒食之芬芳，是邦家的荣耀，而椒酒之馨香，能养年老之人，使其寿考安宁。我国香文化由来已久，在宫廷文化的传承中被较为完整地保留下来。芳香的物质不仅能带给人美好的感受，其在养生、防病、悦颜等方面也一直发挥着其不可替代的作用。

一、宫廷香囊

香囊是古代汉族劳动妇女创造的一种民间刺绣工艺品，是以男耕女织为标志的古代汉族农耕文化的产物，是越千年而余绪未泯的汉族传统文化的遗存和再生。制作香囊的材料主要有苍术、山柰、白芷、菖蒲、藿香、佩兰、川芎、香附、薄荷、香橼、辛夷、艾叶、冰片，还可以适当加入苏合香、益智仁、高良姜、陈皮、零陵香等药材。香囊囊体可采用单面绒布等布面材料，囊体可根据需要作成多种造型和花色，如吉祥物、生肖动物等。

安史之乱中，杨贵妃被绞杀后，尸体被匆忙就地埋葬。待到收复西京以后，唐玄宗派人悄悄将她的遗体移葬，办事宦官发现贵妃的遗体只剩下莹莹白骨一架，唯有临死时佩戴在胸前的香囊还完好似昔，就把香囊取下来复命。唐玄宗见到香囊睹物思人，不禁老泪纵横。八十年之后，诗人张祜感叹此物此事，写下了《太真香囊子》一诗："蹙金妃子小花囊，销耗胸前结旧香。谁为君王重解得，一生遗恨系心肠。"

佩戴香囊的习俗在宫廷中自古有之，宫人们用雄黄、苍术、艾叶、乳香等芳香辟秽之药制成香囊，以其芳香气味驱赶虫蚁、辟秽化浊、预防瘟疫等。香囊现如今也广泛被运用于调畅气机、预防瘟疫。香药的应用在各大典籍中也有记载。唐朝药王孙思邈的《备急千金要方》中就有佩"绛囊""避疫气，令人不染"的记载。明朝李时珍在《本草纲目》中写道："（降香）烧之，辟天行时气，宅舍怪异，小儿带之，辟邪恶气。"认为熏烧和佩戴降香也可辟秽浊恶气。明朝龚信的《古今医鉴》更是记载了以乳香为主要成分的宣圣辟瘟丹，可保"一年不患时疫"。

香具是伴随着香文化而产生的，从简陋逐渐发展为奢华。清宫的香具基本上囊括了中国传统的各类香具形式，而且在承继前代的基础上，不断推陈出新。清宫主要的香料存储器具有香盒和香袋。香盒的制作材料大多是用竹根、瓷及玻璃制成，尤其是玻璃香盒，在清代宫廷中曾大量使用，为历代少见。清宫香袋依宫廷规制或御用标准往往精工细作，形状亦纷繁各异，几何（如长方委角、多角、如意头、双钱）、状物（花篮、八吉祥、银锭、如意）、象生（如葫芦、瓜、石榴、桃、荷花）甚或人物造型不一而足，质地多以布棉绸缎为主。香袋在清宫之中用量亦很大，不仅用于宫内人员佩戴，还用于赏赐。

端午在古人心目中是毒日、恶日，为平安度过此日，清宫中衍生出种种攘解灾异的习俗，如佩戴荷包、外用锭子药等。根据清宫《穿戴档》的记载，五月初一至初五日，乾隆帝会在身上佩带五毒荷包、龙舟荷包，后妃簪戴五毒簪、虎形簪或艾草簪。“五毒”，是指端阳节令常见的五种毒虫，不同时代、地区对其说法不一，清廷中一般使用的五毒图形为蛇、蝎、壁虎、蟾蜍、蜈蚣。

二、宫廷鼻烟壶

明末清初，意大利有一种烟草制品传入了中国，这种烟草制品是由发酵的烟叶粉末制成的，香味多种多样，晒干后和名贵药材放在一起，装进密封容器，使用的时候用手指沾上一些粉末，轻轻由鼻孔吸入，也有一些药理作用。譬如《红楼梦》中就常常提到，姑娘们若是头痛气塞，用指甲轻轻挑上一点鼻烟闻一闻，打出个喷嚏，也就全身轻快了。盛放鼻烟的容器便是鼻烟壶，尽管鼻烟从西方而来，但是受到东方文化影响，鼻烟壶渐渐本土化，融入了许多精妙高雅的中国传统文化，成为一种精美的艺术品流传了下来。

康熙年间,《熙朝定案》中有记载:“康熙二十三年，圣驾南巡，汪儒望进献方物，上命留西蜡。”这里指的就是鼻烟壶。清朝开国以来，几代皇帝都讨厌烟草，康熙皇帝也不例外，但他居然留下了鼻烟壶，可见此物珍巧可爱。到了雍正年间，鼻烟壶风气更甚，皇亲国戚们以此赏赐为恩典，达官贵人们以此饰物为荣宠，加上鼻烟壶工艺越发高超，一时间，鼻烟壶成了炙手可热的流行小物。

相传到了雍正年间，雍正皇帝根据其使用特点，正式命名为“鼻烟”。张义澍的《士那补释》说:“西洋义大利亚诸部多产蔫草，国人碾而制之，日布露辉卢，日士那，又日士那富。雍正三年，其国王贡献方物，始名鼻烟(原注：魏源《海国图志》五十八，布露西亚产鼻烟；四十九，荷兰产鼻烟)。”这里说雍正三年后才称为鼻烟是不准确的，只能说在正式公文中，此时才见于记载。而在民间，康熙年间就已称为鼻烟，只是皇室不称鼻烟，而是称“士那”或“西腊”(鼻烟 Snuff 的音译)。

雍正皇帝一心为公，节俭为国，一生少有纵容自己的爱好，但鼻烟壶是一个例外。他皇帝继位不久，就让造办处对康熙留下的鼻烟壶进行了清点，一样样送到他的面前过目。雍正若是看中了哪个，就单独把它挑选出来，随后让管理造办处的怡亲王拿给工匠，让他们照此做出一模一样的款式，以供自己把玩。赵汝珍的《古玩指南》曾记载雍正帝:“嗜鼻烟最甚，对于鼻烟十分讲究，鼻烟壶之讲究，亦此时最甚。全京人士如病如狂，康熙时尚未若斯也。”

清代王士禛《香祖笔记》是目前所见最早明确记载鼻烟的著作，成书于康熙四十二至四十三年（1703～1704年），卷七记载："吕宋国所产烟草，本名淡巴菰，又名金丝熏，余既详之前卷。近京师又有制为鼻烟者，云可明目，尤有辟疫之功……就鼻嗅之，还纳于瓶。皆内府制造。"清代医家唐容川认为鼻烟可以散脑寒，治疗鼻塞："鼻孔通脑，故北人以鼻烟散脑中之寒。西洋有用药吹鼻以治脑髓之法，又西医云：脑筋多聚于胃。故白芷、辛夷皆从胃能达脑以散寒。寒由皮毛入肺，闭肺之窍，则鼻塞，薄荷、辛夷治之。"

三、清宫药露

医家将露水和露剂统称为"露"，露由蒸馏所得，或由水蒸气集聚凝结而成，其性轻清，随气上蒸流行。清宫重视药露的使用，常用芳香类药物作为原料来制作药露，如状元露、龟龄露、延龄露、桂花露等。露房，又称"西洋堂"，其名称来源尚无定说，大约是因蒸馏取露而得名。药物蒸露，芳香之性多得到良好保留，其性辛香散利，芳香行散，滋而不腻。药露由西洋传教士传来，源自意大利传教士熊三拔（Sabbatino de Ursis）《泰西水法》，收入清乾隆四十六年（公元1781年）的《钦定四库全书子部四·农家类》，其卷四有"药露"的记载："凡诸药系果、蓏（luǒ）、谷、草诸部，具有水性，皆用新鲜物料，依法蒸馏得水，名之曰露。今所用蔷薇露，则蔷薇花作之，其他药皆此类也。"

清朝慈禧太后十分热衷于美颜保养，平常就喜欢用玫瑰花泡水饮用或沐浴，以和悦颜色，调畅情志，疏利气机。清宫中也十分重视药露的使用，以芳香类药物作原料来制作药露，当时还专设武英殿露房，制作如状元露、龟龄露、延龄露、桂花露等不同功效的药露。据记载，嘉庆十九年时武英殿“瓶贮甚多，皆丁香、豆蔻、肉桂油等类”，其中肉豆蔻油可治筋骨疼痛、怕冷，白豆蔻油能暖脾胃、祛水湿。

四、清宫锭子药

锭子药是清代宫廷中常用的一种中成药的剂型，属于是“锭剂”类，现已不用。锭子药始于元代，由回族传入，明代有少许使用记载，清宫中应用较多。锭剂是用药物细末和适当的赋形剂（黏合剂）制成的固体制剂。中药锭剂常用于疮疡外科和急救，除了内服之外还可以经过艺术的加工和装饰做成各种饰品，达到外用香身的效果。锭剂药有紫金锭、万应锭等，用作装饰时，锭子药除了有简单的光素纺锤形、圆柱形，有的还利用模具，制成桃、萝卜、轮等形状，或做成朝珠、念珠、佩饰等。

由于锭子药制作工艺复杂，单靠御药房无法承担，因此锭子药的制作主要由内务府造办处操办，再由御药房调用太医指导配方，同时从各司抽调雕銮匠、画匠、漆匠、络丝匠等负责各道工序的制作。药锭制作完成后，还需要用纸包裹，放在捧盒或糊黄纸的杉木盘子、匣子中，还要在盘、匣上盖上防尘布来保持锭子药的清洁。小小的一方锭子药凝结了无数匠人的智慧和心血，完全称得上为一件艺术品。

锭子药的四种装饰手法：①雕刻鹤纹、凤纹等图案，并配以翠竹、丝结、丝穗。②点翠，把药锭做成圆形或橄榄形，在药锭表面点翠，最后再配以丝穗。③把药锭做成寿字纹圆珠，打眼后，连缀成朝珠、念珠等。圆珠有的是药锭本色，有的是彩画处理。④螺钿镶嵌，比如，嵌螺钿大喜纹葫芦式紫金锭佩，是在葫芦形药锭上，用螺钿镶嵌“大喜”字样。这些装饰兼具实用及美观价值。

一般每年端午节前，造办处照例制造一批防暑的锭子药，主要有：紫金锭、蟾酥锭、离宫锭，还有避暑香珠。夏季在身上荷包或香袋里装少量这类锭子药，具有清暑化湿，芳香避秽的作用，以备不时之需。关于锭子药的赏赐最早可见于雍正年间，一直延续到清末。光绪皇帝曾因湿热导致胸部起红疹，御医开出“皇上敷药方”，用百部淬酒外涂患处的同时，再用紫金锭醋研涂抹。

五、香身方举隅

1. 备急裛衣香方

【来源】《外台秘要》

【组成】藿香、零陵香、甘松香各一两，丁香二两。

【制法】上四味，细挫如米粒，微捣，以绢带盛，置衣箱中。

【功效】辟恶去邪，香衣辟汗臭。

【按语】现代社会人们利用香水来达到香身的目的，古代人们多利用香料的气味来使衣物芳香。南平公主为唐太宗之女，下嫁初唐名臣王珪之子，因唐太宗“令公主亲执笄行盥馈之道”，向王珪礼拜而见于史册。本方为南平公主熏衣的香料配方。裛衣香，是含有浓烈的香味、放在衣箱中熏衣的芳香制剂。这种制剂熏衣时，无须点燃，而是靠药物自然发散气味取得，因此使用方便持久，在唐代很受欢迎。本方由四香组成，其中丁香“能发诸香”，与三香相伍，可起到香衣辟汗的作用。藿香化湿和中，现代研究表明，其所含挥发油对真菌有较强的抑制作用。零陵香“令人体香”“妇人浸油饰头香，无以加”。甘松香燥湿祛风。此方芳香辟秽，是良好的芳香剂配方。

2. 香身丸

【来源】《鲁府禁方》

【组成】白豆蔻四两，木香二两，檀香、松香各一两，广零陵香一两半，丁香七钱半，白芷、当归、附子、槟榔、山柰、炙甘草、益智、桂心以上各五钱，麝香少许。

【制法】上为极细末，炼蜜同酥油或羊尾油于石臼捣千余下，为丸如黄豆大。每用一丸噙化。

【功效】噙化当日口香，后身亦香。久服治男女秽气，心腹疼痛，胸膈不利，痰证诸疾。

【注意事项】方中大多为芳香温散之品，易于耗气伤津，因此气阴两虚及内热之体忌用。

【按语】本方中木香、檀香、松香、零陵香、丁香、麝香均为香料，能够起到辟秽祛邪的作用，无论噙化口中，还是投放酒中，都会产生口香、身香、一座香、共殿香的效果。当归、附子、益智、槟榔配诸香，行气血，散寒，温中止痛；白蔻、甘草醒脾化痰，安中和胃。故可用于心腹疼痛、胸膈不利等疾病。

3. 洗香丸

【来源】《鲁府禁方》

【组成】孩儿茶一两一钱三分，上好细茶一两，砂仁一两三钱，白豆蔻三钱三分，沉香七分，片脑二分，麝香五分。

【制法】上为细末，甘草膏为丸，如豌豆大。每用一丸噙化。

【功效】治疗口臭。

【按语】方中儿茶、上好细茶、砂仁三味药用量最大。儿茶、细茶可清热降火，止血定痛，化浊消食，祛除口中陈腐之气，配以砂仁、白蔻芳香和胃，沉香、麝香、片脑涤浊辟秽。因此，诸药合用，标本兼治，对消除口臭有一定的效果。

4. 治腋气方

【来源】《奇效良方》

【组成】青矾、白矾烧灰各一两，白梅七枚（捶碎），古文钱十四文。

【制法】上四味，于瓷瓶内盛水一大盏，浸半日。先洗净腋下，将药半湿时涂之。

【功效】治疗腋臭。

【按语】《太医院经验奇效良方大全》简称《奇效良方》，是一部由清朝太医院修订的综合性方书，书中综合了各科疾病的医疗经验。腋臭亦称狐臭，是指由腋窝大汗腺分泌黄色特殊臭味汗液的疾病。该疾病的病因，中医责之湿热内郁，现代医家认为可能是汗液成分经皮肤表面的细菌（主要是葡萄球菌）分解产生不饱和脂肪酸而放出的臭味。治疗方法：可采用手术、激光、高频电针等摘除或破坏腋窝大汗腺。治腋气方外洗，也能起到收敛清洁、破坏汗腺的作用。平时应注意腋部卫生，经常清洗，勤换洗衣服。方中青矾即是绿矾，主要成分为硫酸亚铁；白矾即是明矾，主要成分为十二水硫酸铝钾；古文钱又称孔方兄，为铜及其化合物；白梅亦称为盐梅，由梅的未成熟果实盐渍而成。四味药中，青矾、白矾长于燥湿清热，解毒收敛，古钱、白梅长于腐蚀坏肉，祛瘀生新。故诸药合用，能起到抑制臭汗分泌、减少汗腺数量的作用。现代药理研究表明，白矾具有很强的抑菌收敛功效，可抑制金黄色葡萄球菌、变形杆菌、大肠杆菌等多种细菌的生长，因此用之会对腋窝大汗腺的分泌及汗液的臭味产生抑制效果，有利于控制腋臭症状，消除腋下臭味。

5. 避暑香珠

【来源】《清宫外治方精华》

【组成】香薷一两，甘菊二两，黄柏五钱，黄连五钱，连翘一两，蔓荆子一两，香白芷五钱，朱砂末五钱，雄黄末五钱，白及三钱，白檀香一两，花蕊石一两，川芎一两，寒水石一两，梅花片一两，苏合油一钱，水安息一钱，香白芷末二钱，玫瑰花瓣一两。

【制法】香薷、甘菊、黄柏、黄连、连翘、蔓荆子、香白芷入于水四十汤碗，慢火熬，候将干，用绢搅汁，听用。朱砂末、雄黄末、白及末、白檀香末、花蕊石末、川芎末、寒水石末、梅花片、苏合油、水安息、香白芷末、玫瑰花瓣末，以上共为细末，入前药汁内搅匀，作扣大串成，盛暑时常带在身上，能避暑并时行山岚瘴气，倘药汁不足，加鸡蛋清。

【功效】芳香辟秽，醒脾清暑。预防暑邪及山岚瘴气侵袭。

【按语】宫廷盛暑之时有其独特的养护方法，佩戴避暑香珠为其中之一。盛夏多暑湿之气，方中多用芳香除湿、利湿清热药物。将诸多药物作为香珠使用，使得此方剂型别具风格，简便实用。此方载于雍正医案。

6. 清静香

【来源】《清宫外治方精华》

【组成】白檀香八两，沉香八两，安息香一两，乳香一两，广木香一两，龙涎香五钱，兰子一两，排草四两，丁香一两，苏合油四两，黄连六两，唵叭香五钱，冰片二钱，麝香五分，炭末二两，蜜四两，红枣肉泥六两。

【制法】上为细末，先将苏合香油、乳香同蜜熬化，渐下药末，作为小丸。

【功效】芳香辟秽，醒脾通经。主治心腹腰肾作痛。

【按语】本方合众香于一炉，重用白檀香、沉香，功能除恶气，止吐逆，开胃醒脾，用治心腹腰肾作痛。此方见于雍正脉案。

7. 辟秽香

【来源】《清宫外治方精华》

【组成】生川大黄四两，荆穗四两，红枣一斤（去核）。

【制法】共合捣烂为丸，重二钱，陆续熏用。

【功效】疏风解毒辟秽。主治秽毒瘴气侵袭。

【按语】清朝时天花还未消失，用此药熏室，能够预防天花感染。

8. 汉宫香身白玉散

【来源】《香奁润色》

【组成】白檀香一两，排草一两。

【制法】上为细末，暑月汗出，常用敷身，遍体生香。

【功效】理气除湿，化浊香身。

【按语】白檀香具有理气宽胸、散寒止痛的作用，若外敷治疗，可以消炎去肿，调理肤质，延缓衰老。排草又称香排草，为细梗香草的全草，具有辟臭、祛风、理气、消肿等作用，又可防腐。两种药物都可以作为香料使用。

第五节　足疗方

一、足疗养生概述

足疗一般包括足浴保健和足部按摩。足疗在我国历史源远流长，是我国传统医学宝库中珍贵的理疗保健方法。足浴法是中医沐浴疗法中的局部疗法，可以用来治疗疾病，也可以用来养生保健。战国时期的《五十二病方》中有对足部进行“温烫”“药摩”“外洗”等操作治疗内科疾病的记载。东汉时期张仲景《伤寒杂病论》中记载："矾石汤，治脚气冲心。矾石二两，以浆水一斗五升，煎三五沸，浸脚良。"唐宋八大家之一的苏轼对养生颇有研究，曰："热浴足法，其效初不觉甚，但积累百余日，功用不可量，比之服药，其效百倍。"清朝外治法祖师吴师机在《理瀹骈文》称："临卧濯足，三阴皆起于足指，寒又从足心入，濯之所以温阴而却寒也。"可见，足浴养生保健历来为文人才子所推举。

足部按摩在我国历史悠久。晋代葛洪《肘后备急方》中记载了用汤酒按摩足心治疗风毒脚弱之病。孙思邈《千金翼方》曰："常以膏摩（小儿）囟上及手足心，甚辟风寒；以盐和粉涂儿足下，即顺。"东汉名医华佗的"五禽戏"非常重视足部导引术，指出五禽戏的功效在于"除疾兼利蹄足，逐客邪于关节"。《外台秘要》中亦记载按摩涌泉为养生之要。一些著名的养生古籍如《寿世保元》《养生四要》《摄生三要》等，均记载有足部按摩养生之法。后因封建礼教、女子裹脚等陋习，大大影响了该疗法的健康发展。

古代认为人有"四根"——耳根、鼻根、乳根和脚根，其中脚根为四根之本。木枯根先竭，人老脚先衰，脚部也被当作人体的"第二心脏"。足掌有几十处穴位和反射区，是人体的一个缩影，可见足之重要性。足疗养生的原理是：第一步足浴，先以水之温热之性藉本草中药遇热所开散的药效，以蒸汽熏蒸之法，渗透肌肤腠理之内，以期达致筋骨，和血理气，通足部之涌泉、照海、太溪、水泉等重要穴位；第二步足部按摩，使气运血行，经络畅通，脏腑调达，达到"治未病"之效。

足疗养生之法，在四季均适宜，有歌谣：“春天洗脚，升阳固脱；夏天洗脚，暑湿可却；秋天洗脚，肺润肠濡；冬天洗脚，丹田温灼。”这首歌谣道明了四季足疗养生的益处。民间也一直有“富人吃补药，穷人常泡脚”的说法。

二、宫廷足浴养生

慈禧太后浴足，夏用菊花水，冬用木瓜汤

历代宫廷之中所留存下来的记载足疗养生方剂的文献数量较少，而距离我们最近的清朝，有大量的史料延存下来。古代汉族女子盛行裹足。在清军入关之前，以游牧生活方式为主，女子裹足则于生产生活不便，所以皇太极、康熙都曾下令禁止裹足。清朝三年选一次秀女，在挑选上就有对脚的要求，有裹足者，不予入选。所以，八旗女子的天然之足，为她们亭亭玉立的体态增色不少。通过挖掘大量的清宫医疗档案，我们可以窥见足疗养生深受清宫皇室的欢迎，如光绪帝常常用洗腿方来缓解下肢痹痛，慈禧太后也十分注重每日以药浴足。

《宫女谈往录》中提到，慈禧太后在不同的季节使用不同的药物浴足。太医院会根据节气的不同、时令的冷暖为慈禧太后准备浴足的药物。夏天炎热之时，慈禧太后会用杭菊花泡水煮沸晾温后浴足，洗完之后，周身凉爽，两腋生风，可消暑气、清眩明目；冬季严寒之时，太医院会为慈禧太后选用木瓜汤浴足，可以达到活血暖膝、四体温和的作用。另外，太医院还要根据四时的变化、天气的阴晴，随时调整现成的配方。如果在盛夏三伏天，慈禧太后肠胃不适，食欲不振，便不再使用清凉剂菊花水；隆冬季节里，慈禧太后上焦有火、身体烦躁，便不再用热剂木瓜汤。

慈禧太后足浴所用的盆，是精心制作的银盆。这银盆比普通盆深，为的是泡脚方便，并且银器具有防毒的作用；盆中间包裹的是木胎，散热较慢；边卷出来，可以放腿。每次慈禧太后浴足之时都会用到两个这样的盆，一个是放熬好了的药水，一个放清水，先在药水中浸泡一段时间，后用清水洗掉。整个浴足的过程通常有两个宫女伺候，完成后，这些经过训练的宫女会用热毛巾敷上慈禧太后的膝盖，开始进行足部按摩。慈禧太后的浴足养生有一套完整的流程，其每天的洗脚工程实为清宫足浴保健的典型代表。

三、足浴方举隅

1. 主一切风冷气等万病方

【来源】《千金要方》

【组成】曲末五升，盐末一升五合。

【制法】上二味，混合，分作五袋，取二袋，炒热，以薄袋各盛一升，纳药于中，于睡觉之时，放入被子当中用脚蹋，以身体出汗为佳，若药物变凉，即更换新的，连续应用数日，不得暂停。忌生冷，三部脉微弱者勿用之。

【功效】温经散寒。主治四肢逆冷。

【按语】此方为千金方中的足部保健方，可用来温经散寒，除陈寒痼疾，现也可用来作为足浴方。《本草纲目》言："曲，释名酒母。”《证类本草》言：“曲，味甘，大暖，疗脏腑中风气，调中下气，开胃消宿食……去冷气，除肠胃中塞，不下食，令人有颜色。六月作者良。”

2. 近效疗脚气方

【来源】《千金要方》

【组成】炮附子五两，炙甘草五两。

【制法】上二味混合并细锉，以水五斗煎取二斗半，置盆中，以板子阔三寸许，横汤上共水面平，脚踏板上，以汤将脚，水冷即休。此汤用四五度则脚气得除。

【功效】温经散寒。主治四肢逆冷。

【按语】《备急千金要方》曰：“（脚气）先从脚起，因即胫肿，时人称为脚气。夫风毒之气，皆起于地，地之寒暑风湿，皆作蒸气。足常履之，所以风毒之中人也，必先中脚，久而不瘥，遍及四肢腹背头项也，微时不觉，痼滞乃知。”古人谓脚气是由风毒之邪侵袭足部，进而导致全身浮肿及其他疾患，与今日之脚气真菌感染有所不同。此方中之药，药性温热，寒邪凝滞于体内所致的四肢逆冷者可用来浴足，亦适合冬日应用。

3. 明目除湿浴足方

【来源】《慈禧光绪医方选议》

【组成】甘菊三钱，桑叶五钱，木瓜五钱，牛膝五钱，防己四钱，茅山术五钱，黄柏三钱，甘草三钱。

【制法】水煎，洗足。

【功效】明目止痒，清热解毒胜湿。主治目赤肿痒等症。

【按语】慈禧用本方明目止痒胜湿，系桑菊与三妙散加味。三妙散原治下体湿热，此方注明明目，或属上病下治。用浴足法，或同时尚有下焦或足部湿热之象，亦未可知。

4. 洪医洗药方

【来源】《慈禧光绪医方选议》

【组成】羌活三钱，防风三钱，川牛膝二钱，当归三钱，红花二钱，防己二钱，透骨草三钱，甘草节二钱，食盐四钱，葱头七个。

【制法】共熬汤，兑烧酒一两五钱，烫洗。

【功效】养血活血，祛风通络。主治四肢痹病。

【按语】此方为光绪八年太医所拟之方，主治四肢病，可用来作足浴之方，兑烧酒外用，其活血脉之力当更强。

5. 荣筋拈痛洗腿方

【来源】《慈禧光绪医方选议》

【组成】宣木瓜四钱，赤芍三钱，橘络三钱，乳香三钱，全当归四钱，没药二钱，红花二钱，防风三钱，透骨草三钱。

【制法】水煎，兑烧酒四两，随时洗之。

【功效】化瘀活血，荣筋定痛。主治四肢跌打损伤。

【按语】《慈禧光绪医方选议》一书中载有三则光绪皇帝的洗腿方，皆可用来作足浴方。全方共奏舒筋通络、活血定痛之功。足浴之时，可使水位没过小腿处。洗时兑入烧酒，更促血行，则化瘀活血、荣筋定痛之力更著。

6. 洗腿方

【来源】《慈禧光绪医方选议》

【组成】归尾三钱，宣木瓜三钱，生草梢一钱，酒杭芍三钱，橘络三钱，乳香三钱，青风藤三钱，白鲜皮三钱，烧酒一两五钱。

【制法】共熬汤，兑烧酒一两五钱，烫洗。

【功效】祛风通络，行气化湿。主治四肢跌打损伤。

【按语】此方中加有白鲜皮，除祛风除湿、通利经络外，还可治下肢疮疡癣疾。

7. 洗腿又方

【来源】《慈禧光绪医方选议》

【组成】归尾三钱，青风藤三钱，宣木瓜三钱，赤芍三钱，炒透骨草三钱，防风一钱五分，酒适量。

【制法】水煎，熏洗。

【功效】养血和营，行气化湿。主治四肢跌打损伤。

【按语】若肩背四肢酸痛，因血虚风湿入络所致，可以此方擦洗沐浴，足疗。

附：中药浴足方法

药液准备：将准备好的中药先用2升自来水浸泡30分钟，加热至水沸腾后保持微沸1小时，取汁后药渣中加水1.5升，加热至水沸腾后保持微沸1小时，将两份药液置于电动足浴盆或木桶中足浴。

足浴温度应以能耐受为限，足浴后感觉舒适的温度为适宜，一般可控制在 40 ～ 50℃。老人和儿童及有严重高血压病、心脏病的患者水温不宜过高，风寒感冒、关节炎及素体畏寒怕冷的患者水温可提高至 50 ～ 60℃。

足浴时间及次数：一般用于强身健体保健之用每次 30 分钟，每天一次；若用于治病一般每次 45 分钟，早晚各一次为宜；一些严重的寒性疾病足浴时间需到 60 分钟方能收到明显的效果。足浴后配合足底经络穴位按摩，则养生保健及治疗疾病的效果更佳。

第三篇

功法健体

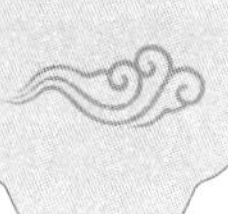

中医学在历史长河中反复锤炼，形成了独具特色的养生保健方法，如气功导引、灸芮、按摩推拿等。这些外治法是中医学的重要组成部分，在中医学理论的指导下，以一定方式起到防治疾病的目的。从长沙马王堆汉墓出土的文物，如《导引图》《足臂十一脉灸经》《阴阳十一脉灸经》《养生方》等，皆反映了两汉时期气功、艾灸的广泛应用。《黄帝内经》总结了砭石、毒药、灸芮、导引、按跷等疗法。灸芮指艾灸，导引、按跷即气功和按摩推拿。宫廷中诸多养生健体的外治法，对延年益寿和摄生保健有着重要作用。魏晋南北朝时期，道教盛行，其养生思想在皇家中流行，魏武帝曹操与魏文帝曹丕曾招募过不少术士，如甘始、皇甫隆等人，通过服食丹药、吐纳导引等手段追求长生。隋唐时期，太医署设有按摩科，据《隋书·百官志》记载，太医署中设按摩博士 2 人，按摩推拿等外治法得到了很大的发展。宋金元时期，据《宋史·太祖本纪》记载，宋太祖赵匡胤曾亲自为弟弟艾灸，成语“灼艾分痛”来源于此，后人用其来颂扬兄弟之间的情分。明朝时期，皇室受道教影响较大，皇帝喜爱练功摄生，以求长生不老。清朝时期，宫廷外治法养生总结前人之成果，并结合时代特点不断改进与提升，以其庞大复杂的管理机构和日益发展的养生理论优势，成为历代宫廷外治养生法中的突出代表。

第七章　保健气功

气功是中国传统文化的精华，也是祖国的宝贵遗产之一。据文献记载，气功在我国已有五千年的历史，《吕氏春秋·古乐》记载："昔陶唐氏之始，阴多，滞伏而湛积，水道壅塞，不行其原，民气郁阏而滞著，筋骨瑟缩不达，故作为舞以宣导之。"推测从尧舜时期就使用某种舞蹈以疏通筋骨。气功在发展过程中经过古人的不断钻研，吸收了多家思想，内容逐渐丰富。气功门派繁多，如佛家的禅定、儒家的心斋、医家的导引、武术家的内功，虽非用"气功"一词，但其内涵都注重内在的修炼。"气功"一词最早见于晋代道士许逊所著的《净明宗教录》一书，极具道家修炼的色彩。《老子》中的"虚其心，实其腹""致虚极，守静笃"等思想为练功家所用。庄子对气功养生十分重视，"导引"名称在《庄子》中就有记载，《庄子》中还有"吹呴呼吸，吐故纳新，熊经鸟申，为寿而已矣，此道引之士，养形之人，彭祖寿考者之所好也"的记载。气功使用的术语众多，即便是道家，其内部也有众多修炼的门派，比如内丹、周天、胎息等。尽管说法不一，但其宗旨是集调身练力、调息练气、调心练意之"三调合一"的身心锻炼。

第一节 功法概述

气功是一种集锻炼、医疗方法和养生方法为一体的一门学科，在中医学理论的指导下产生，通过体态、呼吸和意念的锻炼，发挥意识的作用，来调动人身的气机，激发机体的潜力，增强人之正气，培育真气，以疏通经络、顺气活血、调和阴阳，从而达到强身健体，祛病延年的目的。《素问·上古天真论》载有“法于阴阳，和于数术”，提倡通过精神、意识、身体的锻炼，达到“身”与“心”的高度统一，从而“形”与“神”俱，而尽终其天年。练气功的形式多种多样，十分讲究，有站、坐、卧等姿态，其方法有呼吸吐纳、运气等。运气即为用意识推动“内气”循行经络。

气功锻炼与阴阳学说息息相关。阴阳学说体现在气功锻炼过程中呼吸、时间、周天、季节等。关于呼吸，呼为阳，吸为阴。关于时间，《抱朴子》载：“夫行炁（qì）当以生炁之时，勿以死炁之时也。故曰仙人服六炁，此之谓也。一日一夜有十二时，其从半夜以至日中六时为生炁，从日中至夜半六时为死炁，死炁之时，行炁无益也。”古人将练功安排在子、丑、寅、卯、辰、巳等六阳时，认为六阳时外界是生气；反对在午、未、申、酉、戌等六阴时练功，认为六阴时外界是死气。《类经图翼》曰：“子者，阳生之初。”气功常强调子时练功，古人认为“天地开辟于此时，日月合璧于此时，草木蘖萌于此时，人身之阴阳交会于此时”(《性命圭旨》)。关于周天，古人通过阴阳消长变化来练功，小周天为真气随着任督二脉循行，任脉为阴脉之海，督脉为阳脉之海。关于季节，春温、夏热、秋凉、冬寒，在练功上也各有区别。脏腑学说是中医学的基础，气功锻炼亦能增加五脏功能，经络是气血循行的通路，气功锻炼可鼓动全身气血。

练功要遵循一定的原则，首先，要坚定信念，下定决心，立下恒心，不可半途而废，古人云“心诚则灵”，切不能三心二意；再者，练功要循序渐进，莫要急躁，一味求快，要根据练功者体质、年龄、性别而灵活选择功法，因人而异；最后，练功还要顺应四时变化，饮食适宜、有规律地作息生活，掌握一定的锻炼方法。练习气功有防病治病的作用，气功锻炼通过身心放松，运用意念推动经络气血运行，协调脏腑，宁心静气。慢性病患者常常习练气功有助于病情改善和情绪稳定。气功分为动功和静功，通过意识调控生理和心理，即可达到身心统一。清初王夫之在《船山遗书·思问录》中云:“静者静动，非不动也。”气功在现代属于自然医学和心身医学的范畴，是古老而又年轻的学科。

第二节　宫廷功法

早在近两千年前的《黄帝内经》中就明确指出导引、行气的理论和治疗作用，如《素问·上古天真论》载：“余闻上古有真人者，提挈天地，把握阴阳，呼吸精气，独立守神，肌肉若一，故能寿敝天地，无有终时，此其道生。”此寥寥四十二字便高度地概括了气功的基本理论和方法。汉代医圣张仲景发展《黄帝内经》思想，进一步提出气功锻炼能阻止疾病传变的观点，认为导引吐纳能流畅气血，通利九窍，有防治疾病的作用，将气功疗法用于防病保健的范畴。“神医”华佗也是气功实践的先行者，认为“流水不腐，户枢不蠹”，总结前人气功吐纳导引之精华，创造发展“五禽戏”，影响至今。

东汉著名炼丹家和气功养生家魏伯阳在《周易参同契》中，写道“从头流达足，究竟复上升，往来洞无极，怫怫被容中”，描述了练习气功后真气在体内运行的场景。隋朝太医令巢元方的著作《诸病源候论》，未记载治病方药，多在书中论述导引方法，说明气功在当时有一定的影响力。随着我国医学养生保健内容的发展，气功进入带有人文色彩的“养生”层次。唐代著名诗人白居易常静坐修身，其一首《负冬日》充分展示了这一爱好：“杲杲冬日出，照我屋南隅。负暄闭目坐，和气生肌肤。初饮似醇醪，又如蛰者苏。外融百骸畅，中适一念无。旷然忘所在，心与虚空俱。”白居易享年74岁，与平日的静坐养生方法息息相关。

宋太宗嗜好养生，太平兴国二年（公元977年）中书侍郎平章事李昉等十四人奉敕编修《太平御览》一书，太平兴国八年（公元983年）书成，共1000卷，可谓是当时的大百科全书。此书初名《太平总类》，因太宗为了显示自己博览，每日阅读3卷，用1年时间读完，故改为《太平御览》。该书有2卷涉及养生，其中保存了诸多珍贵的养生长寿的文献资料。《太平御览·道部·养生》曰："养生之道，安身养气，不欲喜怒也。人无忧，故自寿也。"强调逸情畅志、节喜怒可令人长寿。又曰："一者数之始也，生之道也，元气所起也，天之大纲也，故守而思一也。子欲养老守一最寿。平气徐卧，与一相守，气若泉源，其身何咎。是谓真宝，老衰自去。"何谓守一？守一是一种最简单的气功，"平气徐卧，与一相守"，意思是调匀呼吸，慢慢躺下，注意力集中于一点上，能心静神定。精神注意守一，则身体健康，老衰自去，可长寿延年。

宋徽宗赵佶精研道学与医理，《圣济经·体真》以"阴阳适本"立论，在《圣济经》序明确指出"一阴一阳之谓道，偏阴偏阳之谓疾……保其委和，合彼大和者也"，其"保其委和，合彼大和"是《圣济经》中多次提到的养生思想，即通过调整人体自身的饮食起居及"吸新吐故""积精适神"等气功静练，以使自身内环境达到阴阳平和，以适应自然之变化规律，达到内外合德的养生境界。宋徽宗在《圣济总录》所作序中讲到"昆仑尺宅，修之可以长生；寸田神牖，闲之可以反照；天关神庐，息之可以召和"，提出了养生练功之方法，体现了"神圣治于未兆"的预防思想，同时指出了蒙昧者不知养其形、心，而致疾病丛生。

明代医药学家李时珍在著作《奇经八脉考》中，探讨了气功和经络的关系，认为"内景隧道，惟返观者能照察之"，通过内视以反观自身"真气"的循行。明代太医院医学家龚居中著有《红炉点雪》，书中介绍了气功养生祛病延年的六句术，一为鼓呵消积滞法，二为叩齿治牙病法，三为运睛除眼疾法，四为掩耳去头旋法，五为闭摩通滞气法，六为凝抱固丹田法。《明太宗宝训》曾记载，永乐五年（1407 年）九月，明成祖朱棣与侍臣谈治病与养生之道时强调“人但能清心寡欲，使气和体平，疾病自少”，并指出“如神仙家说服药导引亦只可少病，岂有长生不死之理”。纵观古今，功法养生是我国养生保健方法的重要组成部分之一。随着对宫廷医学资料的挖掘整理，功法养生在未病先防、调养身心等层面疗效显著，宫廷养生功法如五禽戏、六字诀、五行掌、八段锦等广为流传。

第三节　功法举隅

一、五禽戏

五禽戏是模仿五种动物——虎、鹿、熊、猿、鸟的动作创编而成，是一种以肢体运动为主，在运动过程中辅以呼吸吐纳与意念配合的导引类功法。“五禽戏”之名首次见于《后汉书·方术列传》曰：“佗语普曰：人体欲得劳动，但不当使极耳。动摇则谷气得消，血脉流通，病不得生，譬犹户枢，不朽是也。是以古之仙者为导引之事，熊颈鸱顾，引挽腰体，动诸关节，以求难老。吾有一术，名五禽之戏：一曰虎，二曰鹿，三曰熊，四曰猿，五曰鸟。亦以除疾，并利蹄足，以当导引。体中不快，起作一禽之戏，沾濡汗出，因上著粉，身体轻便，而腹中欲食。普施行之，年九十余，耳目聪明，齿牙完坚。”由此可知，五禽戏功法有着悠久的历史，是目前所知套路功法的先驱，也是行之有效的养生祛病导引功法，坚持习练该功法，可导引气血，强身健体，祛病延年益寿。

华佗的徒弟吴普练习这套动作，坚持不辍，活到90岁，身体健康，动作轻灵，牙齿完坚，饮食如常。魏明帝听说之后，派人召吴普前往都城指导其练习五禽戏，吴普以年事已高、动作不灵、手足不相及为由，不愿前往，而将这套五禽戏粗略地教给请他去都城的大夫。

康熙皇帝享年69岁，是古代高寿的帝王之一。康熙皇帝本人所著《庭训格言》中曾记载其晚年言论：“朕幼年时未经出痘，令保姆护视于紫禁城外，父母膝下未得一日承欢，此朕六十年来抱歉之处。”康熙帝出生不久，即得了当时被称为不治之症的天花，所幸天花并未危及性命，仅在其脸部留下几个细小的麻点。顺治十八年（1661年）正月，年仅24岁的顺治帝突然病逝。传说顺治临终时接受了中国历史上的第一个洋监正汤若望的建议，选择了出过天花具有免疫力的玄烨即康熙为继承人。年幼的康熙在那时就意识到身体健康的重要性，平时常习导引之术。康熙曾言，“戏五禽而荣昌，祛三虫而轻举。”

本功法锻炼时要表现出动物的不同特性，如浑憨、凶猛、灵巧、恬静和柔和等，同时也要配合不同的意念活动与呼吸法。

1. 虎戏

【预备式】

将脚跟并拢成立正姿势，自然站立，两臂自然下垂，两眼平视正前方。

【功法操作】

左式：先将两腿屈膝下蹲，重心移至右腿，然后左脚虚步，脚掌点地、靠于右脚内踝处；同时两掌变为握空拳提至腰两侧，拳心向上，眼看左前方。让左脚向左前方斜进一步，右脚随之跟进半步，重心坐于右腿，左脚掌虚步点地；同时两拳沿胸部上抬，拳心向后，抬至口前两拳相对翻转变掌，十指张开弯曲成“虎爪”，掌心朝下向前按出，高与胸齐，向前俯下身体，塌下腰身眼看左手，然后两腿膝盖弯曲向下蹲，腹部收起，胸部微含，同时双手向下方画弧形直至膝盖两侧，掌心朝下，目光注视左前下方。

右式：先将左脚向前迈出半步，右脚随之跟至左脚内踝处，重心坐于左腿，右脚掌虚步点地，两腿屈膝，同时两掌变空拳撤至腰两侧，拳心向上，眼看右前方。让右脚向右前方斜进一步，左脚随之跟进半步，重心坐于左腿，右脚掌虚步点地；同时两拳沿胸部上抬，拳心向后，抬至口前两拳相对翻转变掌，十指张开弯曲成“虎爪”，掌心朝下向前按出，高与胸齐，向前俯下身体，塌下腰身眼看右手，然后两腿膝盖弯曲向下蹲，腹部收起，胸部微含，同时双手向下方画弧形直至膝盖两侧，掌心朝下，目光注视右前下方。如此一左一右为 1 次，共做 6 次。

【操作提示】

练习本节功法时需要表现出如虎般威武勇猛的神态，做到柔中有刚，刚中有柔，并且注意收脚出脚时要沉稳，推掌时要刚劲威猛但又不失弹性，寓柔于刚。虎戏主肝，威生于爪，要力达指尖，神发于目，要虎视眈眈。虎戏对应的脏器是肝，故春季宜适当加练本节功法。

【功效】

虎戏守护的是人体的肝脏。肝在五行中属木，季节属春，开窍于目，在体主筋，其华在爪，具有藏血、疏泄之功。因此，在练习虎戏时，随着虎爪的伸展将力量传到手指尖上，从而调动体内的气机运转和经络舒展，起到舒筋、养肝明目的作用。在做虎举与虎扑的动作时身体舒展，两臂向上拔伸，这样就使身体两侧得到充分的锻炼，此正是肝胆经循行的部位，可使肝经循行部位气血通畅。常练虎戏能够在锻炼筋骨的同时，增强人体体内之气，能"外练筋骨皮，内练一口气"，对于脊柱关节病、情志疾病等都有一定的作用。

2. 猿戏

【预备式】

将脚跟并拢成立正姿势，双臂自然下垂，双眼平视前方。

【功法操作】

左式：先将两腿屈膝，左脚向前轻灵迈出，同时左右手沿两侧画弧至口相平处向前如取物样探出，快抵达终点时，将手掌撮拢成"猿钩手"，手腕自然下垂，然后左掌向前上方伸展，双眼注视左掌所在位置，最后把身体的重心向后移动，左掌从“猿钩”变成握拳，右手从钩变掌，自然回落到腰间，虎口朝前，左臂随左肘弯曲回收到左耳旁，五指分开，掌心朝上好似托着桃子，眼睛注视左掌。

右式：先将两腿屈膝，右脚向前轻灵迈出，同时左右手沿胸前画弧至口相平处向前如取物样探出，快抵达终点时，将手掌撮拢成“猿钩手”，手腕自然下垂，然后右掌向前上方伸展，双眼注视右掌所在位置，最后把身体的重心向后移动，右掌从“猿钩”变成握拳，左手从钩变掌，自然回落到腰间，虎口朝前，右臂随右肘弯曲回收到右耳旁，五指分开，掌心朝上好似托着桃子，眼睛注视右掌。

【操作提示】

本节功法主要锻炼一种灵巧性，模仿猴类的机敏灵巧。练习时手脚动作要轻灵，保持全身的协调性，同时要表现出猴子的天性。猿戏对应的脏器是心，主调心气，故夏季宜适当加练本节功法。

【功效】

猿戏守护的是人体的心脏。心在五行中属火，季节中属夏，开窍于舌，在体合脉，其华在面，具有主血脉、藏神之功。练习者在做猿提动作时，手臂夹于胸前，收腋，因为心经循行经过手臂内侧，通过练习猿提动作可以使心经血脉运行通畅；猿摘动作对心经循行部位也有较好的锻炼作用，再加之上肢大幅度的运动，可以对胸廓起到挤压按摩作用，对心脏泵血功能有益处。心主血脉，常练猿戏，可以改善心慌、失眠多梦、盗汗、肢冷等症状。

3. 熊戏

【预备式】

身体自然站立，两脚平行分开与肩同宽，两臂自然下垂，两眼平视前方，凝神定气。

【功法操作】

先将重心右移，右腿屈膝，然后左脚收至右脚内侧，左足尖点地，左脚向左前方迈出一步，让足跟先着地，然后重心前移成左弓步，左肩向前下方下沉，双掌要从拳变成“熊掌”样，眼睛注视左前方，让身体随重心前移由右至左晃动两圈，重心再后移至右腿，收左脚踏实。提起右脚，右脚尖点于左脚内侧。右脚向右前方跨一步，然后继续上文所述内容，唯有方向相反。一左一右为 1 次，共做 6 次，在场地条件允许的情况下，还可做行步功法，向前行进练习本节功法。在练功中要集中意念模仿熊的体态在移动，同时需要配合自然深长的呼吸。

【操作提示】

练习本节功法过程中需要将自身比作熊，熊从外形上看貌似很笨拙，要表现出其浑憨沉稳的特性。所以此功应做到缓慢沉稳，切忌过快。要依靠肩的晃动去带动肩、肘、腕及髋、膝、踝甚至脏腑等来锻炼。同时注意肢体要尽量放松，配以均匀柔和的呼吸。熊戏在五脏中对应的是脾，练习熊戏可健运脾气、调理脾胃，故夏季宜适当加练本节功法。

【功效】

熊戏守护的是人体的脾脏。脾在五行属土，季节属长夏，开窍于口，在体合肌肉，主四肢，其华在唇，主运化水谷。练习熊戏时身体以腰为轴进行运转，左右晃动身体，使得中焦气血通畅，亦有疏肝理气、健脾和胃之功。脾胃乃后天之本，气血生化之源，长期练习可以增强体质，健脾补虚，对体虚导致的慢性消化系统疾病有一定预防保健作用。

4. 鸟戏

【预备式】

将双脚平行站立，双臂自然下垂，双眼平视前方。

【功法操作】

左式：左脚向前迈进一步，右脚随之跟进半步，脚尖虚点地；同时双臂慢慢从身前抬起，掌心向上，与肩平时双臂向左右侧方平举，眼睛正视前方，随之深吸气。右脚前进与左脚相并，双臂自侧方下落，掌心向下；同时下蹲，双腿微弯，双臂在膝下相交，掌心向上，眼睛注视前下方，随之深呼气。

右式：右脚向前迈进一步，左脚随之跟进半步，脚尖虚点地；同时双臂慢慢从身前抬起，掌心向上，与肩平时双臂向左右侧方平举，眼睛正视前方，随之深吸气。左脚前进与右脚相并，双臂自侧方下落，掌心向下；同时下蹲，双腿微弯，双臂在膝下相交，掌心向上，眼睛注视前下方，随之深呼气。一左一右为 1 次，共做 6 次。

【操作提示】

本节主要模仿鸟类飞翔动作，表现出鸟类振翅凌云之势。练时应注意肩臂放松，动作柔和，两臂与身体的动作要协调，同时要与呼吸密切配合。鸟戏在五脏之中对应肺，故秋季宜适当加练本节功法。

【功效】

鸟戏守护的是人的肺部。肺在五行中属金，季节中属秋，开窍于鼻，在体合皮，其华在毛，具有主气司呼吸、宣发肃降、朝百脉、主治节的功能。练习者在练习鸟戏时，以上肢的升降开合运动带动牵拉肺经经脉，起到疏通肺经气血的作用，同时胸廓的主动开合也能主动调整肺的通气量，提升肺脏的呼吸作用和气体交换。常练鸟戏，能提升人体的心肺功能，通过增强人体呼吸功能，促进人体气血运行，提高新陈代谢能力，另外感冒时练习还可以缓解胸闷、气短、鼻塞流涕等症状。

5. 鹿戏

【预备式】

身体自然直立，双臂自然下垂，双眼平视前方。

【功法操作】

左式：先右腿屈膝，身体后坐，左腿前伸，左膝微屈，左脚虚踏；左手前伸，左臂微屈，左手掌心向右，右手置于左肘内侧，右手掌心向左。然后低头弓背，腹部回收，双臂在身前同时逆时针方向旋转，左手绕环比右手大些；同时要注意腰胯、尾闾部的逆时针方向旋转。久之，过渡到以腰胯、尾闾部的旋转带动两臂的旋转。

右式：先左腿屈膝，身体后坐，右腿前伸，右膝微屈，右脚虚踏；右手前伸，右臂微屈，右手掌心向左，左手置于右肘内侧，左手掌心向右。然后低头弓背，腹部回收，双臂在身前同时顺时针方向旋转，右手绕环比左手大些；同时要注意腰胯、尾闾部的顺时针方向旋转。久之，过渡到以腰胯、尾闾部的旋转带动两臂的旋转。一左一右为 1 次，共做 6 次。

【操作提示】

本节功法动作舒缓柔和，体现出鹿温良柔顺的特性。操作时要缓慢柔和，缓缓伸展至极处，让脊柱得到充分的伸展和锻炼，强健腰肾，故冬季宜适当加练本节功法。

【功效】

鹿戏守护的是人体的肾脏。肾在五行中属水，季节中属冬，开窍于耳和二阴，在体主骨，其华在发，是先天之本，具有藏精纳气、主水之功。在练习鹿式时，常左右扭动腰部，使尾闾运行转动，而腰为肾之府，通过一系列的活动锻炼能够不断地刺激肾脏，达到强肾壮腰的目的。通过练习鹿戏，能充分锻炼脊柱与腰部，起到舒展筋脉、固肾强腰、强身健体之功效。

二、六字诀

六字诀是我国古代流传下来的一种养生吐纳功法。此功法操作的主要内容是呼气吐字，练习过程中会有六种变化，常称为“六字诀养生法”。其中“六字”分别是“嘘”字（属肝木）、“呵”

字（属心火）、“呼”字（属脾土）、“呬”字（属肺金）、“吹”字（属肾水）、“嘻”字（属三焦）。本功法在“山中宰相”陶弘景所著的《养性延命录》中有这样的描述：“纳气有一，吐气有六。纳气一者，谓吸也，吐气有六者，谓吹、呼、嘻、呵、嘘、呬，皆为长息吐气之法。时寒可吹，时温可呼，委曲治病，吹以去风，呼以去热，嘻以去烦，呵以下气，嘘以散滞，呬以解极。”历代医家对六字诀有不少见解与论述，例如游走于隋唐两代宫廷医家孙思邈的《千金方》和明朝太医院医官龚廷贤的《寿世保元》中都有所描述。孙思邈编成《卫生歌》，歌诀云：“春嘘明目夏呵心，秋呬冬吹肺肾宁，四季常呼脾化食，三焦嘻出热难停。发宜常梳气宜敛，齿宜数叩津宜咽。子欲不死修昆仑，双手摩擦常在面。”

六字诀是根据中医学阴阳五行、天人合一、生克制化的理论，按照春、夏、秋、冬四时节序，配合五脏（肝、心、脾、肺、肾）的属性以及角、徵、宫、商、羽五音的发音口型，用自身呼吸、意念和肢体导引，引地阴之气上升，吸天阳之气下降，吐出五脏六腑之浊气，吸纳天地之清气，结合后天之营卫，进而推动真元，使气血畅行于五脏六腑之中，起到达通瘀导滞、散结解毒、调整虚实、调节身心、益寿延年之实效，所以此功法可用于预防和治疗脏腑功能失调。

1. 预备式

【功法操作】

让双脚与肩同宽，头正项直，百会朝天，内视小腹，轻合嘴唇，舌抵上腭，沉肩坠肘，使双臂自然下垂，两腋虚空，肘微屈，含胸拔背，松腰塌胯，两膝微屈；全身放松，头脑清空；调节呼吸至自然平稳，切忌用力；练习此节功法时应尽量体现出头空、心静、身正、肉松之雅境。需要注意的是本功法每变换一个字都得从预备式起，每次练功时预备式可多站段时间，当体会到松静自然、气血和顺之时再开始练功。

【呼吸法】

调节至自然呼吸，先呼后吸。当达到心平气和，呼吸匀细、若有若无之时，可以进一步调整为腹式呼吸。吸气时需要将气引深，做到两唇轻合，舌抵上腭，横膈肌下降，气由胸腔沉入腹部，腹部自然隆起，腹肌放松，空气自然吸入。让全身所有肌肉放松，思想也随之松弛，头脑清空。在呼气时读字，同时做到提肛缩肾（收腹敛臀，阴上提），让横膈肌上升，重心后移至足跟。当念某一个字时，需要从相关经络的井穴引地气上升，脚趾轻微点地。气吐尽则胸腹空，否则呼气时流入经络之气难以下行，若是留于头部便易头晕，留于胸部便易胸闷。六个字均用这种呼吸法。

每个字读 6 次后需调息 1 次。调息方法：先吸气，两臂从身体双侧徐徐抬起，保持手心向下，待到腕与肩平时，以肘为轴转小臂使手心翻向上，旋臂屈肘使指尖向上，掌心相对，高不过眉，双手向中合拢至两掌将要相合时，再向内画弧，将两手心转向下，指尖相对；呼气，两手好似按球状由胸前徐徐下落至腹前，然后两臂自然下垂，恢复预备式。

【操作提示】

在练习六字诀时应该要注意发音、口型、动作及经络走向四个方面。与身心息操作的关系分别是：发音与口型属调息，动作是调身，意守经络走向属调心。春季宜适当加练本节功法。

2. 嘘字诀

【发音】

嘘（读需，字音 xū）。

【口型】

两唇微合，有横绷之力，将舌尖向前并向内微缩，舌两边向中间微微卷起，牙齿露有微缝，向外吐气。

【功法操作】

先自然吸气，呼气足大趾轻轻点地；然后将双手由带脉穴处起，手背相对向上提，从两肋经章门穴、期门穴上升入肺经之中府穴、云门穴，双臂好似鸟张翼，此时手心向上，向左右展开，两眼反观内照。在两臂上升时开始呼气并念“嘘”字，同时两眼随呼气之势尽力瞪圆。呼气后放松恢复自然吸气，然后屈臂两手经面前、胸腹前徐徐向下，垂于身体两侧。可以做 1 个短暂的自然呼吸，稍事休息之后，再做第 2 次吐字。如此动作做 6 次为 1 遍，然后做 1 次调息，恢复预备式。

【气机运行】

意念领肝经之气由足大趾外侧之大敦穴起，沿足背上行。肝经过太冲穴、中都穴至膝内侧，再沿大腿内侧上绕阴器达小腹，夹胃脉两旁，属肝，络胆，上行穿过横膈，散布于胸胁间，沿喉咙后面经过上颃骨的上窍，联系于眼球与脑相联络的络脉，复向上行，出额部与督脉会于脑中；另一支脉从肝脏穿过横膈膜而上注于肺，经中府穴、云门穴，沿手臂内侧之前缘达手大拇指内侧的少商穴。所以当做嘘字功时，若是练习时间稍长，可能眼有气感，微微发胀，有的人会感到稍微刺痛，或是流泪，大拇指少商穴处感到麻胀，然后慢慢眼睛明亮，视力逐渐提高。

【操作提示】

发音吐气时，嘴角后引，槽牙上下平对，中留缝隙，槽牙与舌边亦有空隙。发声吐字时，气从槽牙间、舌两边的空隙中呼出体外。

【功效】

嘘字功通于肝，可祛肝经一切热聚之气，故目赤干涩、头目眩晕、胁痛易怒等辨证属肝气、肝阳、肝火的症状均有效。嘘为龙之吐气，嘘气出丹田属阴，可散阴邪之气。肝属木，开窍于目，应于春，春季万物生长，肝阳亢盛，肝病容易发作，故在春季做嘘字功能明目，治疗眼睛疾患。在五行相生相克关系中，肝木为心火之母，克制脾土，又被肺金克制，故当出现胁痛易怒的同时，可有食欲减退、脘腹胀满、心烦失眠、咳逆咯血等症，都可用嘘字功缓解治疗。

3. 呵字诀

【发音】

呵（读喝，字音 hē）。

【口型】

将口半张，舌尖要抵下颚，腮稍用力后拉，舌边靠下牙齿。

【功法操作】

先自然吸气，呼气念“呵”字，足大趾要轻轻点地；两手掌心向里，自腹股沟旁冲门穴处起，循脾经上提，然后至胸部膻中穴处，同时向外翻掌，掌心则向上上托至耳旁，呼气尽；吸气时，要翻转手心向面，然后经面前、胸腹前，缓缓下落，垂于身体两侧。然后稍事休息，再重复做，共做6次，调息，恢复预备式。

【气机运行】

要注意以意领气，由脾经之井穴隐白上升。脾经循大腿内侧前缘进入腹里，通过脾脏、胃腑，穿过横膈膜流注心中，上夹咽，连舌本入目，上通于脑。其直行之脉从心系上行至肺部，横出腋下，入心经之首穴极泉穴，沿着手臂的内侧后缘上行，经少海穴、神门穴、少府穴等直达小指尖端之少冲穴。在练习呵字功时，小指尖、中指尖可能有麻胀之感，同时与心经有关的脏器也会有相应的感受。

【操作提示】

在发声吐气时，舌体上拱，舌边轻贴上槽牙，气要从舌与上腭之间缓缓呼出体外。

【功效】

呵字诀通于心，可泻心之实火，主治心系疾病的实热证，夏季宜适当加练本节功法。心属火，开窍于舌，应于夏，夏季火热，易心火上炎，口舌生疮，故呵字诀对于心火实热，上攻头目，面色红赤，口舌生疮，舌体红刺甚则糜烂，都有一定的疗效。心火生于肝木，所以在出现头痛目赤、易怒兼有心烦、失眠、多梦等症时，为治疗母子同病，可同做嘘字诀和呵字诀。同时，心与小肠相表里，故当心火下移小肠，出现口舌生疮兼有小便短少、涩痛症状时，宜用呵字诀，以清心火并泻小肠之热。

4. 呼字诀

【发音】

呼（读乎，字音 hū）。

【口型】

撮口如管状，唇圆似筒，舌放平向上微卷，用力前伸。这个口型动作能牵引冲脉上行之气喷出口外。

【功法操作】

先自然吸气，然后呼气念“呼”字，同时足大趾轻轻点地；将两手由冲门穴处起，向上提至云门穴上，翻转手心向上，然后左手外旋上托至头顶（注意沉肩），同时右手内旋下按至冲门穴处，呼气尽；吸气时，左臂由内旋变为掌心向里，从面前下落，同时将右臂回旋变掌心向里上穿，让两手在胸前相叠，左手在外右手在内，然后两手内旋下按至腹前自然下垂于身体两侧。稍事休息，再以同样要领右手上托、左手下按做第 2 次呼字功。如此左右手交替共做 6 次为 1 遍，调息，恢复预备式。

【气机运行】

当念呼字时，足大趾稍用力，并以意念引经气由足趾内侧之隐白穴起，沿大趾赤白肉际上行。脾经过大都、太白、公孙，于内踝上 3 寸胫骨内侧后缘入三阴交，再上行过膝，由腿内侧经血海、箕门，上至冲门、府舍入腹内，属脾脏，络胃腑，夹行咽部连于舌根，散于舌下；经气尚可于舌注入心经之脉，随手势高举之形而直达小指尖端之少冲。念呼字的气感与呵字相同的原因也在于此。

【操作提示】

发声吐气时，舌两侧上卷，口唇撮圆，气从喉出后，在口腔中形成一股中间气流，经撮圆的口唇呼出体外。

【功效】

呼字诀通于脾，可祛脾之浊气，主治脾胃实证。夏季宜适当加练本节功法。脾属土，开窍于口，应于长夏，在体合肌肉，主四肢，应时于四季之末 18 天内，夏季易生消化性疾病，故呼字诀可治疗口鼻、四肢生疮，脾胃积聚，脘腹胀满，食积不化等实证。一年四季常做呼字诀，也有利于脾胃运化。

5. 呬字诀

【发音】

呬（读嘶，字音 sī）。

【口型】

将两唇微向后收，做到上下齿相对，舌尖要入两齿缝内，由齿向外发音。

【功法操作】

先自然吸气，后呼气，两手由腹股沟旁的急脉穴处起向上提，然后过腹渐转掌心向上，抬至胸前膻中穴时，要内旋翻转手心向外成立掌，做到指尖与喉平，然后左右展臂宽胸推掌好似鸟张翼，同时开始呼气念“呬”，足大趾轻轻点地。呼气尽，然后随吸气之势双臂自然下落。共做 6 次为 1 遍，之后调息，恢复预备式。

【气机运行】

当念呬字时，要意念引肝经之气由足大趾外侧之大敦穴上升。肝经沿腿的内侧上行入肝，经气由肝的支脉分出流注于肺，从肺系（肺与喉咙相联系的部位）横行出来，经中府穴、云门穴，循臂内侧的前缘入尺泽穴，下寸口经太渊穴走入鱼际穴，出拇指尖端之少商穴。练习此功两臂左右展开时，可能会有气感，其中拇指、食指气感较强。

【操作提示】

发声吐气时，要做到上下门牙对齐，并留有狭缝，舌尖需轻抵下齿，气从齿间呼出体外。

【功效】

呬字诀通于肺，可祛肺之积气，主治肺部实证，秋季宜适当加练本节功法。肺属金，开窍于鼻，应于秋，与大肠相表里。秋高气爽，有夏热之余威而干燥，以“呬字功”清肺中之郁热。故呬字诀可治疗风寒咳嗽、鼻塞流涕、痰多气壅、口干咽痛等肺系实证。对于里热证大便燥结导致的肺气壅盛，也可用呬字诀，表里同治。在秋季做呬字诀，可润肺金，治疗鼻部疾患。

6. 吹字诀

【发音】

吹（读炊，字音 chuī）。

【口型】

先口微张，两嘴角稍向后咧，舌稍微向上翘并微向后收。

【功法操作】

自然吸气，呼气读“吹”字，将双臂从身体两侧提起，双手经长强穴、肾俞穴向前画弧，沿肾经至锁骨旁俞府穴处，好似抱球两臂撑圆，保持两手指尖相对；然后身体往下蹲，双臂随之下落，呼气尽时双手落于膝盖上部，在呼气念字的同时，足五趾抓地，引肾经之气从足心上升。注意在下蹲时身体要保持正直，下蹲高度直至不能提肛为止。呼气尽，随吸气之势慢慢站起，两臂自然垂于身体两侧。稍事休息再做，共做6次，调息，恢复预备式。

【气机运行】

当练习吹字诀时要足跟着力，并以意念引肾经之经气从足心涌泉穴上升。肾经经足掌内侧沿内踝骨向后延伸，过三阴交经小腿内侧出腘窝，再沿大腿内侧股部内后缘通向长强穴、脊柱，入肾脏，下络膀胱；上行之支脉入肝脏，穿横膈膜进入肺中，沿喉咙入舌根部，另一支脉从肺出来入心，流注胸中，与心包经相接，经天池穴、曲泽穴、大陵穴、劳宫穴到中指尖之中冲穴。所以练习吹字诀时可能手心和中指气感较强。

【操作提示】

发声吐气时，舌体、嘴角后引，槽牙相对，两唇向两侧拉开收紧，气从喉出后，从舌两边绕舌下，经唇间缓缓呼出体外。

【功效】

吹字诀通于肾，可祛肾中虚热之气，主治肾系虚证。冬季宜适当加练本节功法。肾属水，开窍于耳，应于冬季。练习吹字动作，有利于活动腰部，腰为肾之府，故吹字诀可缓解腰腿无力或冷痛、目涩健忘、潮热盗汗、头晕耳鸣等肾系虚证，对于男子遗精或阳痿早泄、女子梦交或子宫虚寒、牙动摇、发脱落等也有较好的疗效。在冬季做吹字诀可滋肾水，治疗耳鸣耳聋，寒证也可用吹字诀。

7. 嘻字诀

【发音】

嘻（读希，字音 xī）。

【口型】

将两唇微启稍向里扣，上下保持相对但不闭合，舌微伸而有缩意，舌尖向下，要有嬉笑自得之貌，怡然自得之心。

【功法操作】

先呼气念“嘻”字，同时足四、五趾点地；然后两手如捧物状由体侧耻骨处抬起，过腹至膻中穴处，并且翻转手心向外，朝向头部托举，此过程中两手心转向上，然后指尖相对。吸气时，两臂要内旋，两手五指分开由头部循胆经路线而下，拇指经过风池穴，其余四指过侧面部，再历渊腋穴，以意送至足四趾端之窍阴穴。共做 6 次，调息，恢复预备式。

【气机运行】

当读嘻字时，要以意领气，出足窍阴穴、至阴穴上踝入膀胱经，由小腹处上升，历络下、中、上三焦至胸中，转注心包经，由天池穴、天泉穴而曲泽穴、大陵穴至劳宫穴，别入三焦经。吸气时即由手第四指端关冲穴起，沿手臂上升贯肘至肩，走肩井穴之后，前入缺盆注胸中联络三焦。上行之支穿耳部至耳前，出额角下行至面颊，流注胆经，由风池穴、渊腋穴、日月穴、环跳穴下至足窍阴穴。简而言之，意领时，由下而上，再由上而下复归胆腑。所以当练习嘻字功时，呼气时无名指气感强，下落时足四趾气感强，这是因为少阳之气随呼气上升与冲脉并而贯通上下，三焦理气之功能发挥，促进脏腑气血通畅。

【操作提示】

当发声吐气时，舌尖要轻抵下齿，嘴角略后引并上翘，槽牙上下轻轻咬合，呼气时要使气从槽牙边的空隙中经过，呼出体外。

【功效】

嘻字诀主三焦，能清利三焦之火，缓解三焦不利导致的胸闷腹胀，大便不调等实证。四季均可适当加练本节功法。三焦主持诸气，总司全身的气机气化，又可运行全身水液，故常做嘻字诀可使一身之气与水液运行通畅，适用于三焦不畅引起的胸腹胀闷、小便不利等病症。

三、八段锦

八段锦是以调身为主的气功功法，是一套完整的导引功法集锦。八段锦名字由来也有渊源，后世认为其“八”，有“八卦”之意，蕴含阴阳相生相克、相互制约之义，取自《遵生八笺·八段锦导引法》曰：“子后午前做，造化合乾坤。循环次第转，八卦是良因。”练习此功法要行云流水，如丝锦般柔和，古人将功法喻为“锦”。练习此功法能够柔筋健骨、行气活血、调理脏腑，且其运动量恰到好处，既能够达到健身效果，又不感到疲劳。

清朝光绪年初，有无名氏将八段锦归纳为八句歌诀："两手托天理三焦；左右开弓似射雕；调理脾胃须单举；五劳七伤往后瞧；摇头摆尾去心火；攒拳怒目增气力；两手攀足固肾腰；背后七颠百病消。"八段锦传入清宫后，王公大臣、嫔妃太监都纷纷学习这种健身术，在宫廷中蔚然成风。慈禧太后十分重视八段健身运动，时常讲求养生之道。据清人徐珂著的《清稗类钞·宫闱类》载："慈禧梦回枕上，必练八段锦功夫，继进人乳一盅，然后离床盥洗，内监揭绣花窗档，则晨光尚觉熹微也。"慈禧太后每天醒来，盥漱前都要练习八段锦，练习完毕才天色微明。

八段锦，有文八段锦与武八段锦之分，前者为"坐式"功法，后者为"立式"功法。虽有文武之分，然其都以中医理论为基础，通过肢体伸展开合，配合意念与呼吸，调身、调神、调息，三调合一，使机体处于稳定、和谐的健康状态，达到阴阳互补、阴平阳秘的养生功效。武八段锦尚站式，取法仿生导引，其动作雏形与汉代《导引图》有一定渊源；文八段尚坐式，取法内丹修炼，被载入《修真十书》。坐式八段锦比立式八段锦形成年代更早，但到近现代，坐式八段锦渐渐演变为十二段锦，立式八段锦（武八段锦）逐渐取代坐式八段锦（文八段锦）而成为八段锦的专指名称。

1. 两手托天理三焦

【功法操作】

两足分开与肩同宽，松静自然，凝神调息，舌抵上腭，气沉丹田，鼻吸口呼。先双手由小腹徐徐向前伸臂，手心向下向外画弧，然后顺势转手向上，接着双手十指交叉于小腹前；伴随吸气，缓缓屈肘沿任脉上托，当两臂抬至与肩、肘、腕相平时，翻掌上托于头顶，然后双臂伸直，同时要仰头目视手背，稍停片刻；然后伴随呼气，松开交叉的双手，从体侧向下画弧慢慢落于小腹前，保持十指交叉，掌心向上，恢复如起势。稍停片刻，再如前反复6～8次。

【操作提示】

在练习本节功法双手上托时要采用逆腹式呼吸法，即吸气时腹部自然内收，呼气时小腹自然外鼓。当双臂沿任脉上托至与肩相平时切忌耸肩，手臂至头顶上方时需要稍用力上托，让三焦得以牵拉。本节功法适合秋季练习。

【功效】

本节功法主要是四肢和躯干的伸展运动，使得手臂、颈、肩背、腰等部位的肌肉、骨骼、韧带得到调理，对落枕、项痹、头晕、漏肩风、腰痹等有一定的防治作用。在手臂上举时需要配合吸气，可增大膈肌、肋间肌的运动，加大呼吸深度，同时此动作也能刺激到督脉，激发全身阳气，推动气血运行，不仅让大脑更清醒，而且能缓解疲劳。除此之外，这一节功法采用逆腹式呼吸法，使得腹壁的起伏对腹腔的内脏起到充分的按摩作用，能够促进腹腔、盆腔内脏器的气血运行。

2. 左右开弓似射雕

【功法操作】

两足分开与肩同宽，松静自然，凝神调息，舌抵上腭，气沉丹田，鼻吸口呼。左足向左横跨一步，双脚平行开立，略宽于肩，然后双腿屈膝下蹲成马步站桩，两膝做内扣劲，然后两足做下蹬劲，臀髋呈下坐劲，好似骑马背上，接着两手空握拳，屈肘放置于身体两侧髋部，距髋约一拳；伴随吸气，将两手向前抬起平胸，然后左臂弯曲为弓手，向左拉至极点，好似开弓如满月，同时，将右手向右伸出为箭手，手指作剑诀，并且顺势转头向右，通过剑指凝视远方，意如弓箭伺机待发，稍停片刻；然后伴随呼气将两腿伸直，顺势将两手向下画弧，收回于胸前，接着再向上向两侧画弧缓缓下落两髋外侧，同时收回左腿，还原为站式；再换右足向右横跨，重复如上动作，如此左右交替 6 ～ 8 次。

【操作提示】

在练习此节功法过程中，两臂自体侧抬起平胸时身体非常容易出现前后晃动和耸肩，比较好的纠正方法是保持两足抓地，气沉丹田，沉肩垂肘。本节功法适合秋季练习。

【功效】

本节功法的重点是颈部、胸部和腰部的左右旋转运动，能够改善相应部位的气血运行，特别是头部的气血循行；同时对心肺进行有节律地按摩，从而增强心肺的功能。左右开弓能展开僵硬的肩背。拉到最圆的时候食指指尖会微微发麻，这个部位是手阳明大肠经的起穴商阳穴，也抻拉了循行于肩颈和整条手臂的大肠经。本节功法可以舒展胸部，缓解胸闷，疏理肝气，同时缓解肩背部的酸痛不适。练习本式可以增加肺活量，增强意志，增加精力，缓解便秘腹胀。

3. 调理脾胃须单举

【功法操作】

两足分开与肩同宽，松静自然，凝神调息，舌抵上腭，气沉丹田，鼻吸口呼。先两臂下垂，掌心往下按，手指向前，成下按式站桩，然后两手同时向前、向内画，顺势翻掌向上，保持指尖相对在小腹前，好似提抱式站桩，伴随吸气，翻掌，掌心向下，将左手自左方缓缓上举，手心朝上托，指尖向右，抬至头上左方时将手臂伸直；同时右手下按，手心向下，指尖向前，上下两手作争力劲。然后稍停片刻，随呼气，左手自左上方缓缓下落，右手顺势向上，双手翻掌，手心向上，相接于小腹前，如起势。如此左右交换，反复做 6 ～ 8 次。

【操作提示】

在练习此节功法两臂上下争力时容易出现上下用力不均、躯干倾斜等现象，在操作时应尽量用力均匀、宜柔宜缓，保持立身中正。本节功法适合夏季练习。

【功效】

本节功法的重点是通过上肢一松一紧的上下对拉，可以牵拉腹腔，对脾胃中焦肝胆起到按摩作用；同时可以刺激位于腹、胸胁部的相关经络以及背部俞穴等，达到宣发肝气、调理脾胃和脏腑经络的作用。还可使脊柱内各椎骨间的小关节及小肌肉得到锻炼，从而增强脊柱的灵活性与稳定性，有利于预防和治疗肩、颈疾病等。本节功法的主要作用在中焦，由两臂交替上举下按，上下对拔争力，使两侧的肌肉和肝胆脾等内脏受到牵引，促进胃肠的蠕动，改善消化功能。

4. 五劳七伤往后瞧

【功法操作】

两足分开与肩同宽，松静自然，凝神调息，舌抵上腭，气沉丹田，鼻吸口呼。先将左手劳宫穴贴在小腹下丹田处，然后右手贴于左手背上，同时配合顺腹式呼吸，接着吸气使小腹充满；伴随呼气，转头向左肩背后望去，并且想象内视左足心涌泉穴，然后以意领气至左足心。稍停片刻之后，再吸气，同时要将头转向正面，以意领气，从脚心经大腿后面上升到尾闾，再到命门穴；伴随呼气，再转头向右肩背后望去，如此交替 6 ～ 8 次。

【操作提示】

在练习此节功法时头向左右转动时的幅度要一致，要与肩齐平，避免脊柱跟着转动。本节功法适合冬季练习。

【功效】

本节功法的重点是头部和眼部的反复转动。头部运动对促进头部气血运行、刺激足太阳膀胱经及督脉相关穴位、增强颈部肌肉活动有较明显的作用，而且对消除大脑和中枢神经系统的疲劳和一些生理功能障碍等也有促进作用。眼部运动可以加大眼球活动范围，增强眼肌。常练此节功法有助于预防和治疗颈椎病，保持颈部肌肉正常的运动功能，改善高血压和动脉硬化患者的平衡功能，减少眩晕感觉，同时也有助于改善神经系统功能，缓解疲劳。

5. 摇头摆尾去心火

【功法操作】

将两足分开与肩同宽，松静自然，凝神调息，舌抵上腭，气沉丹田，鼻吸口呼。先左足向左横开一步成马步，然后两手反按膝上部，手指向内侧，臂肘作外撑劲。缓缓呼气，以意领气由下丹田至足心；吸气，同时腰为轴，将躯干摇转至左前方，让头与左膝呈一垂线，然后臀部向右下方作撑劲，保持目视右足尖，右臂绷直，左臂弯曲，以帮助腰部摆动。稍停片刻即呼气，如此左右摇摆 6 ～ 8 次。

【操作提示】

在练习此节功法时容易出现弓腰低头太过，转身角度太过或不及。比较好的纠正方法为转动角度，使头与左右足尖垂直为度，屈膝时左右转动幅度一致，大约为 90°即可，并且腰部要伸展。本节功法适合夏季练习。

【功效】

练习本节功法强调入静放松，以缓解紧张。在练习时还需要结合呼气时以意念引气由下丹田至足心，并且意守涌泉穴，能够使虚火下沉丹田、温暖肾水，同时引气血下行以泻心火，使头脑清醒。与此同时运动腰、颈部的肌肉关节，有助于任、督、冲三脉经气的运行，可用于防治颈椎、腰椎等疾病，对于心火亢盛所致的失眠、心烦、心悸等也有很好的疗效。

6. 两手攀足固肾腰

【功法操作】

松静站立同前，两腿绷直，两手叉腰，四指向后按肾俞穴。先吸气，同时上身后仰；然后呼气，同时上体前俯，接着两手顺势沿膀胱经下至足跟，然后再向前攀足尖，意守涌泉穴。稍停后随吸气缓缓直腰，手提至腰两侧叉腰，以意引气至腰，意守命门穴。如此反复 6 ～ 8 次。

【操作提示】

在练习本节功法时容易出现身体后仰太过、弯腰屈膝现象。比较好的纠正方法是身体后仰以保持平衡稳固为度，上体前俯时两膝要伸直，同时向下弯腰的力度可量力而行。患有高血压、脑血管硬化者，需要注意操作时头不宜过低。本节功法冬季宜适当加练。

【功效】

本节功法的重点是充分伸展上肢和腰背肌肉，对腰腹部有良好的锻炼作用。坚持练两手攀足可使腰肌得到充分锻炼，从而增强腰腹力量，既有助于防治腰肌劳损等病，又能增强全身机能。腰为肾之府，长期运动腰部具有和带脉、通任督二脉的作用，通过前屈后伸可以刺激脊柱、督脉以及命门、阳关、委中等穴，具有强肾、补虚的功效，对肾系疾病以及腰背部运动功能都有调理作用。

7. 攒拳怒目增气力

【功法操作】

两足分开与肩同宽，松静自然，凝神调息，舌抵上腭，气沉丹田，鼻吸口呼。吸气左足横出变马步，将两手提至腰间半握拳，拳心向上，两拳相距三拳左右，然后屈肘，意守丹田或命门；随呼气，将左拳向左前缓缓击出呈立拳，顺势头稍向左转，怒目圆睁过左拳凝视远方，右拳同时向后拉，让左右臂争力。然后稍停片刻，两拳同时收回原位，松开虚拳，向上画弧经两侧缓缓下落，收回左足还原为站式。如此左右交替 6 ～ 8 次。

【操作提示】

在练习此节功法时容易出现耸肩、塌腰、闭目等现象。要做到松腰沉胯，沉肩坠肘，气沉丹田，脊柱正直，怒目圆睁。本节功法春季宜适当加练。

【功效】

本节功法的重点是两腿马步下蹲、双手攒拳、旋腕发力等动作。坚持练习本节功法使全身肌肉、筋脉受到力量牵张刺激，锻炼全身肌肉，增加气力。同时中医认为“肝主筋，开窍于目”，本式中的“怒目瞪眼”可刺激肝经，使肝血充盈，肝气疏泄，有强筋健骨的作用。

8. 背后七颠百病消

【功法操作】

松静站立如前，先膝直足开，两臂自然下垂，然后肘臂稍外作撑，意守丹田，伴随吸气，平掌下按，将足跟上提；同时意念头向上虚顶，气贴于背，伴随呼气，足跟下落着地，手掌下垂，全身放松。如此反复 6 ～ 8 次。

【操作提示】

在练习本节功法过程中，足跟提起时需要注意保持身体平衡，并且十个脚趾稍分开着地。在百会上顶时，两手要下按使脊柱尽量得以拔伸。若是患有脊柱病变者在足跟下落时要轻，不可用力过重。本节功法适合冬季练习。

【功效】

本节功法要做到两脚跟有节律地弹性起落，要通过震动使椎骨之间各关节韧带得到锻炼，并将浊气自涌泉排出。本节功法可通过经络循行，改善人体各脏腑的气血运行，促进脏腑生理功能的恢复，调节人体阴阳平衡，增强体质。

第八章　灸法养生

灸法是古人在实践过程中与疾病作斗争而产生的一种医疗行为，在临床上发挥了重要作用，为中华民族的繁衍昌盛发挥了重要作用。灸法源于火，伴随着火的应用而不断产生，汉代许慎《说文解字》云："灸，灼也，从火音久，灸乃治病之法，以艾燃火，按而灼也。"古人言灸法可治疗百病，保健灸法是将艾绒、药物点燃放在腧穴或者病变部位进行熏灼或者温熨，通过温热刺激或药物作用，发挥温通经络、行气活血、祛湿逐寒、回阳救逆的功效。灸法通过调整经络脏腑以防治疾病，适应范围十分广泛，与针刺、药物疗法和食疗一样，都是养生佳法。常用灸法可起到无病养生、有病疗疾以及帮助病后康复的作用。灸法以中医理论为指导，顺应自然法则和生命规律，遵循四时养生原则，是养生保健的重要方法之一。

第一节　灸法概述

灸法历史源远流长，古代医家在经典著作中多有论述。《庄子》最早提及“灸”字，《黄帝内经》中也提到了灸法的地理起源，《素问·异法方宜论》记载“北方者，天地所闭藏之域也，其地高陵居，风寒冰冽，其民乐野处而乳食，脏寒生满病，其治宜灸焫。故灸焫者，亦从北方来。”灸法与气候、生活习惯有关。医圣张仲景也认为灸法有一定的保健作用，《金匮要略》首篇就提及“若人能养慎，不令邪风干忤经络，适中经络，未流传脏腑，即医治之；四肢才觉重滞，即导引、吐纳、针灸、膏摩，勿令九窍闭塞”。葛洪也在《肘后备急方》中强调了灸法的重要性，在其卷二《治瘴气疫病温毒诸方第十五》载：“断温病令不相染……密以艾灸病患床四角，各一壮，不得令知之，佳也。”认为艾叶燃烧以熏室内，可预防瘴气疫病。

孙思邈重视治未病思想，认为“上工治未病之病”“神工则深究萌芽”，同样在针灸方面有所体现，在《备急千金要方》中记载：“凡入吴蜀地游宦，体上常须三两处灸之，勿令疮暂瘥，则瘴疠温疟毒气不能著人也。”认为灸法能增强机体免疫力，预防传染病。《扁鹊心书》在灸法操作上有详细的论述，有艾灸和熏灸法之分，不同年龄灸之壮数也不同，“人至三十，可三年一灸脐下三百壮；五十，可二年一灸脐下三百壮；六十，可一年一灸脐下三百壮，令人长生不老。”还确立了后世常灸的保健要穴，有利于延年益寿。《扁鹊心书》有“人于无病时，常灸关元、气海、命门、中脘……虽未得长生，亦可保百余年寿矣。”

灸法一般多以艾灸为主，古代医家的施灸材料还有硫黄、灯心草、桑枝、桃枝等。《本草备要》中载：“（艾叶）苦辛，生温熟热，纯阳之性，能回垂绝之元阳，通十二经，走三阴，理气血，逐寒湿，暖子宫……以之灸火，能透诸经而治百病。”灸法应用十分广泛，内、外、妇、儿，若有适应证皆可以应用，《医学入门》言：“虚者灸之，使火气以助元阳也；实者灸之，使实邪随火气而发散也；寒者灸之，使其气之复温也；热者灸之，引郁热之气外发，火就燥之义也。”但艾灸也有诸多禁忌，如睛明、人迎和攒竹等部位，妊娠妇女的腰骶部，高热神昏和大恐大惊患者都不能灸，要具体情况具体分析，不能混为一谈。灸法有温经散寒、疏风解表、温阳补虚、补中益气之功。

第二节　宫廷灸法

宫廷运用灸法养生历史悠久，早在春秋战国时期宫廷就有艾灸疗法，《左传》有相关记载：“医至，曰：‘疾不可为也。在肓之上，膏之下，攻之不可，达之不及，药不至焉，不可为也。’公曰：‘良医也。’”这里“攻”即指艾灸。三国时魏王曹操之孙东平灵王曹翕善研灸法，著有《曹氏灸方》，共有七卷，为最早的灸疗专著。唐代灸法已发展为一门独立学科，已有专职“灸师”。韩愈诗云：“灸师施艾炷，酷若猎火围。”唐代孙思邈就提出“若要安，三里常不干”的说法，此乃唐代养生家在当时所推崇的瘢痕养生灸法。瘢痕灸是指艾炷直接灸灼在穴位皮肤上，渐致化脓，使灸瘢延久不愈，以达到延年益寿的目的。孙思邈本人常用艾叶温汤洗浴足三里，其幼年多病，中年时用灸法保健，常令“艾火遍身烧”，90 多岁仍“视听不衰，神采甚茂”。相传武则天钟情于艾灸，常年艾不离身，灸不离穴，把灸法奉为驻颜益寿之术，她在古稀之年依然花容丽质，身姿矫健，精力充沛，威风八面，成为历史上排名第三位的长寿皇帝。

《宋史》记载宋太祖赵匡胤曾亲自为宋太宗艾灸：“太宗尝病亟，帝往视之，亲为灼艾，太宗觉痛，帝亦取艾自灸。”南宋著名画家李唐，擅长山水和人物画，其所作的一幅《灸艾图》，描绘的是一位村医坐在小板凳上，正在为患者灸灼背部。此图是我国最早以医事为题材的绘画之一，现存于中国台湾省的台北故宫博物院。相传明神宗万历皇帝母亲李彩凤难以有孕，便邀京城名医连成玉先生采用艾灸疗法为李妃暖宫助孕，后李妃在 1563 年喜得龙子朱翊钧，连成玉先生因此被称为“送子灸王”。被任命为万历皇帝的随身御医。《扶沟县志》载，明代扶沟名医宁守道，精于针灸，应诏入京城“试以针灸铜人，无不中”，授太医院大使。

艾灸疗疾之法至清代仍十分盛行。康熙皇帝“诸疾时作，不离灸艾”。相传康熙曾巡行五台山拜佛求道，于返京之时，遇清凉寺高僧馈赠“香艾”并向宫廷御医传授奇灸秘法。康熙在日理万机之余，常以灸法养护龙体，培补元气，建立丰功伟业，其执政达 61 年之久，成为中国历史上在位时间最长的皇帝。乾隆为中国历史上最长寿的皇帝，也擅长艾灸养生。乾隆皇帝曾与少林寺禅医切磋福灸之法，研习养生之道。传说乾隆皇帝巡幸江南、闲居静宜园（香山）、视察清漪园（颐和园）时，随身带有艾香，并以亲授艾灸养生之法为乐事。清宫医案里记载，光绪三十四年，太医院的御医用蕲艾加药物粉碎揉搓后，再用绫绢包裹制成六寸宽的腰带，给光绪皇帝系在腰间来治疗腰胯疼痛，以补汤药之不及。

宫廷医学著作中的许多文献都有灸法养生的记载，具代表性的有唐代《备急千金要方》、宋代《太平圣惠方》、明代《针灸大成》等。从古至今，灸法养生在我国各种养生保健方法中都占有重要地位。随着对宫廷医学资料的挖掘整理，灸法养生在“增进健康、延年益寿”等方面有一定的优势，宫廷中的代表性养生灸法有桶灸、三伏灸、火龙灸等。

第三节　灸法举隅

一、火龙灸

【宫廷渊源】

古代灸法应用广泛，火龙灸应用历史较为久远，但古文献中并无火龙灸的记载。关于火龙灸的起源，有两种说法。一种说法是火龙灸源于隔瓦甑灸，最早见于葛洪所著《肘后备急方》中治疗痛证的记载：“若身中有掣痛不仁，不随处者，取干艾叶一斛许，丸之，内瓦甑下，塞余孔，唯留一目。以痛处著甑目下，烧艾以熏之，一时间愈矣。”晋代宫廷将其延续下来并改进，将瓦甑沿督脉排列，其内放艾绒丸后点燃施灸进行治疗，这种方法在清代逐步流传至民间。第二种说法是火龙灸来自督脉灸，施灸方式以直接灸为主。关于“火龙灸”的名称来源不尽相同，大致说法有三种：①在施灸时火龙罐会沿人体背部的督脉走向排列，其形状好似两条盘踞的蟠龙，故得其名；②晋代的真龙天子即皇帝养生疗疾之御用，故被御赐封为火龙灸；③艾之神火循经走络，温腹暖背，窜透四肢百骸，犹如游龙飞腾，其功效显著，故名火龙灸。

【操作步骤】

①充分暴露背部，在督脉的大椎穴至腰俞穴、膀胱经第一侧线的大杼至下髎穴均匀盖上纱布。②将约 1 千克的生姜捣碎，滤去部分姜汁，铺在纱布之上，约厚 2 厘米，宽 3 ～ 4 指。③将艾绒置于瓦甑中，放在姜泥上，同时点燃“头、身、尾”三处艾绒，燃烧后状如一条“火龙”伏于脊背。④燃尽后再在原艾灰的上面放上艾绒，共灸 3 壮为宜，灸毕移去生姜泥及瓦甑，将背部擦干，灸后皮肤潮红属于正常现象。宜秋季施灸。

【操作提示】

患者在过饥过饱、醉酒后、情绪不稳定时不宜进行火龙灸。在进行火龙灸的操作的时候要用力均匀，禁止用力过猛，并且灸后禁止接触冷水或受风。

【功效】

火龙灸主要作用于督脉，而督脉为“阳脉之海”，故能激发全身阳气。火龙灸现代多应用于咳嗽、喘证、感冒、鼻鼽等肺系疾病，腰痛、痹症、痿证、漏肩风等各种腰腿痛和脊柱相关性疾病，痛经、宫寒、月经不调等妇科疾病，且多以虚寒性疾病为主。

二、艾灸足三里

【宫廷渊源】

宋太祖赵匡胤为宋朝开国皇帝，据《宋史·太祖本纪》记载："太宗病，帝往视之，亲为灼艾。"即太祖赵匡胤的弟弟赵光义生病了，赵匡胤赶忙前去探望，并且亲自手持艾条为其艾灸。赵光义征战多年，体内寒湿瘀滞，当艾灸的温热之气进入赵光义体内时，寒热交织而产生疼痛。赵匡胤见弟弟表情痛苦，心有不忍，于是也给自己做艾灸，来分担弟弟的疼痛。古人赞赏赵匡胤对其弟的深情厚谊，于是用成语"灼艾分痛"来赞扬他的美德，歌颂兄弟之间的情分。

【操作步骤】

足三里穴在小腿外侧，犊鼻下3寸，犊鼻与解溪连线上。胫骨前嵴外1横指处。在胫骨前肌上取穴。每周艾灸足三里穴1～2次，每次灸15～20分钟。宜冬季施灸。

【操作提示】

患者在过饥过饱、醉酒后、情绪不稳定时不宜艾灸。艾灸能温通经络，祛除寒湿，夏季为阳气最盛时节，艾灸足三里补益效果极佳。冬季若畏寒肢冷，也可艾灸足三里。一天中阳气从晨起升发，于午时最旺，后渐减退，故艾灸足三里应尽量选择在午时，如若晚上进行艾灸，则补益阳气，可能造成夜晚阳不入阴而引起失眠。

【功效】

足三里为强壮保健常用穴，常用于保健灸及虚劳诸证。足三里穴“能除心腹胀，善治胃中寒，肠鸣并泄泻”。足三里是胃经的合穴，擅治肠胃疾病，对于各种常见的消化系统疾病均有很好的疗效。足三里的作用还不止于此，孙思邈在其著作《千金翼方》中记载:“一切病皆灸三里三壮。”《外台秘要》也提及:“凡人年三十以上，若不灸三里，令人气上眼暗。”说明古人在当时就认识到了灸足三里的保健作用。灸疗可温阳补虚，灸足三里穴能加强身体抵抗力，使病邪难侵，且艾灸足三里穴能够提振人体阳气。

附：欧阳修的《灼艾帖》

欧阳修为北宋大文豪,《宋史·欧阳修传》记载他曾任太子少师，其传世墨宝不多，但于北京故宫博物院收藏着一份“灼艾帖”，记载了欧阳修的长子欧阳发曾经接受过艾灸的治疗:“修启，多日不相见，诚以区区。见发言，曾灼艾，不知体中如何？来日修偶在家，或能见过。此中医者常有，颇非俗工，深可与之论权也。亦有闲事，思相见。不宣。修再拜，学正足下。廿八日。”此帖为宋代欧阳修给长子欧阳发的信，笔锋作方阔字，清眸丰颊，进退晔如。此帖书法端庄劲秀，既露锋芒又顿挫有力，此正是黄庭坚所谓的“于笔中用力，乃是古人法”。从此帖中可看出欧阳修认为艾灸是一门值得探讨与研究的学问。

第四节　保健要穴

艾灸以三因制宜为治疗原则。艾灸治疗应根据不同时令和季节进行施灸，因时制宜。《灵枢·四时气》记载："四时之气，各有所在，灸刺之道，得气穴为定。"在春季，冬寒未尽，春暖乍始，肝木升发，忽冷忽热，春季养生艾灸多以协调脏腑阴阳，平衡体内气血为主，可选择"四关"穴。夏季多雨多湿，艾灸可保护阳气，温阳、助阳、升阳。秋季，酷暑与严寒交接之际，夏去秋来，阳明燥金盛行，水分不足，容易伤及肺，不能过度艾灸损伤体内津液，要顺应自然。冬季，气候寒冷，最宜艾灸以祛寒，"御寒养阴，收敛阳气"，灸关元、命门等固本祛寒，增强机体抵抗力。不同地域气候对人的体质可产生不同的影响，《备急千金要方》云："小儿新生无疾，慎不可逆针灸之。如逆针灸，则忍痛动其五脏，因喜成痫。河洛关中土地多寒，儿喜病痉，其生儿三日，多逆灸以防之。……吴蜀地温，无此疾也。古方既传之，今人不详南北之殊，便按方而用之，是以多害于小儿也。"提出要根据气候差异来进行艾灸。《灵枢·通天》云："古之善用针艾者，视人之五态乃治之。"灸刺贵在察人，注重个体，根据人的相貌、精神状态、体质年龄、生活环境、情志等因人施灸。治疗根据人的状态，在艾灸的位置选择、刺激强度、灸量壮数、施灸的方法上各有不同。

治疗方法根据社会地位和劳动方式所造成人体体质的差异而不同，《灵枢·寿夭刚柔》云：“刺布衣者，以火焠之；刺大人者，以药熨之。”

一、关元

“关”指处所、闭藏，“元”指元气，为一身元气之所在。穴处为元阴元阳关藏之所，是人的根原关要处，因名关元，古称下“丹田”，内系元阳，为女子维系胞宫、男子储藏精气之所。《扁鹊心书》记载，绍兴年间，有一个叫王超的人，“曾遇异人，授以黄白住世之法，年至九十，精彩腴润……后被擒，临刑监官问曰：汝有异术信乎？曰无也，唯火力耳，每夏秋之交，即灼关元千壮，久久不畏寒暑，累日不饥……人至三十，可三年一灸脐下三百壮；五十，可二年一灸脐下三百壮；六十，可一年一灸脐下三百壮，令人长生不老。余五十时，常灸关元五百壮……每年常如此灸，遂得老年康健。”《针灸资生经》曰：“脏腑虚乏，下元虚惫等疾宜灸丹田。”丹田为全身养生保健强壮要穴。长期施灸可使人之元气充足，延年益寿。

【归经】任脉。

【定位】在腹正中线上，脐下 3 寸。

【功效】培肾固本，清热利湿。主治中风脱证，虚劳冷惫，少腹疼痛，痢疾，疝气，黄疸，水肿，消渴，鼓胀，泄泻，便血，脱肛，癃闭，遗尿，遗精，阳痿，早泄，月经不调，痛经，带下，不孕，崩漏，阴痛，阴痒，阴挺，恶露不下，胞衣不下。

【灸法】灸 7 ～ 14 壮，温灸 20 ～ 30 分钟。

二、气海

“气”为元气，“海”为会聚，为先天元气汇聚之处，主治“脏气虚惫，真气不足，一切气疾久不瘥”（《铜人腧穴针灸图经》）。本穴为大气所归，犹百川之汇海，故名气海。凡属气机升降失调，本穴皆可调理。张介宾在《类经图翼》中说：“吾养生无他术，但不使元气佐喜怒，使气海常温尔。”《胜玉歌》曰：“诸般气症从何治，气海针之灸亦宜。”气海是任脉经穴，位于脐下一寸五分，为强壮要穴。灸之能壮阳益气、固肾益精、健脾益胃、固冲任之气，故为养生长寿之保健要穴。常灸气海可养生保健，延年益寿。据《旧唐书》记载，柳公度年八十余岁，步履轻便，别人向他请教养生之术，他说：“吾初无术，但未尝以元气佐喜怒，气海常温耳。”宋代针灸医家王执中在《资生经》中说：“予旧多病，常苦气短，医者教灸气海，气遂不促，自是每岁一二次灸之。”

【归经】任脉。

【定位】在腹正中线上，脐下 1.5 寸。

【功效】益气助阳，调经固精。主治形体羸瘦，四肢乏力，水谷不化，绕脐腹痛，月经不调，痛经，经闭，崩漏，带下，泄泻，疝气，水肿，遗精，阳痿，气喘。

【灸法】灸 5 ～ 14 壮，温灸 15 分钟。

三、神阙

变化莫测谓之“神”，“阙”指要处，门阙。穴处是胎儿赖此输送营养，灌注周身，是神气出入门户。神阙位于脐中，为先天之蒂，后天之气舍，具有温肾壮阳、健运脾胃、回阳固脱之功，多用于老年元气虚衰、中气不足及阳气虚脱之症，一般用灸法。《针灸集成》载广西有一人，“少时多病，遇一异人，教令每岁灸脐中，自后康健”，“年逾百岁，而甚健壮”。另有徐平者，卒中不省，得姚源为其灸脐中百壮，始生，更数月复不起。郑纠云：“有一亲卒中风，医者为灸五百壮而苏。”《类经图翼》云：“故神阙之灸，须填细盐，然后灸之，以多为良。若灸之三五百壮，不惟愈疾，亦且延年；若灸少，则时或暂愈，后恐复发，必难救矣。”

【归经】任脉。

【定位】脐之中央。

【功效】回阳利水，理气健脾。主治中暑，中风脱证，不省人事，角弓反张，绕脐痛，水肿，鼓胀，腹中虚冷，腹泻，大便难，肠鸣，脱肛。

【灸法】灸 5 ～ 15 壮（隔姜、盐灸），温灸 20 ～ 30 分钟。《医宗金鉴》曰：“灸三壮禁针。一法纳炒干净盐，填满脐上，加厚姜一片，盖定，上加艾，灸百壮，或以川椒代盐亦妙。”

四、中脘

“中”指中间，“脘”指胃。穴在胃的中部，因名中脘。中脘为胃经募穴，又为腑会，脾胃为后天之本，气血生化之源，为全身重要养生保健穴之一，具有调胃和中、补虚益气之用，可防治胃肠疾病、虚劳诸损、吐血等。《会元针灸学》云：“中脘者禀人之中气，营气之所出，在时而论，春为阳中，万物以生，秋为阴中，万物以成，长夏居四季之中，当脾胃之令，脾胃居肺肝心肾之中，当于上中下胃脘之中，故名中脘。”

【归经】任脉。

【定位】在前中正线上，脐上4寸。

【功效】和胃健脾，通降腑气。主治胃脘疼痛，腹胀纳呆，呕吐呃逆，反胃吞酸，肠鸣泄泻，疳积膨胀，黄疸胁痛，哮喘，失眠，惊悸怔忡，癫狂痫病。

【灸法】灸3～5壮，温灸15分钟。

五、膻中

“膻”指两乳之间，“中”指中间。穴在两乳中间平坦之处，因名膻中。膻中，指胸腔中央，为心包募穴，喻为心主之官城也。《灵枢·海论》曰：“膻中者为气之海。”膻中为气会，是宗气会聚之所，为理气要穴，多用于气机逆乱诸证及心病，肺气不降之咳喘，胃气上逆之噎膈、呃逆，胸痹心痛。《达摩秘功》将此穴列为“延寿十五法”之一。顺时针、逆时针各揉81次，可调和气血，强健体质。

【归经】任脉。

【定位】在前正中线上，两乳头之间，平第四肋间隙。

【功效】理气宽胸，降逆止呕。主治胸痛气喘，噎膈呃逆，产妇乳汁少，哮喘，咳逆。

【灸法】灸 3 ～ 5 壮，温灸 15 分钟。

六、腰阳关

“阳”指阳气，“关”指机关。穴在腰部，为阳气通行之要关，因名腰阳关。《腧穴命名汇解》曰：“阳关，穴在关元俞上方，相当腹部关元穴上部，考关元为元阴元阳交关之处，此穴属督脉，为元阴元阳之会所，因名阳关。”

【归经】督脉。

【定位】在第四腰椎棘突下凹陷中。

【功效】调肾益气，强壮腰脊。主治抽搐，瘰疬，腰骶痛，呕吐，多涎，腹胀，下痢，肠疝痛，遗精，阳痿，淋病，月经不调，赤白带下，下肢痿痹。

【灸法】灸 3 ～ 7 壮，温灸 15 分钟。

七、命门

“命”指生命，“门”指门户。穴在两肾属之间，当肾间动气处，为元气之根本，生命之门户，故名命门。命门具有补肾壮阳之功，为强壮保健要穴之一。临床上多用于肾虚及各种虚寒病证。《扁鹊心书》曰：“余……六十三时，因忧怒忽见死脉于左手寸部，十九动而一止，乃灸关元、命门各五百壮，五十日后，死脉不复见矣。每年常如此灸，遂得老年康健。”

【归经】督脉。

【定位】在腰部，后正中线上，第 2 腰椎棘突下凹陷中。仰卧位，先取后中正线约髂嵴平齐的腰阳关，腰阳关向上两个棘突上方的凹陷处是穴。

【功效】补肾固精，培元固本。主治小儿惊痫，水肿，失眠，头痛，耳鸣，腰痛，脊强，下肢痿痹，泄泻，遗尿、尿频，遗精，阳痿，月经不调，带下，痛经。

【灸法】灸 3 ～ 15 壮，温灸 15 分钟。

八、大椎

“大”指高大，“椎”指脊椎。穴在第七颈椎棘突隆起最高、最大处之下，因名大椎。《素问 · 骨空论》曰：“灸寒热之法，先灸项大椎，以年为壮数，次灸橛骨，以年为壮数。”为养生保健要穴，位于项下背上正中，为诸阳经与督脉之会合处，具有振奋人体阳气、强壮保健、清脑宁神、退热镇静的作用。《行针指要歌》云：“或针劳，须向膏肓及百劳（百劳即指大椎穴）。”《千金方》曰：“短气不得语，灸大椎随年壮。”《外台秘要》曰：“备急疗瘴疟，服药后灸法：灸大椎三四十壮，无不断者。”《千金方》云：“小儿羊痫之为病，喜扬目吐舌，灸大椎上三壮。”

【归经】督脉。

【定位】在第 7 颈椎棘突下凹陷中取穴。

【功效】解表清热，截疟宁神。主治癫痫，疟疾，贫血，黄疸，抽搐，狂证，脏燥，失眠，虚汗，湿疹，瘾疹，咳嗽，痹证，痿证，头痛，颈项强痛不能回顾，胸胁胀痛，腰背痛，下肢瘫。

【灸法】灸 3 ～ 10 分钟，温灸 20 分钟。

九、膏肓俞

膏即膏脂，肓即肓膜，指心下膈上的膏脂肓膜。《针灸大成》曰："膏，连心脂膏也，入年二旬后，方可灸此二穴，仍灸三里二穴，引火气下行，以固其本。"《玉龙歌》曰："膏肓二穴治病强。"孙思邈《千金方》云："膏肓穴无所不治。"《左传》记载，公元前581年，晋景公患重病，派人到秦国去请名医，秦国派医缓（为我国史书所记载的最早名医）来为他治病，在医缓未到来之前，晋景公梦见他的病化为两个小儿，一个说，医缓可是名医，他来了我们藏到哪里去呢？另一个说，藏在横膈之上，心之下，看他怎么办？医缓来为他诊断后说，你的病在肓（心）之下，针灸药物都达不到这个部位，你的病治不好了。不久晋景公就死了。成语"病入膏肓"即来源于此。

【归经】足太阳膀胱经。

【定位】平第四胸椎棘突下，后正中线旁开 3 寸。

【功效】益阴清心，止咳定喘。主治肺痨，咳嗽，气喘，吐血，盗汗，健忘，遗精，完谷不化，肩胛背痛。

【灸法】灸 3 ～ 5 壮，温灸 10 分钟。

十、肾俞

肾，指肾脏。本穴为肾脏之气输注之处，是治肾疾之重要腧穴。肾为先天之本，为人身精气出入之源泉，主宰一身之元气。本穴具有补肾气、强腰膝、健脑明目、强壮身体的功效。《会元针灸学》曰："肾俞者，肾为作强之官，伎巧出焉，与膀胱表里相通，带脉相连系，其系于背，足太阳脉之所过，故名肾俞。"《备急千金要方》云："治肾寒方，灸肾俞百壮。""消渴小便数，灸肾俞二处三十壮。"《玉龙歌》曰："肾弱腰痛不可当，施为行止甚非常，若知肾俞二穴处，艾火频加体自康。"《达摩秘功》将此穴列为"回春法"之一，两手握拳，大拇指背上下搓两肾俞，反复搓81次，可强肾健腰。

【归经】足太阳膀胱经。

【定位】第二腰椎棘突下，旁开1.5寸。

【功效】益肾助阳，纳气利水。主治遗精，阳痿，遗尿，小便频数，月经不调，白带，腰膝酸痛，水肿，洞泄，喘咳少气，耳鸣，耳聋，目昏。

【灸法】灸3～7壮，温灸15分钟。

十一、三阴交

会处为"交"，"三阴"指足太阴、厥阴、少阴三脉，因名三阴交。《备急千金要方》云："女人漏下赤白及血，灸足太阴五十壮，穴在内踝上三寸，足太阴经内踝上三寸名三阴交。"《针灸问对》曰："足之三阴，从足走腹。太阴脾经循内踝上直行，厥阴循内踝前交入太阴之后，少阴肾经循内踝后交出太阴之前，故谓之三阴交。"《铜人腧穴针灸图经》云："昔有宋太子，性善医术，出苑，逢一怀娠妇人，太子诊曰：是一女也，令徐文伯亦诊之，此一男一女也，太子性急，欲剖视之，臣请针之，泻足三阴交，补手阳明合谷，应针而落，果如文伯之言，故妊娠不可刺也。”

【归经】足太阴脾经。

【定位】内踝上 3 寸，胫骨内侧后缘。

【功效】健脾利湿，补益肝肾。主治脾胃虚弱，肠鸣腹胀，泄泻，消化不良，月经不调，崩漏，经闭，难产，产后血晕，恶露不行，阴挺，赤白带下，癥瘕，阳痿，遗精，小便不利，遗尿，疝气，失眠，湿疹，水肿，足痿痹痛。

【灸法】灸 5 ～ 7 壮，温灸 15 分钟。

十二、涌泉

本穴为足少阴经脉气所出之井穴，在足心凹陷中。“涌”是水腾溢的现象，“泉”为水自地出，喻经气初出如泉水涌出于下。足底位在人体最低处，低者为地，脉气从足底发出，有如地出涌泉之状。《达摩秘功》将此穴列为“延寿十五法”之一。用两手分别揉左右两侧涌泉穴 81 次，能引躯干之火下行，降血压，安心宁神，疏肝明目。

【归经】足少阴肾经。

【定位】在足底，屈足蜷趾时足心最凹陷处（蜷足，约当足底第 2、3 趾蹼缘与足跟连线的前 1/3 与后 2/3 交点凹陷中）。

【功效】滋阴降火，宁神苏厥。主治咽喉痛，舌干，失音，小便不利，大便难，头顶痛，头晕，眼花，小儿惊风，癫痫，中风昏厥，霍乱转筋，足心热。

【灸法】灸 3 ～ 5 壮，温灸 10 分钟。

十三、委中

《针灸穴名解》曰："委，委顿也，又委屈也。猝触此穴，令人下肢委顿，立即跪倒。"《灵枢·本输》谓："委而取之。"更以本穴在膝腘窝正中，委曲之处，故名"委中"。本穴又名"血郄"，以其多以放血为治也。《四总穴歌》云："腰背委中求。"据《存存斋医话稿》记载，崇祯十四年，大旱，十五、十六经年无雨，通国奇荒，疫疠大作，有疙瘩、羊毛瘟等病，呼名即亡，不留片刻。八、九两月，疫死数百万，十月间有闽人晓解其由，看膝曲后有筋突起紫者无效，红则可活。其病由暑燥热毒，酝酿成菌，深入血分，刺筋出血。经云：实宜决之之道也。

【归经】足太阳膀胱经。

【定位】在腘横纹中央。

【功效】清热醒脑，理血消肿。主治癫痫，中暑，热病，虚汗，盗汗，中风昏迷，丹毒，疔疮，痈疡，急性呕吐，腹中绞痛，痢疾，遗尿，小便难，腰背痛，髋关节活动不利，下肢痿痹，腘筋挛急。

【灸法】灸 3 ～ 5 壮，温灸 10 分钟。

十四、天枢

枢，指枢纽。脐上应天，脐下应地，穴当脐旁为上下腹之分界，通于中焦，有斡旋上下、职司升降之功，故名天枢。《会元针灸学》曰："天枢者，天是上部之气，枢是枢纽司转输，清气达胃府，上通肺金，转浊气通肠部，故名天枢。"《备急千金要方》云："小便不利……灸天枢百壮；天枢主痁振寒，热盛狂言；天枢，主冬月重感于寒则泄，当脐痛，肠胃间游气切痛。"天枢为大肠募穴，具有通肠导滞、调气和血之功，是主治胃肠诸疾的要穴。

【归经】足阳明胃经。

【定位】脐旁开 2 寸。

【功效】升降气机，斡旋上下。主治绕脐腹痛，呕吐，腹胀，肠鸣，癥瘕，痢疾，泄泻，便秘，肠痈，痛经，月经不调，狂言恍惚，疝气，水肿。

【灸法】灸 7 ～ 15 壮，温灸 10 ～ 20 分钟。

第九章　按摩推拿

按摩推拿是劳动人民在长期的生产实践中产生的，是中华民族优秀的医疗方法之一，早在三千多年前的殷墟甲骨文中就有记载。最早人们受伤后，本能地用手去抚摸伤痛处，疼痛得到缓解，由此便逐渐产生了按摩推拿疗法。按摩在我国医学史上有诸多称谓，如“推拿”(《小儿推拿秘旨》)、“按跷”(《素问·异法方宜论》)、“按摩”(《素问·血气形志》)。按摩是重要的外治法，春秋战国时期的《黄帝内经》中记载了按摩可以治疗痹证、痿证、口眼歪斜、胃脘痛等。随着按摩推拿养生保健的发展，诸多文人骚客也曾对此法留下笔墨，宋代诗人陆游曾赋诗《述闲·披衣按摩罢》曰：“披衣按摩罢，据榻欠伸余。香暖翻心字，茶凝出草书。客稀门每闭，意闷发重梳。赖有盆山树，幽情得少摅。”诗句记录了陆游的按摩日常，其高寿八十有五，与其平日喜按摩推拿养生可谓息息相关。

第一节　按摩概述

历代按摩保健法不断发展，秦汉时期的《黄帝岐伯按摩经》是历史上第一部按摩专著。秦汉时期诸多医书中也记载了按摩，《三国艺文志·华佗别传》曰："有人苦头眩、头不得举……濡布拭身体……以膏摩被覆，汗出自周匝……立愈。"《金匮要略》曰："若人能养慎……针灸膏摩，勿令九窍闭塞。"晋代葛洪《肘后备急方》书中记载"捏脊手法"。陶弘景在《养性延命录》中附有"导引按摩"篇章。隋唐时期，按摩发展达到鼎盛时期，按摩第一次作为独立学科被提出来，《隋书·百官志》云："太医署有主药二人……按摩博士二人。"唐代蔺道人《仙授理伤续断秘方》记载了揣、摸、捻、捺等诸多推拿手法。宋金元时期，随着造纸术和印刷术的发展，按摩也不断发展。明清时期，已经衍生出"小儿按摩术"，在《袖珍小儿方》和《小儿推拿秘书》中多有体现。

按摩推拿是依据中医学理论，通过特定手法作用于人体体表，在穴位上或局部进行推拿以调整人体阴阳平衡、调和脏腑经络气血而达到养生保健目的的治疗方法。按摩以治病求本、扶正祛邪为治疗原则，要因时、因地、因人选择相应的手法，手法要持久、有力、均匀、柔和、渗透。中医按摩治疗有温、补、通、泻、汗、和、散、清八法。推拿可通利全身经脉关节，祛除邪气。在《圣济总录·按摩》中就提出："凡小有不安，必按摩挼捺，令百节通利，邪气得泄。"古代倡导未病先防，既病防变，维护一身正气。历代宫廷帝妃及王公大臣因长期养尊处优或生活在相对紧张的环境中，缺乏适当的活动，按摩推拿舒适简便，可加速人体的新陈代谢，有利于增强机体的抵抗力，从而起到预防保健养生的作用。

第二节　宫廷按摩

按摩推拿在宫廷中应用甚广。春秋战国时期就有扁鹊抢救虢太子的成功事例，据《周礼疏案》记载："扁鹊过虢境，见虢太子尸厥，就使其弟子子明炊汤，子仪脉神，子游按摩。"数法并下，成功治愈了虢太子的病。西汉时期《史记·扁鹊仓公列传》记载："菑川王病，召意诊脉。曰'蹶上为重，头痛身热，使人烦懑。'臣意即以寒水拊其头，刺足阳明脉左右各三所，病旋已。病得之沐发未干而卧，诊如前，所以蹶，头热至肩。"

隋唐时期，据《新唐书·百官志》记载："按摩博士一人，按摩师四人，并从九品下。"说明唐朝太医院就已设有按摩专科。隋代医学家巢元方主持编撰的《诸病源候论》，乃我国现存的第一部病因和证候学专著。其任太医院博士期间，奉诏与吴景贤等编撰医书，共论众病所起之源及九候之要，查阅朝廷藏书，汇集群说，深入研究，系统论述了各种疾病的病因和证候，几乎未涉及方药，但对导引、养生、按摩等方法多有论述。在卷末多附有“养生方”和“养生方导引法”。

养生之道特别强调气的重要性，《黄帝阴符经》认为：“定而存生谓之形，动而使形谓之炁，形立炁布，斡旋于中谓之神。”由于气与形互相依存，要想阴阳适平，还必须使气不壅滞，形不虚亏。故除静养外，还主张动静相济，配合导引、按摩等。明朝太医院的十三科中有按摩科，且形成了小儿推拿体系。相传慈禧太后常让李莲英按摩眼窝、腰窝、腋窝等穴位，以保健养生。清朝乾隆年间由政府编著的医学全书《医宗金鉴·正骨心法要旨》对宋以来的按摩成就进行了系统的总结和整理，把整骨按摩归纳为正骨八法，即“摸、接、端、提、按、摩、推、拿”，对后世影响巨大。

宫廷医学著作中的许多文献都有按摩推拿养生的记载，具代表性的有隋代《诸病源候论》、明代《小儿推拿秘旨》、清代《医宗金鉴》等。古往今来，按摩推拿养生在我国各种养生保健方法中有着不可替代的地位。随着对宫廷医学资料的不断整理，可以看到按摩推拿养生在通利经脉、祛除邪气等方面有一定的优势，宫廷按摩推拿养生方法如十常按摩术、宫廷正骨保健按摩等也颇具一定的代表性。

第三节　按摩举隅

一、十常按摩术

在中国古代众多皇帝中，享年89岁的乾隆堪称是“长寿帝”，其在83岁高龄时仍耳聪目明，面色红润，腿脚灵便。《大清历朝实录》记载乾隆皇帝总结他自己的日常养生经验可概括为“吐纳肺腑、活动筋骨、十常四勿、适时进补”。其中十常即：睛常运，膝常捂，面常搓，腹常捋，鼻常揉，齿常叩、津常咽，耳常弹，足常摩，肛常提，发常梳。后世对此进行整理阐发，具体操作方法如下。

1. 目宜常运

【操作步骤】

闭目，微屈拇指，以指间关节沿眉由内向外轻擦9～18次，再同样轻擦上下眼睑9～18次。两手搓热，用手心热熨眼珠3次，用两手中指指腹点揉睛明、鱼腰、瞳子髎、承泣等穴各9～18次。两目轻闭，眼球顺时针、逆时针旋转各9～18次，两手搓热，用手心热熨眼睛，睁开双眼，由近至远眺望远处的绿色物体。春季宜多按摩。

【操作提示】

旋转眼球速度要慢，旋转次数应由少渐多，刚开始练习时不一定要达到规定的次数，否则部分习练者可有目胀、头晕、呕吐等反应。

【功效】

此法可改善眼部血液循环，加强眼肌的活动能力与神经调节能力，调肝明目，增进视力，防治目疾。

2. 膝宜常捂

【操作步骤】

两手心搓热，捂于两膝头，同时揉两膝关节各 100 次，点揉足三里穴 100 次。春季宜多按摩。

【操作提示】

双手放置于膝上按揉时宜从轻到重，避免用力过大，练习时不要长时间保持一个姿势。

【功效】

膝关节，属人之八虚。《灵枢·邪客》云："凡此八虚者，皆机关之室，真气之所过，血络之所游。"八虚都是支撑人体十分重要的部分。本式可舒经活血，柔筋健骨，有防治关节炎及延缓衰老的作用。

3. 面宜多擦

【操作步骤】

将两手掌搓热，按在前额，经鼻侧向下擦到下颌，再由下颌反向上擦至前额，如此反复进行，共做 18 ～ 36 次。夏季宜多按摩。

【操作提示】

在擦面前应洁净双手，力度以自身舒适为宜，当面部有皮肤病如痤疮、过敏、脓肿时应酌情练习此式。

【功效】

此法可以改善面部血液循环，常年坚持可使面色红润，皱纹少生，具有美容作用。手足阳明经循于面，故此法可疏通阳明经气。

4. 腹宜常摩

【操作步骤】

将两手搓热，右手心捂于右下腹耻骨结节外上、距正中线约2寸的气冲穴处，左手掌心沿大肠蠕动方向绕脐做圆周运动，即右下腹→右上腹→左上腹→左下腹→右下腹，如此周而复始100次，再搓热两手，以左手捂右下腹，右掌搓丹田100次。夏季宜多按摩。

【操作提示】

经常修剪指甲，防止皮肤受损，在腹部按摩之前要排空小便。按摩过程中要适时调整力度与方向，以感觉舒适为宜。

【功效】

本式健脾益气，可增强内脏活动，改善腹部血液循环，增强肠蠕动，有助于消化，防止腹胀、腹痛、便秘、小便不利等。

5. 鼻宜常揉

【操作步骤】

拇指微屈，用两手拇指第二节指背轻轻自上而下摩擦鼻翼两侧 9 ～ 18 次；再以指关节揉按迎香穴 9 ～ 18 次。秋季宜多按摩。

【操作提示】

操作前保持手部清洁，力度宜由轻到重，鼻部有皮肤病如痤疮、过敏时应酌情练习此式。

【功效】

本式可改善呼吸道、鼻腔内的血液循环，加强上呼吸道的抗病能力，可防治感冒及鼻炎。迎香穴为手足阳明经交会穴，对胆胃气逆造成的右上腹疼痛如胆道蛔虫症等，有辅助治疗作用。

6. 齿宜数叩，津宜数咽

【操作步骤】

叩齿：上下牙轻叩 36 ～ 72 次。

搅舌：古称赤龙搅海，用舌在口腔内壁与牙齿之间顺时针、逆时针各旋转 9 ～ 18 次。产生津液暂不下咽，接下式。

鼓漱：用上式产生的津液鼓漱 18 ～ 36 次，再将口内津液分 3 次咽下，咽时用意念诱导津液慢慢到达下丹田。冬季宜多加练习。

【操作提示】

叩齿时可先叩门齿，再叩大齿，也可以同时一起叩。搅舌时，次数由少到多，不可强求一次到位，尤其是对高龄有动风先兆之人，由于舌体较为僵硬，搅舌较困难，故更应注意。可先搅 3 次，再反向 3 次，逐渐增加以能承受为度。做鼓漱动作时，不论口中是否有津液，都要做出津液很多状的鼓漱动作。

【功效】

本式可益肾固本，引津上朝，健脾益气，滋阴柔肝。肾主骨，齿为骨之余。常叩齿可益肾固本；搅舌令口内津液增多，使开口于口腔的消化腺分泌功能增强，促进食物的消化吸收。

7. 耳宜常弹

【操作步骤】

用搓热的两手心搓揉耳郭 9 ～ 18 次；两手交替经头顶拉扯对侧耳郭上部 9 ～ 18 次；用两手大鱼际压在耳屏处堵塞耳道，然后突然放开，如此按放反复 9 次；两手鱼际堵住耳道，手指自然位于后脑枕部，此时用食指稍稍用力按压中指并顺势滑下弹击后脑枕部 24 次，可听到“咚咚”的声响，古称鸣天鼓。冬季宜多按摩。

【操作提示】

操作此式两手掌一定要稍用力压住两耳，堵住外耳道，方能产生较好的效果。按放耳道造成耳道内压力的变化，对增强耳膜弹性、防止耳膜内陷有较好的作用。

【功效】

《灵枢 · 海论》云：“髓海不足，则脑转耳鸣。”鸣天鼓可给大脑以温和刺激，能调节中枢神经，对防治头晕头痛、耳鸣耳聋、健忘有一定作用。

8. 足心宜常搓

【操作步骤】

以涌泉穴为中心，用左手中指、食指擦右足心 100 次，再以右手中指、食指擦左足心 100 次。冬季宜多按摩。

【操作提示】

擦涌泉时要稍用力，令脚掌发热为度。

【功效】

涌泉为足少阴肾经井穴，本式可开窍宁神，交通心肾，使气血下行，防治高血压，缓解头目眩晕。

9. 肛宜常提

【操作步骤】

舌抵上腭，同时收缩肛门，用两手食指和中指并拢，上下搓尾闾两侧各 36 次。冬季宜多按摩。

【操作提示】

尾闾为足太阳膀胱经的支脉，从腰中下夹脊贯臀处，尾骨下长强穴是督脉络穴，督脉与足少阳、足少阴的交会穴。

【功效】

本式可通督益肾，疏通膀胱经气，刺激肛门周围神经，改善肛周气血运行，防治痔疮、脱肛及妇科盆腔病证。

10. 发宜常梳

【操作步骤】

每日晨起或临睡时，两手十指自然分开，屈指成龙爪状，以指代梳，自前额发际梳起，经前额、头顶、脑后，由前往后，再由后往前，循环往复，轻重适当，计数 16 次为宜；同时，可配以点按太阳、上星、百会、四神聪、耳上、神庭、头维、风府、哑门、风池等穴位，此即所谓“栉发”，俗称“千梳头”。冬季宜多梳。

【操作提示】

操作此式前注意清洁双手，在指代梳时力度宜从轻到重，时间最好选在上午，头皮有病、损伤时不宜梳头。

【功效】

肾者，其华在发，常梳理头发，可醒脑健脑、明目降压、健发乌发。

二、宫廷正骨保健按摩

明末清初，八旗将士作战常出现跌打损伤，而此时给马治病的蒙古族医士展现出其高超的骨伤医术，故以接骨为主的宫廷正骨术应运而生。清代开设御马监，后又改为阿敦衙门，是上驷院前身，康熙十六年正式更名为上驷院。上驷院主要为清宫及骑兵驯养马匹之场所，院内一直设有“绰班”御医职位，“绰班”是满语“正骨”的意思，因绰班医士主要随同骑兵一起调动，故绰班医士属上驷院管辖。乾隆年间，朝廷高度重视上驷院管辖的负责正骨按摩的绰班医生，并明确规定了医生的选拔、教学、官职和责任，朝廷的制度是在三旗士卒之中选择会正骨者，每旗选十人，由上驷院管理，称为“蒙古医士”，最高职称者称“蒙古医生长”，上驷院绰班处也在这时正式成立。乾隆七年著成的《医宗金鉴·正骨心法要旨》，被上驷院绰班医生视为金科玉律，这本书统一了其医学理论，标志着上驷院“正骨心法学派”的诞生。嘉庆末年、道光初年，清宫廷骨科日渐发展，学术思想和技术手法不断完善，出现了许多优秀的满族、蒙古族、汉族骨科和按摩医生。

蒙古族医生绰尔济·墨尔根是清宫正骨的最早期代表人物，被誉为清宫正骨流派的鼻祖，被努尔哈赤任命为御医，他将自己的正骨医术传授给广大八旗士兵，培养了大批骨伤科医生。在《清史稿》记载："觉罗伊桑阿，乾隆中，以正骨起家，至钜富。其授徒法，削笔管为数段，包以纸，摩挲之，使其节节皆接合，如未断者然，乃如法接骨，皆奏效。"伊桑阿以正骨起家，教授徒弟的正骨方法，先将笔管戕削数段，外包以纸，对骨伤处搓异摩挲，使其节节皆接合，好似未断一般，用此法接骨，疗效很高。上驷院绰班处手法的特点是：稳、准、正、整、接、实。据说被称为"绰班德"的德寿田是道光年间的蒙古医生长，擅长正骨理筋，其在验方、手法、功法等方面有很深的造诣。其门下弟子桂祝峰、怀塔布、景隆等人是清朝末年有名的绰班。桂祝峰弟子有文佩亭、夏锡五等人。上驷院绰班处的正骨理筋手法的传授采用拜师学艺、口传心授的方法。

清政府被推翻后，绰班处御医文佩亭、夏锡五在北京开诊，使宫廷正骨理筋手法得以传承。夏锡五秉承清代上驷院绰班处的学术特色，结合多年临床经验，提出"知详备细、心慈术狠"的学术思想，在治疗骨折尤其是近关节骨折时，强调"正、整、接、实"。文佩亭后将正骨理筋手法和学术思想传于弟子刘泉，赐号"寿山"，后世称"绰班刘"。刘老传承前人，把理筋手法总结为"戳、拔、捻、捋、归、合、顺、散"的治筋八法，提出"七分手法，三分药"，强调手法的重要性。1959 年刘寿山老先生受聘于北京中医学院，创办北京中医学院东直门医院骨伤科，担任科室主任，著有《刘寿山正骨经验》《中医简明伤科学》，培养多名优秀骨伤科人才，其中弟子孙树椿著有《清宫正骨手法图谱》。鉴于宫廷正骨手法实操性较大，大都口传心授，故以下操作手法都取自《刘寿山正骨经验》《清宫正骨手法图谱》等现有正骨推拿按摩方法用书。

刘老运用手法时稳准敏捷、用力均匀、刚柔相济。《刘寿山正骨经验》载接骨、上骨介、治筋各八法，运用木制、纸制的固定用具，治疗以正骨理筋按摩配以内服、外用中药，还阐述了练功疗法，详细论述了骨折、脱位、伤筋等正骨治疗方法。《清宫正骨手法图谱》共有推法、拿法、按法、摩法、点法、打法、揉法、搓法、捋法、摇法、捋法、抖法、伸法、震法、拨法、转法、戳法、扳法、归法、散法二十种基本手法。正骨手法分别从头面部、颈项部、胸部、腰背部、肩部、肘部、腕部、髋及大腿部、膝及小腿部、踝足部等分部论述。骨伤科后期注重康复及功能锻炼，分部阐述练功疗法，有颈部、胸背部、腰部、肩部、肘部、腕手部、髋部、膝部、踝足部等。宫廷正骨传承至今，在现代学者的研究下，更加明确了手法治疗的适应证和禁忌证。以下进行举例。

1. 手法

（1）基本手法

拿法：拿法是以拇指与其他四指相对捏住某一部位或穴位提拿揉捏的一种手法，适用于颈肩、四肢部位，具有疏通经络、解痉止痛、解除疲劳、松解软组织粘连的功效。

摇法：摇法是以关节为轴，在牵引力作用下被动环转摇动关节的一种手法，有单手摇和双手摇，适用于全身各关节，具有舒筋活血、滑利关节、松解粘连、增加关节活动度的功效。

（2）腰背部手法

上胸椎手法：本法包括提端、推按、搬顶等动作，主要治疗胸椎小关节紊乱、胸椎棘突炎、棘上韧带损伤等，具有调整胸椎小关节错位、加快炎症吸收的作用。操作时患者坐位，双手抱头，医者在患者身后略下蹲（骑马蹲裆式），双手从患者腋下通过，在其颈部交叉握住，胸部紧贴患者背部，待患者充分放松，外展上提患者双肩，使患者挺胸，医者有固定感时突然发力外展上提，此时可听到胸椎部弹响声。

三搬法：本法可松解腰椎小关节粘连，应用于腰部损伤及腰椎间盘突出症。操作时患者俯卧位，自然放松，医者站在患者一侧。术式：①搬肩推背，右手搬起患者肩部，左手在腰背部患处轻推、轻拉 3 次，如拉弓状。②搬腿推腰，左手搬起患者大腿，右手在腰部患处轻推，轻拉 3 次，如拉弓状。③搬肩推臀，患者侧卧，上侧腿屈膝屈髋，自然放松，下侧腿伸直。医者一手搬肩向后，另一手推臀向前。推搬数次后，令患者放松，医者再逐渐加大角度，待有固定感时，突然发力，此时腰部常可发出响声。

2. 功能锻炼

（1）颈部

颈部各种功能活动锻炼的方法适用于颈部因扭挫而引起的各种伤筋疾患、落枕及颈项部错筋整复后等症，用以帮助恢复颈部正常的功能活动，进行锻炼时可采取站立位或正坐位。站立时两足分开与肩同宽，两手叉腰，正坐时两手叉腰即可。

哪吒探海势：练功者端坐在椅子上，双手叉腰。将头颈用力伸向 45°左侧前方，双目注视前方地面约 1.5m 处，并且需保持身体不动，颈部继续尽力向前探伸，与此同时吸气，然后还原，同时呼气。然后头颈用力伸向 45°右侧前方，双目注视前方地面约 1.5m 处，并且需保持身体不动，颈部继续尽力向前探伸，与此同时吸气，然后还原，同时呼气。锻炼时要由小量、小幅度开始逐渐增加次数和幅度，最后达 20 ～ 30 次。本功法可舒筋活络，练习颈部前侧肌群，提高颈椎运动的协调性。练功要循序渐进，逐渐增加力量和运动幅度。

（2）肩、肘部

肩关节是人体关节中活动范围最大、运动最灵活的一个关节，而肘关节则是在受损伤后最容易发生强直或功能活动障碍的一个关节。

顺水推舟势：正坐或站立，双手握拳，拳心向上置于胁下。右（或左）手立掌，掌心朝外，向正前方推出，然后还原。

仙人推碑势：两足分开与肩等宽站立，两手握拳，拳心向上置于胁下，躯干向右（左）旋转，右（左）手立掌，掌心朝外，向右（左）前方推出，然后还原。

野马分鬃势：练功者站立，双足分开与肩同宽，双手握拳，拳心向上置于腰侧。将双拳尽量上提至胸侧，然后拳变掌，掌心向上缓缓用力向前平伸，成前平举，然后双上肢内旋并立掌，掌心相对，然后慢慢向两侧划出成侧平举，再按原路返回复原。如此反复 30 ～ 60 次。此功法锻炼肩关节外展、外旋及前屈功能，有效防治肩关节粘连。锻炼时循序渐进，把握速度和强度，配合呼吸练习效果更佳。

（3）腕部

腕部功能活动的锻炼多用于桡、尺骨骨折，腕部伤筋等疾患，在肩、肘关节以及肱骨损伤等疾患治疗的早期，也鼓励患者做腕部的功能活动锻炼。

仙人摇扇势：练功者站立，双足分开与肩同宽，右手握拳，屈肘成 90°，前臂保持中立位，上臂紧贴胸侧。以腕带动前臂内旋至最大限度，保持内旋力片刻，随之使前臂旋外，也如前法一样需保持外旋力片刻，如此反复，如摇扇状。该法主要针对前臂旋转功能进行锻炼，增加旋转肌力，改善其功能。患者初期练此功法时可感觉肘部疼痛不适，应持之以恒，同时循序渐进，把握练功程度，以旋转至轻微疼痛、自身能接受为宜。

（4）肩背部

九鬼拔马刀：练功者站立，双足分开与肩同宽，双手半握拳置腰侧。左式：将左手开拳用力上举，继向侧方下降划至背后握拳，拳带上臂贴于腰背，尽量上提，使拳贴附于对侧肩胛骨内缘。随之右手开拳上举过头，前臂下降绕至头后，手掌抱头，头随即左转，四指贴对侧耳门，这时，头尽量后仰，而右手则用力推头，使之向前，两力相抗。右手尽量后展，两眼向左平视。最后头转正，右手滑至枕后，向右伸呈侧手举，钩掌屈肘。右式：将右手开拳用力上举，继向侧方下降划至背后握拳，拳带上臂贴于腰背，尽量上提，使拳贴附于对侧肩胛骨内缘。随之左手开拳上举过头，前臂下降绕至头后，手掌抱头，头随即右转，四指贴对侧耳门，这时，头尽量后仰，而左手则用力推头，使之向前，两力相抗。左手尽量后展，两眼向右平视。最后头转正，左手滑至枕后，向左伸呈侧手举，钩掌屈肘。左右各做 10 ～ 20 次。本法着重锻炼肩颈背部肌肉，增强其肌力；疏导手阳明经筋，调节脊椎。练习时手和颈项相对同时用力，动作协调，屈颈仰项，开阖胸胁，呼吸自然。

（5）腰、髋部

因外伤而引起的腰部各种伤筋疾患、脊柱骨折恢复期、髋关节脱位整复后等，均可适当选择运用腰髋部的各种功能活动锻炼方法。

风摆荷叶势：练功者站立，双足分开略宽于肩，双手叉腰。臀腿部尽量保持不动，上身左右侧屈，前俯后仰，俯仰程度以自身能接受为宜，形同风吹荷叶的摇摆状。本功法可疏通腰部经脉气血，改善肌肉协调性和肌肉僵硬；调整腰椎小关节紊乱，预防并一定程度改善腰椎侧弯。动作需协调、柔顺，掌握合适幅度，由小到大，循序渐进。

两手攀足势：两足分开比肩稍宽，两手掌心向上托平。练时两手先上举（名双手托天），再向前弯腰，双手攀双足踝部，然后还原。此势也可以正坐，两腿伸直，双手托天后再攀足尖。

鲤鱼打挺势：练功者俯卧，四肢伸直，两腿并拢。保持两腿不动，头及上身缓缓抬起，双手自然往后伸，同时吸气，稍停片刻，还原时呼气，如此反复 30 ～ 60 次。然后保持上身不动，两腿并拢，做缓缓抬起、放下的运动，如此反复 30 ～ 60 次。练上法至腰肌力量达一定程度时，再练头，上身与两腿同时背伸令整个身体后伸成一自然弧形线，同时吸气，其形如鲤鱼打挺，又如飞燕翔空。停留片刻后呼气还原，如此反复 30 ～ 60 次。本法可增强腰背肌肌力，常用于腰肌劳损及腰椎退变所致的腰腿痛，亦常用于椎体压缩性骨折后期功能锻炼。练习时应循序渐进，初期可能难以达到动作标准，可通过锻炼逐渐进步，切勿练习过度以造成不必要的损伤。

（6）臀、腿部

站桩：练功者站立，双足分开比肩略宽，双手自然下垂。慢慢下蹲至膝关节近 90°，即大腿与地面平行（若有困难者尽量下蹲即可），双手同时向前平举，并且始终保持挺胸直腰，双膝不能超过足尖，两眼向前平视，数 30 个数后起立。如此反复 10 ～ 20 次。本法可增强大腿伸肌和臀部肌肉的力量，对恢复膝关节功能、防治腰腿疼痛和下肢酸软无力有效。该功法初次练习时难以达到所述标准，应循序渐进，坚持锻炼，直至达到标准。

（7）膝、踝部

膝、踝关节是人体负重最大的关节，损伤后功能活动恢复得满意与否，直接影响人体站立、步态的姿势以及劳动能力的恢复。

坠举千斤势：练功者仰卧，双下肢尽量伸直并拢。先慢慢抬起右腿至极限（注意膝关节不能屈曲），用力做足伸，稍微停顿并保持此姿势，足跖屈，缓缓放下右腿。然后慢慢抬起左腿至极限

（注意膝关节不能屈曲），用力做足伸，稍微停顿并保持此姿势，足跖屈，缓缓放下左腿。本法可增强下肢伸肌的力量，防止股四头肌萎缩，有助于恢复下肢的行走功能。适用于下肢骨折的中、后期练功，是下肢骨折及髋部疾病引起下肢伸肌萎缩的主要练功方法之一。同时可对髋关节屈曲功能进行锻炼，并可在一定程度减轻腰部神经根的压迫情况。开始行此锻炼时，抬腿角度因人而异，以腰、腿部不疼为宜，逐渐增加角度至 70°～ 80°。

第四篇

文化润心

中国传统文化是由中华民族及其祖先在五千年的历史长河中不断创造发展的。中国传统文化源远流长，博大精深，具有鲜明的民族特色，涵盖了中国古代哲学思想、琴棋书画、建筑、戏曲、服饰及传统节日等。中国优秀传统文化为中华民族的生存与发展提供了巨大的心灵支撑和强大的内在动力，是中华儿女的精神家园。

在历史的浩瀚长河中，养生文化经久不衰。商末周初成书的《周易》，其内涵的哲学思想，是中国传统养生文化及中医养生理论的活水源头，是中华民族智慧的结晶，被誉为“大道之源”，利用卦象阐述了阴阳消长变化，反映了天地自然和人类社会的某些客观变化，以指导人类顺应自然规律休养生息。道家思想以老庄思想为中心，尊崇“道法自然”“无为无不为”；儒家思想以孔孟之学为代表，倡导“仁爱”精神；佛学通过修行来达到对生命痛苦的超越，养生从身、心、息三方面，通过“戒、定、慧”，以达到“涅槃”的境界。操琴以修身理性，下棋以启迪智慧，书法以修心立品，绘画以凝神静气。戏曲的韵律无穷，滋养了心田；建筑的辉煌灿烂，见证着历史的变迁；服饰的发展演变，蕴含着历朝历代的审美理念；节令习俗的热闹非凡，展示了中国社会生活文化。

中医养生思想根植于中国古代哲学和中医基础理论的土壤，深受中国传统文化的熏陶和影响，涉及哲学养生、中医养生、建筑养生、戏剧养生、服饰养生、节令养生及琴棋书画养生等，集众家之精华，形成形神兼顾、养体与养心相结合的中华特色传统文化养生思想。宫廷作为古代国家政权的核心，揽聚天下文人雅士，享有丰富的文化资源，以宫廷文化养生为代表的养生思想独具特色，是中华民族灿烂文化瑰宝的重要组成部分。中医养生以延年益寿尽天年的终极目标为导向，集儒、释、道各家思想之精髓，兼收并蓄，汲取优秀传统文化并在其基础上有所发展，形成了天人相应、崇尚自然、修身养性、性命双修等思想，对后世养生实践起到了一定的指导作用。

第十章 儒释道

中国传统文化灿烂璀璨，多元互补，其中儒释道三家学说在发展过程中互相碰撞，融合渗透，对中国传统文化产生了重要影响。中医养生思想也深受中国传统文化影响，作为传统文化重要代表的儒释道文化与中医基本理论有机结合，形成了独特的养生文化。

道家思想起自先秦时期，是中医养生理论的思想渊源。两晋隋唐时期，道家养生思想和修炼体系有了很大的发展，诸多著名养生家纷纷著书立说，例如隋唐医家孙思邈，将道家思想与医药卫生相结合，丰富了传统的养生理论及方法。自汉武帝时期董仲舒提出“罢黜百家，独尊儒术”以来，儒家文化长期处于主流正统地位，其重视修身养性以及良好品德的形成，崇尚“天人合一”思想，倡导“仁者寿”的养生理念，以“致中和”为行为准则，诠释了儒家对生命现象的切实理解，丰富和促进了中医养生文化。仁孝皇帝金世宗完颜雍就尤为重视儒学，并在金国推动儒家学说的传播。佛教乃从古印度传入中国，虽非本土文化，但很快地生根，与中国传统文化相融。佛家力求在修行过程中达到“菩提涅槃”，也对中医养生文化起到了重要的补充作用。清朝的康熙与乾隆皇帝是虔诚的佛教信徒，乾隆三年刊印《大藏经》，乃集佛家典籍之大成。

儒释道三家各成体系，皆重视养生，三家各抒己见，与医学互相影响，其思想展现了各家的养生观点。中国传统文化在发展中吸收了道家“顺应自然，清静无为，形神共养，和于阴阳”的养生思想，以达到“心斋”“坐忘”精神的超越；重视儒家伦理道德规范和心性修养、人格精神的形成，追求“中庸”之美、“仁爱”精神；兼容佛家“顿悟成佛”“心即是佛”的修持境界。

第一节　儒家

儒学是以孔子为宗师的学派，后世不断发展，历经原始儒学、汉代经学、宋明理学等阶段，对中国传统文化产生了积极而深刻的影响，其理念也对中医养生有着潜移默化的影响。观中医学的发展之路，其兴衰常与儒家呼应，其学说往往与儒学相贯通。今溯源可知，先秦时期，孔学自成一派，医学亦初成形；两汉经学各守家法，医分流派进行专门授受；隋唐诸儒缀集汉说，治义疏之学，各派医家搜集古书，医论得以荟萃整理；宋明儒家以新说代旧说，金元医家各创一派；清兴复古，医家传承；近代维新，中西文化碰撞交流，为几千年未有之大变局。在儒家文化原始人道主义、中庸思想及经世致用思想的影响下，后代医家在医疗实践中不断积累与总结经验，逐渐形成了具有独特风格的中医学文化。儒家官学地位的确立，影响着医疗体系的变化，为儒医的形成奠定了良好的基础，儒医应运而生。儒医同时具有丰富的医疗经验和较高的儒学素养，是儒学文化和医学的结合体。名儒范仲淹有“不为良相，当为良医”的名言。《宋会要辑稿·崇儒》云：“伏观朝廷，兴建医学，教养士类，使习儒术、通黄素、明诊疗而施于疾病，谓之儒医。”

一、儒仁中庸，修身正心

原始儒学以孔孟思想为代表，孔子成仁、孟子取义；汉代经学于汉武帝时期发展，董仲舒“独尊儒术”，儒家文化逐渐占主导地位，这一时期的著名儒医有“医圣”张仲景。汉末至隋朝，战乱频繁，整理残简断编、解释儒家典籍的义疏之学兴起。隋唐时期，儒家经典《周易》《尚书》《毛诗》《礼记》《左传》作为科举取士的标准，儒学在政治伦理上仍占主导地位。唐高宗李治传承中国传统儒家法律思想的核心，尊奉儒家礼学，以“德主刑辅”的法治观，颁布了《唐律疏议》，利于大唐政治的稳定、社会的发展，这也是中国古代传统法律儒家化的体现。《唐律疏议》言：“德礼为政教之本，刑罚为政教之用，犹昏晓阳秋相须而成者也。”王冰是这一时期的著名儒医。

宋明时期，流行以理为基本概念的新儒学。宋明理学以儒家学说为主，兼容道家及佛家思想，以客观唯心主义的程朱理学和主观唯心主义的陆王心学为代表，是更加理性化、思辨化的思想体系，对当时社会政治、文化教育产生了深远影响，但是，理学但求理而脱离实际的局限性也不容忽视。宋代以后，社会尚医风气盛行，儒士从医者日益增多，诸多儒生官居要职，重视医学，为朝廷编纂医书；也有部分儒生因仕途不顺或生计困难，将医学作为一种精神寄托和谋生手段。总之，宋代是儒医发展的繁荣时期，中医学得到进一步发展。金元医家也深受宋代理学的影响，儒医代表人物有张元素、李杲、朱震亨等。明清时期大兴文字狱，诸多儒生远离政治，步入医途。明末清初，考据训诂之“朴学”盛行，中医发展受“朴学”风气影响，医家注重整理注释典籍，代表医家有李时珍、王清任、薛雪等医家。

1. 仁德养生

“仁”是儒家思想体系的核心内容，仁者爱人。《论语》说：“弟子入则孝，出则悌，谨而信，泛爱众而亲仁。行余力，则以学文。”儒家认为“仁”为道德的最高原则，对人的行为准则具有规范作用，于养生也十分关键。孔子在《论语》中提出“仁者寿”和“仁者不忧”的观点，“仁者”为具有良好道德修养之人，“仁者”之所以长寿，是因有博爱之心，严于律己，胸怀宽广，心静安宁，意志坚定，气血调畅，身体安康，故“大德必得其寿”，道德修养和养生长寿密切相关。《素问·上古天真论》提出：“嗜欲不能劳其目，淫邪不能惑其心，愚智贤不肖，不惧于物，故合于道，所以能年皆度百岁而动作不衰者，以其德全不危也。”同样认为德行高尚者能度百岁。宋代朱熹注：“富则能润屋矣，德则能润身矣，故心无愧怍，则广大宽平，而体常舒泰，德之润身者然也。”明代养生家吕坤说：“仁可长寿，德可延年，养德尤养生之第一要也。”可见，在儒家历史发展长河中，一直将道德修养和养生联系在一起。此外，儒家医术为“仁术”，诸多名医将仁爱之心、博爱之心作为行医之准则。

《中庸》也提出“修身以道，修道以仁”。“仁”为德本，注重仁德为儒家养生思想之关键。“亚圣”孟子提出“存心以养性，修身以立命”，将修身养心养性紧密联系，故养生贵在养心，养心贵在养德。“养心莫善于寡欲”，清心寡欲有利于身心健康，从而达到“善养吾浩然之气”，此浩然之气乃正气，使人具有高尚的品德。正气内守者品德高尚，可养身葆形，纵使有“虚邪贼风”，也“邪不可干”。孙思邈也提出：“德行不充，纵服玉液金丹，未能延寿。故老子曰：‘善摄生者，陆行不遇虎兕。’此则道德之指也，岂假服饵而祈遐年哉？”认为养德为养生之关键也，应注重修身养心养性。高尚品德的形成离不开修养心性，二者相辅相成。

2. 中庸之道

中庸之道作为儒家基本的方法论原则，是一种辩证的思维方式，对古代教育、传统文化影响深远，同时中庸思想也体现在中医养生文化中。《论语》言：“中庸之为德也，其至矣乎！民鲜久矣。”中庸之意，《朱注》曰：“中者，无过无不及之名也。庸，平常也。”程子曰：“不偏之谓中，不易之谓庸。”“中”为不偏不倚，“庸”为用，也有经常、平常、规律之意。“中庸之道”为中正不偏的道理。孔子称中庸之道为至德，为最高的德行，属于哲学范畴。儒家推崇“中庸”之道，追求一种整体和谐的状态。《中庸》中有“喜怒哀乐之未发，谓之中；发而皆中节，谓之和。中也者，天下之大本也，和也者，天下之达道也。致中和，天地位焉，万物育焉。”“中节”即符合节度，不多不少，恰如其分，达到动态平衡的境界，至和平、和谐、适度、适中的圆满状态，是天地间的大道。“致中和”，即世间万物达到中和的理想状态，天地世间各得其位，万物生长发育才能蓬勃繁盛。

儒家中庸之道对中医养生文化有很大的影响，中医养生之道追求阴阳平衡的养生思想，是儒家“致中和”理念的最佳体现。《黄帝内经》载：“法于阴阳，和于术数，食饮有节，起居有常，不妄作劳，故能形与神俱，而尽终其天年。”人体的机能状态也是中和平衡的：“阴平阳秘，精神乃治；阴阳离决，精气乃绝。”维持阴阳平衡、中和的状态是精神与身体健康的关键，有利于养生长寿。《养性延命录》云：“能中和者，必久寿也。”西汉董仲舒认为：“能以中和养其身者，其寿极命。”此外，中医在治法治则上也取中和之义，《黄帝内经》云：“寒者热之，热者寒之，微者逆之，甚者从之……散者收之，损者温之，逸者行之，惊者平之……开之发之，适事为故。”

3. 修身正心

儒家思想包含着许多中医养生思想，其高度重视精神层面的养生和形体养生，有修身养生、养心养生、养性养生等，为中医养生提供了不少方法。《大学》曰：“古之欲明明德于天下者，先治其国；欲治其国者，先齐其家；欲齐其家者，先修其身；欲修其身者，先正其心；欲正其心者，先诚其意；欲诚其意者，先致其知，致知在格物。”儒家格物、正心、修身、齐家、治国、平天下之主张，正心修身首当其冲，不断修正自身，主张“内省”，提倡“吾日三省吾身”，时刻反省自己的思想、情绪、行为是否合适。周敦颐《通书》云:“动而正曰道，用而和曰德。匪仁，匪义，匪礼，匪智，匪信，悉邪也！邪动，辱也。甚焉，害也。故君子慎动。”也就是说，凡事心动，必然符合仁义礼智信的要求，否则就是“邪动”。朱熹极力推崇静坐，“半日静坐，半日读书”，静坐以清除杂念，放松身心；读书以提升气质，放大格局。孔子有“仁者乐山，智者乐水”之论，钟情于祖国大好河山，游水爬山，心情愉悦，张弛有度，动静结合，精神舒畅，可延年益寿。

4. 饮食有节

儒家在日常生活中“守礼”思想的影响下，关于饮食养生也提出了相应的看法。《论语》云:“君子食无求饱，居无求安。”提倡饮食要适度，有所节制，“食无求饱”也是一种养生之道。正如《黄帝内经》所言:“饮食有节，起居有常，不妄作劳。”饮食有节是古人养生长寿的重要方法之一，如若饮食过度，则损伤脾胃，《素问·痹论》云:“饮食自倍，肠胃乃伤。”孔子在《论语》中提出“食不言寝不语”，即咀嚼食物时不讲话，睡前不聊天，规范君子要养成良好的饮食作息习惯。《论语》中也记载“食不厌精，脍不厌细”，倡导用餐时要细嚼慢咽，有利于减轻脾胃负担，这也是饮食养生的重要方式之一。孔子倡导饮食要有时令性，认为:“不时，不食。”饮食要符合时令季节，饮食与天地自然相关，不符合时令的食物不可食用，这对现代饮食养生也具有指导意义。关于君王饮食有“春献鳖蜃，秋献龟鱼”的记载，古语也有“民以食为天”的言论，饮食为人之生计，关乎人健康之根本，儒家对饮食养生提出了许多科学的观点，影响至今。

二、倡儒重孝，德治天下

儒家文化长期处于官方正统地位，其养生思想于宫廷养生中多有体现，尤其在道德养生观念“仁者寿”的影响下，许多帝王都十分尊崇儒家养生思想。汉光武帝刘秀从小深受儒家思想的影响，为政期间也崇尚儒术，以儒治国，选拔官员也以儒家的伦理纲常为考核标准，对儒学十分重视。他时常研习《诗》《礼》及历数，通儒学，以贤德治天下，做到闻过则改，还拜中大夫许子威为师，学习《尚书》以通大义，节制女色。著名史学家司马光在《资治通鉴》中记载:“敦尚经术，宾延儒雅，开广学校，修明礼乐。”刘秀为人宽厚，重情重义，处事谨慎，性情柔和，注重人格修养，勤于劳作，经常研习儒学，以德治国，勤于政事，最终成就“光武中兴”的局面。仁孝皇帝金世宗完颜雍，熟读汉文典籍，尊奉礼教，体察民情，严于律己，崇尚节俭，在位期间重视儒学，治国理政推崇儒家思想，重视人才培养和科举考试。大定四年（1164 年）世宗下诏将儒家经典翻译为女真文，推动儒家学说在金国的传播。清朝统治者“崇儒重道”，雍正皇帝重视儒学发展，尊崇孔子，大建孔庙，尊礼先师，经筵讲论。儒学以“仁、礼、孝”为主，清末皇帝大都提倡儒学和重视孝道，利于传统文化发展和社会安定。此外，雍正颁定《圣谕广训》，广立学校以培养教化百姓，中央学府国子监即是其中的代表。清朝沿袭了明朝旧制，设立率性、修德、诚心、正义、崇志、广业六堂，从六堂的命名可看出清朝对儒家思想的重视。

第二节　佛学

佛教为两千五百多年前由古印度乔达摩·悉达多所创，佛教徒尊称其为“释迦牟尼佛”。佛教重视心灵和道德的觉悟和进步，认为“众生平等”“有生皆苦”，以求众生涅槃解脱为终极目标。据考证，佛教在汉代传入中国，发展于魏晋南北朝时期，隋唐时期达到鼎盛，传播过程中，佛教经过了漫长的中国化过程。佛教在中国的早期传播依附于社会上已经流行的神仙方术。汉末年的“老子入夷狄为浮屠”的说法使佛教更易于接受。从宗教史角度来看，一般宗教的传播常常与医药并行，其中一个重要的原因是宗教与医药都希望救治人的身心，另一个原因是治病救人时可以更好地吸引百姓来信奉宗教。中国佛学是外来佛教与中国传统文化碰撞、融合而成的，具有中国佛学特有的精神特质。佛学注重修炼，追求“彻悟成佛”，佛学教义及其活动内容也对养生起着积极的作用，佛医学的传入对我国医药和养生内容发展有促进作用。河南洛阳龙门石窟和敦煌莫高窟雕刻了诸多药方，包括医术、医理、心理、气功健身、养生保健诸多医学成就，是佛医学和中医学融合的强有力证据。

一、佛慈净心，禅定止观

佛教以慈悲为怀，认为众生平等，人人皆能成佛，有戒、定、慧三学。《楞严经》言："摄心为戒，因戒生定，因定发慧。"戒即戒律，即通过戒律修正言语行为，约束身心，完善道德品行，修戒养德。佛教倡导"诸恶莫作，众善奉行，自净其意，是诸佛教"。中国大乘佛教中五戒是指一不杀生，二不偷盗，三不邪淫，四不妄语，五不饮酒。持戒可止恶，怀慈悲以行善，净化人心。定即禅定，心定静虑，集中心念，获得佛教解悟的修行方法。通过坐禅，端正身姿，心无妄念，安静而止息除虑。《坛经·坐禅品》云："何名禅定？外离相为禅，内不乱为定……外禅内定，是为禅定。"禅为色界天之法，定为无色界天之法。慧，即智慧，修持者不断地修行，去除烦恼，彻悟般若智慧，以获得解脱。通过约束自我，禅修念经，断除贪嗔痴来修行成佛，达到养生调摄的目的，这些理论也具有稳定社会和安定人心的作用。

佛教养生形成了一套特有的理论体系，有守五戒、诃五欲、弃五盖、调五事、行五法。持戒清净，防身、口、意之过，行善止恶；诃除财、色、名、食、睡五欲，保持正念，持清净戒，不入魔境；摒弃贪欲、嗔恚、睡眠、掉悔、怀疑等五种烦恼，远离欲念的干扰。调节身、息、心、眠、食等五事，即调身令不缓不急，调息令不涩不滑，调心令不沉不浮，调食令不饥不饱，调睡眠令不节不恣。行五种法门，一欲、二精进、三念、四慧、五心。“一切善法，欲为其本”，远离欲望，坚持禁戒，念想福报，慧悟苦病，一心分明。正如《禅经偈》说：“智者应观身，不贪染世乐，无累无所欲，是名真涅槃。”佛学也从防病的角度养生，有很多法门如诵经、持咒、打坐等，教导念心，解贪嗔痴，化解烦恼。止心于知足之中，观心之法门，内外推求。常存清静心，无垢之净心也；常存善良心，以善心念正法；常存菩提心，“菩萨初发心，缘无上道，我当作佛，是名菩提心”；常存慈悲心，“大慈与一切众生乐，大悲拔一切众生苦”；常存诸佛心，“诸佛心者，大慈悲是，以无缘慈摄诸众生”。

佛学养心，重在空相。《般若波罗蜜多心经》曰：“色不异空，空不异色，色即是空，空即是色，受想行识，亦复如是。”“色”为眼睛所看到的一切，万物本空，不要执念于万物，使身心受累，一切事物都是人们虚妄产生的幻觉。“缘起缘灭”，放下执念，立地成佛。《金刚经》云：“凡所有相，皆属虚妄，所有相皆是虚妄，一切有为法如梦幻泡影，如露亦如电，应作如是观。”世间一切皆因缘聚合而成，看到的现象都是虚幻的，如梦幻泡影，如闪电一样转瞬即逝。世间的一切，哪怕是日月星辰，都是在不停变化着的，世间唯一不变的就是变化。教导人们当遇到困难或者挫折时，要保持良好心态，一切皆是过眼云烟，要拿得起放得下，保持良好情绪。

1. 慈悲长寿

佛教以慈悲普度众生，重视精神的超脱，追求心灵的空寂，以求涅槃。佛法的基本观念是万法唯心造，释迦牟尼佛提出“人人皆有佛性，人人皆可成佛”，认为人本身就有“清净心”。《维摩诘经》曰：“欲得净土，当净其心，随其心净，即佛土净。”要消除人心中的执念。《大乘起信论》说：“三界虚伪，唯心所作，离心则无六尘境界。”万事万物由“心”造。《坛经》言“菩提本无树，明镜亦非台。本来无一物，何处惹尘埃”，给黑暗前行之人点亮明灯。佛教彻悟生死，内省身心，明见心性。万全在《养生四要》中提出“佛氏明心见性，正养此心，使之常清常静，常为性情之主”。佛教擅长治心，疗众生心病，有“以佛治心”一说，心无外物地参悟，《华严经》“一花一世界，一叶一如来”，有助于人的参悟，使人放下执念，保持身心健康。

佛教养生倡导“精神养生”，认为精神是不灭的，可以解脱世俗烦恼，建立积极的人生思想，同时提倡自利和利他，不能为了个人生命的养生去伤害他人，否则会遭受恶的报应。佛教强调“因果报应”，正如三世因果，“欲知过去因者，见其现在果，欲知未来果者，见其现在因”。过去因造就今生的福报和业障，现在的行为会变成来生的果。告诫人们要怀有一颗慈善之心，积极行善，助人为乐，不断修行。佛医学伦理思想认为应“以疾苦为师”，“病从业起”，莫要造恶业，远离疾病，只有行善积功累德才会获得幸福生活。佛教认为养生不单是生命的长短，还应该是完整意义的养生，即“五福临门”。“五福”第一福是“长寿”，福寿绵长；第二福是“富贵”，富足尊贵；第三福是“康宁”，健康安宁；第四福是“好德”，仁善宽厚；第五福是“善终”，无病安详离开人世。佛教养生认为要获得五福除断绝妄执之心外，还要有慈悲心，宽大为怀，慈善为本。

2. 卫生饮食

佛教在传播过程中，将一些卫生习惯传入中国，对卫生保健起到了积极的作用。佛教规定僧侣修禅前要沐浴、揩齿、搽油、整洁服饰，佛殿环境要求清洁，需要清扫干净，禁止吐痰，即是“佛门净地”。孙思邈《千金翼方》便载有“口嚼杨枝，去口中秽气讫”的方法，而佛教把揩齿去口气定为修禅前的必要过程，食后要漱口，还指出嚼杨枝有口不苦、口不臭、除中风、除热、除痰饮，并可清热利咽等优点。关于口腔保健的认识便来源于佛门，这有助于人们卫生习惯的养成，也利于健康养生。佛教养生还涉及饮食健康，提倡饮食要节制、定时、清淡。《婆沙论》说：“食所宜，食应量。生者令熟，熟者弃之，于宜匪宜能审观察。”饮食要适度节制。梁武帝萧衍大力提倡戒肉食素，颁布了《断酒肉文》，认为“若食肉者，障菩提心，无菩萨法，无四无量心，无大慈大悲，以是因缘，佛子不续”。素食是中国佛教风俗的一大特征，素食也称吃斋，这样的饮食调养有利于养生健身。素食与佛教慈悲不杀生佛性有关。梁武帝信佛，在位期间大兴佛教，著有《涅萃》《大品》《净名》《三慧》等佛学著作，成为中国封建王朝第一位“和尚皇帝”。

清朝康熙和乾隆皇帝是比较虔诚的佛教信徒，有吃素的习惯。康熙主张合理饮食，饮食摄取适当，认为饮食于健康是十分关键的，并认为老年人饮食宜淡薄，多吃蔬菜和水果。可见，康熙到老身体康健，与其主张的清淡饮食也有着密切的关系。康熙认为："养生之道，尤以饮食为要义，朕自御极以来，凡所供馔肴皆寻常品味。"另外，康熙用膳后，常讲开心的事或者欣赏自己喜爱的古玩字画，以保持心情愉悦，并认为此举有助于消化。康熙言："朕用膳后必说好事，或寓目于所爱珍玩器皿，如是则包含易消，于身大有益也。"乾隆在继承满洲传统习俗，经常食用五谷杂粮外，还设有专门烹制素膳的厨匠。据《膳单》记载，每年正月初一乾隆的早膳是素馅饺子。四月初八浴佛节，宫内素食一天。相传乾隆到扬州天宁寺时，住持请吃素菜，乾隆很高兴地对住持讲道："蔬食殊可口，胜鹿脯、熊掌万万矣。"据记载，扬州古寺有一和尚，名文思，擅长做豆腐素菜，味道鲜美，受到乾隆称赞，后将"文思豆腐"列入清宫菜单中。

3."禅定""止观"

佛教"禅定"是佛教养生的重要方法，可通过修禅来修身养性，净化心念，达到清净心境、调节身心的目的。禅定最早是由（Dhyana）翻译而来，音译是禅那，有静虑之义，使心定下来观察思维。禅定是一种调新的修行方法，"定"为修行人摄受散乱之心使其专注一境，念一法门生三昧，即"思维修"，禅定生功德，即"功德丛林"。佛教教人修习禅定，往往通过禅修、坐禅来使精神高度集中，是艰苦的渐修和瞬间的顿悟。坐禅使思虑集中，澄清妄念，身心安宁，启迪智慧。唐代高僧永嘉所作《证道歌》云："行亦禅，坐亦禅，语默动静体安然。"僧人坐禅善于"调适身、心、息三事"。《千金翼方·养性》中的"正禅方"有助于坐禅入定，其云："三日外身轻目明无眠睡，十日觉远智通初地禅；服二十日到二禅定；百日得三禅定；累一年得四禅定，万相皆见，坏欲界、观境界如视掌中，得见佛性。"禅定也为养生的一种方法，清静调神，意念归于静止，这与《黄帝内经》养生思想相一致："真气从之，精神内守，病安从来？"通过修习禅定，能够克服外界六尘诱惑和七情六欲困扰，祛除心病，怡情养性，延年益寿。

禅定包含"止"和"观"。"止"即停止，停心止念；"观"即观达，观察妄惑，达到觉悟。止观也有定慧之义。《大乘义章》言："止者，外国名奢摩他，此翻名止。守心住缘，离诸散动故为止；止心不乱，故复名定。观者，外国名毗婆舍那，此翻名观。于法推求简择名观：观达称慧。"修习止观可以治疗四大不调[①]和五脏的疾病。止是无妄想杂念，息灭念无，注意力高度集中于一处。观是对世间万物的理性洞察，对于一切事物的无常、苦、无我、空的了解，有"假观""空观""中观""天台宗三观"和"密宗观"。修行以超越世间困惑，解除内心烦恼，止观以至定慧里，通达般若，悟成菩提。

---

① 佛教认为，人体是地、水、火、风四大元素的集合。在《圆觉经》中，释迦佛指出，"地大，以坚硬为性，如人身中之发毛、爪齿、皮肉、筋骨等均属之。水大，以润湿为性，如人身中之唾涕、脓血、津液、痰泪、大小便等均属之。火大，以燥热为性，如人身中之暖气属之。风大，以动转为性，如人身中之出入息及身动转属之"。《阿弥陀经略解圆中钞》中讲，"地大不调，举身沉重；水大不调，举身胖肿；火大不调，举身蒸热；风大不调，举身倔强"。生病，佛门称之为"四大不调"。

4. 建筑艺术

佛教对古代社会的上层文化形态有着潜移默化的影响，包括哲学、建筑、音乐方面。佛教重视佛教音乐，东汉时期佛教音乐随佛教传入中国，以音乐形式广结佛缘，宣传佛教。隋唐佛教音乐得到发展，隋朝宫廷设有"七部乐"和"九部乐"，一些乐工、舞工身穿佛教袈裟，舞乐充满佛教色彩。唐懿宗时，"（佛）降诞日，于宫中结彩为寺"，宫廷伶人李可及"尝教数百人作四方菩萨蛮队""作菩萨蛮舞，如佛降生"。唐玄宗通晓音律，热爱曲度，《新唐书·礼乐志》载："玄宗既知音律，又酷爱法曲，选坐部伎子弟三百教于梨园。声有误者，帝必觉而正之，号皇帝梨园弟子。"唐代乐府曲有《释迦牟尼佛曲》《弥勒佛曲》等。《妙法莲华经》云："若使人作乐，擊鼓吹角贝，箫笛琴箜篌，琵琶铙铜钹，如是众妙音，尽持以供养，或以欢喜心，歌呗颂佛德，乃至一小音，皆已成佛道。"宫廷大兴佛教音乐，致使民间佛教音乐也广为流传。佛教音乐清澈优美，安详肃穆，光明祥瑞，净化人们的心灵，使佛法"诸恶莫作，众善奉行，自净其意"的思想深入人心，起到社会道德教化的作用。

魏晋南北朝时，"南朝四百八十寺，多少楼台烟雨中"，佛教寺院之风盛行。隋唐为佛教发展鼎盛时期，帝王也崇信佛教，宫廷随风尊崇佛教，大兴佛寺、佛殿，佛曲也广为盛行。宋金元时期诸多佛教典籍得到翻译，佛教创立了新宗派，有天台宗、法相宗、华严宗、禅宗、三论宗、净土宗、律宗、密宗等。清代宫廷内大兴佛堂，养心殿作为紫禁城的核心区域，集理政、读书、起居、礼佛诸多功能。养心殿内有西暖阁内佛堂、东暖阁仙楼供龛、东配殿佛堂（东佛堂）、西配殿佛堂（西佛堂），足见对佛教之重视。康熙三十六年，设立“中正殿念经处”主要用来负责皇宫中一切佛教事务。中正殿主要供无量寿佛，可诵《无量寿经》，为皇太后、皇上祝福延寿。慈宁宫后殿有独立大佛堂，因孝庄太后笃信佛教，故为其所营建，殿内陈设有大佛龛、藏传金铜佛像等，极具历史价值，见证着佛教文化在故宫这座雄伟建筑中的历史。

二、梵音绕宫，参禅悟佛

佛教在宫廷内也大为盛行。佛经中讲吃斋，午后不食，梁武帝作为虔诚的佛教徒，严守每日一餐。《梁书》中记载：武帝“日止一食，膳无鲜腴，惟豆羹粝食而已”。佛经教世人不杀生，他甚至因此拒绝穿丝绸，只因为取蚕丝时候要烫杀蚕蛹里的蚕蛾。他还以大护法、大教主自居。清朝帝王尊佛礼佛，重视佛学经典，广修庙宇。顺治帝喜好参禅，是清帝中真正信仰佛教之人，他曾说：“我本西方一衲子，为何生在帝王家？”康熙为顺治第三子，与佛学渊源颇深，“玄烨”其名即从《佛说无量寿经》中而来，“玄黄朱紫，光色赫然，炜烨焕烂，明曜日月”，描述佛国众宝莲花多彩多姿，寓意美好。康熙受祖母孝庄太后的影响也信奉佛教。雍正皇帝青年时期常读佛家典籍，参悟佛教，著《集云百问》论佛旨，自号“破尘居士”“圆明居士”，其诗《书斋述心》云：“风花雪月天真佛，几簟琴书迦叶身。不是懒于拈妙句，只缘无处觅诗心。”清王朝对于佛教的推崇是至高无上的，有“太后老佛爷”“乾隆老佛爷”等称谓，也是唯一要求大臣佩戴佛珠的朝代。

第三节　道家

春秋战国时期，道家思想是以老庄学说为中心的哲学文化。道家思想以“道”为核心，尊崇“道法自然”，顺应自然；无为而治，清静无为；少私寡欲，形神兼养以祛病延年，从而达到生命保全的目的。道教依托道家而创立，根植于我国传统文化之中，发源于中国，是本土宗教。道教创于东汉中期，由祖天师张道陵创立于鹤鸣山，信奉老子，尊称老子为“太上老君”，以《道德真经》为圣典，认为“道”作为宇宙万物运行的规律，是超越时空的神秘存在。道家养生思想是传统养生术的源泉，“道”和“术”紧密连接，“道术”即为修炼养生之术。“摄生”一词就出身《道德经》谓:“盖闻善摄生者，陆行不遇兕虎，入军不被甲兵。”“养生”一词首见于道家经典《庄子》的《内篇·养生主》:“吾闻庖丁之言，得养生焉。”是文惠君听庖丁关于解牛的故事所感。道家创立以“道”为核心的哲学体系，促进了中医养生学的形成和发展。中医奠基之作《黄帝内经》的诸多思想也受到了道家思想的影响，吸收了道家道法自然、无为而治的思想，其中《素问·上古天真论》和《素问·四气调神大论》两篇较多地吸收了道家思想的精华。

一、道法自然，内修外养

道家认为“道”是宇宙万物的本源，“大道至简”，道为万物本原和自然运动的法则。《道德经》云：“道生一，一生二，二生三，三生万物。”道家的核心思想是无为、不争、顺其自然。道家崇尚“清静无为，顺其自然”，体现出的养生思想是顺应大自然的法则，不做违背规律的事，达到“返璞归真”的状态。“守静”为道家养生思想之一，《老子》言：“致虚极，守静笃。万物并作，吾以观复。”神静则自然形正。“节欲”为道家养生的基本手段，老子认为养生应该节欲，“五色令人目盲；五音令人耳聋；五味令人口爽；驰骋畋猎令人心发狂，难得之货令人行妨。是以圣人为腹不为目，故去彼取此。”庄子认为养生莫善于养精寡欲。清代石成金《传家宝·联瑾》曰：“寡言节欲，延寿之最妙法。”

道家养生对中医养生影响深远，后世医家多有推崇，养生理论多托于道家之说。老子最先提出由道而气，以道观水，又以水喻道，而庄子将气进一步提升到道的高度，庄子以道论宇宙生成，认为“气”是道的实质。道为精气，精气为道，道家学说完成了由道而气的发展。自此，由道而气，建造中医学理论体系所需的构建材料、认知方法以及由道家自然哲学所提供的理论根据均已完备，于是中医理论体系在道家“道－气－精气”学说的影响之下，在系统总结先秦医疗经验的基础上，逐步构建了起来。藏象学说的演进经历了五脏、九脏、十一脏乃至十二脏的阶段，最终形成了五脏六腑和三阴三阳十二经脉及奇恒之腑的理论，其中道家思想以及隶属道家的方士贡献良多，且医经多取材于道经。东晋著名养生家葛洪号抱朴子，著有《抱朴子内篇》，集秦汉炼养之大成，是一部重要的养生著作，注重修心养性之“内修”和锻炼形体之“外养”两个部分。南北朝时期的陶弘景，自号华阳陶隐居，在医学养生上颇有造诣，集前人养生思想之大成，著有《养性延命录》《导引养生图》，辑录“上自农黄以来下及魏晋之际”的养生理论及方法。唐代医药学家孙思邈，后世奉尊为孙真人，与道教有着千丝万缕的联系，被宋徽宗敕封为“妙应真人”。孙思邈曾说：“不读庄老，不能任真体运。”《千金翼方·养性》中说：“人性非合道者，焉能无闷，闷则何以遣之？还须蓄数百卷书。《易》《老》《庄子》等，闷来阅之，殊胜闷坐。”孙思邈在食疗、养生、养老、导引、按摩等方面，提及诸多养生保健的方法。孙氏由于后天的养生调摄得法，享年百余岁，他在养生方面青睐于道家，于《备急千金要方》中提出：“百行周备，虽绝药饵，足以遐年。德行不充，纵服玉液金丹未能延寿。”

1. 无为而治

老子认为，道乃“天地之始”“万物之母”。道是宇宙万物的本源，《尔雅·释宫》曰：“一达谓之道路。”道路之义，为前行指明方向，后引申为法则、规律。《道德经·道经》云：“人法地，地法天，天法道，道法自然。”人要遵循大地的规律，大地效法于天，天以道作为运行的依据，而道法于自然。人要尊重自然，顺应自然界的发展变化，遵循客观规律。“道法自然”也是人对自然万物的态度，如《老子》言：“上善若水，水善利万物而不争。”

人应与自然和谐相处的理念，与道家“天人合一”的思想观念相一致。中医养生学汲取道家“道法自然”的思想，如《黄帝内经·素问》中说：“人以天地之气生，四时之法成。”《上古天真论》记载“法于阴阳，和于术数”“法则天地”，《黄帝内经》把顺应自然作为养生的重要法则，因此养生也要顺应天地变化，适应春夏秋冬四季的变化，遵循自然规律。

道家“无为而治”的思想依据是“道法自然”，老子言：“法自然者，在方而法方，在圆而法圆，于自然无所违也。”提倡人们做事要遵从自然规律，把握事物发展的方向，“无为无不为”，无为不是不作为，而是不妄为。《道德经》曰：“圣人……以辅万物之自然而不敢为。”“不敢为”是“不敢妄为”，要顺应自然规律，不要拔苗助长地胡作非为。“无为”的修身思想倡导应清心寡欲，克制自己的欲望，自省慎独。学会“无为”处事，“清净无为”，减少内心的私念，经得住诱惑，才能达到“久视长生”。《无道篇》中云：“静则无为……无为则俞俞，俞俞则忧患不能处，年寿长矣。”中医养生汲取“无为而治”的哲学思想，提出了“不妄作劳”方可“尽终天年”的养生思想。

2. 形神共养

道家注重精神养生，道家思想多有体现。老子认为“万物负阴而抱阳，冲气以为和也”。《黄帝内经》指出阴阳的调和平衡是“阴平阳秘”的健康状态，是形体健康的必要条件。道家养生观也注意到生理和心理，即形体和心神的养护，提倡修心养性。道家认为灾祸是由贪欲所引起的，“咎莫憯于欲得，祸莫大于不知足。

故知足之足，常足矣”。具有知足常乐的心态，则“知足不辱，知止不殆”。若欲望过多，则百病由生，《素问》指出：“以酒为浆，以妄为常，醉以入房，以欲竭其精，以耗散其真，不知持满，不时御神，务快其心，逆于生乐，起居无节，故半百而衰也。”要做到清心寡欲，从而“致虚极，守静笃”。老子主张“见素抱朴，少私寡欲”，修养性情，清澈心灵，防止因欲而不得所导致的焦虑心理。现代医学认为，“少私寡欲”“恬淡自乐”的养生观可以使大脑皮质相对稳定，体内的酶和乙酰胆碱等活性物质分泌正常，能使脑中的激素释放增多、强化神经活动，延缓衰老进程。

动以练形，适当运动，能促进气血流通，增强体质，保养精气神。《养性延命录》曰：“养性之道，莫久行、久坐、久卧、久视、久听……此所谓能中和。能中和者，必久寿也。”晋代葛洪在《神仙导引论》曰：“人之五脏六腑，百骸九窍，皆一气之所通，气流则形和，气戾则形病，导引之法，所以行血气，利关节，辟除外邪，使不能入也，传曰：户枢不蠹，流水不腐，人之形体，其亦由是，故修真之士，以导引为先。”中医学吸收道家养生方法，隋唐之后导引之术相继问世，有八段锦、太极拳等，通过运动导引使气、血、脉流通，此形体锻炼之术，可外练形体，内养精神。

3. 导引全形

导引，为导引行气，又称“道引”，是一种古代养生之术。《庄子·刻意》曰：“吹呴呼吸，吐故纳新，熊经鸟申，为寿而已矣，此道引之士，养形之人，彭祖寿考者之所好也。”导引是通过呼吸吐纳和肢体运动，加之意念引导而形成的一种养生保健之术。

《抱朴子·对俗》云:“知上药之延年,故服其药以求仙;知龟鹤之遐寿,故效其道引以增年。”华佗依据“象其形,取其意”总结“五禽戏”,有虎、鹿、熊、猿、鸟五戏,寓意既要锻炼外在形体,又要内修精神,达到“内外兼修”的目的。秦汉时期,道家导引大为发展,曹操也重视导引之术,曾同养生家皇甫隆讨论导引养生之法。魏文帝曹丕在《典论》中说:“庐江左慈知补导之术”。中医学吸收道家养生之方法,用以疗疾,《素问·异法方宜论》说“中央者,其地平以湿,……其民食杂而不劳,故其病多痿厥寒热,其治宜导引按跻”古代帝王追求长生,多练习八段锦、太极拳、易筋经等导引术。“长寿帝”乾隆的养生之道,与其常练“十常导引术”相关。

4. 饮食服饵

道家饮食养生的方法有很多,据道教文献记载,有服食、服石、服丹、服饵及辟谷等,即通过服用食物、药物调理养生。自古就有“医药食同源”“药食同源”之说,道医强调“食治”,将“食疗”与“药疗”相结合,《道藏》讲,“百病横夭,多由饮食”“饮食不节则人元之寿减矣”。道家养生服饵方法来源于《道德经》曰:“高者抑之,下者举之,有余者损之,不足者补之。”服饵药物是重要的养生保健方法,道教服饵主要包括植物和矿物两大类,并将其分为上药延命、中药养性、下药除病三类。《道德经》曰:“道之出口,淡乎其无味。”道家在饮食上主张清淡,认为淡味是天然美味,具有延年益寿的作用。

道家“辟谷”术是一种修炼养生之术,尚兼疗疾功效。《太上洞玄灵宝五符序》卷中引葛仙公云："诸修长生之道，当先去三虫，下伏尸，乃可将服食，休粮绝谷耳。"道家辟谷术教义中传有人体内有三尸虫。三尸虫在体内靠谷气维持以生存，断其五谷则三尸虫则无法存活，故人欲延年益寿，须"辟谷"以长生。孙思邈在《千金翼方·辟谷》卷中记载了练松脂方，为除"三尸"的辟谷之方。道家修炼术中，在《庄子》中记载了辟谷之时常服用的药物，如白术、山药、茯苓、黄精之品。《太平经合校》曰："比欲不食，先以导命之方居前，因以留气。服气药之后，三日小饥，七日微饥，十日之外，为小成无惑矣，已死去就生也。"辟谷不是不食，而是逐步减少进食，以至于长时间不会饥饿。葛洪记载："余数见断谷人三年二年者多，皆身轻色好，堪风寒暑湿，大都无肥耳。"长期辟谷之人，身体会有相应的变化。

二、丹饵导引，经典教民

道家养生注重丹术，以追求长生不老，宫廷诸多帝王为求长生便纷纷效仿。道家注重内丹炼养和外炼丹术。内丹炼养是道教极具特色的养生方法，把人体当作"炉鼎"，以精气为"药物"，运用"神"去修炼，成为"内丹"。魏晋时期《黄庭经》，被道教奉为"学仙之玉律，修道之金科"。晋唐时期，外丹术盛行，但很多人服食外用丹药致死。据清赵翼著的《二十四史札记》统计，唐太宗、宪宗、穆宗、敬宗、武宗、宜宗等都是服食丹药后中毒而死，由此外丹术开始衰落。梁武帝萧衍遵守道家提倡的节欲，在房事上克制三十余年，最终享年 85 岁。唐高宗皇后武则天是唐王朝所有帝后中寿命最长的。高宗在位时，她时常陪伴陪高宗外出游玩玩水，访道士，以求长生。高宗驾崩后，她更加“幸嵩山”“谒升仙太子庙”“祀太庙”“幸温汤”“幸三阳宫避暑”。宋代皇帝尤为注重道家养生之术，追求长生之法，宋太宗采用道家服饵养生之术，用饵药养生，诗曰：“餐霞成鹤骨，饵药驻童颜；静想神仙事，忙中道路闲。”宋徽宗喜爱道学，在民间大力推广道家经典，运用《黄帝内经》和道家养生之理论，“探天人之赜，原性命之理，明荣卫之清浊，究七八之盛衰，辨逆顺，鉴盈虚”，著成《圣济经》10卷。宋孝宗也主张运用道家的养生方法，常与道士皇甫坦、谢守灏、徐冲渊交往，借鉴道士的养生之术以求长生。

第十一章　琴棋书画

琴棋书画又称文房四艺，是中国传统文化艺术的瑰宝。琴的深邃、棋的奥妙、书的神韵、画的意境，似宇宙般浩渺无垠、博大精深，是文人墨客雅兴之活动。古人认为，抚琴、弈棋、写字、作画，能赏心悦目，陶冶情操，有益于健康和长寿。元代邹铉的《寿亲养老新书》中载有“述齐斋十乐”，而“学法帖字”“听琴玩鹤”“寓意弈棋”被列为其中的三乐。《老老恒言》中也认为琴棋书画值得提倡，特别是老年人可从琴棋书画中得到益处和乐趣。书中说“笔墨挥洒，最是乐事”“棋可遣闲”“琴可养性”，又说“幽窗邃室，观弈听琴，亦足以消永昼”。的确，在清静明亮的屋内，或临摹、展玩字画，或抚琴、听琴，或观棋、弈棋，品味出其中的佳妙之处，达到心领神会的境界时，就能体会到其中无与伦比的乐趣。可见，琴棋书画是能够养性助乐、调济精神的娱乐方式。

第一节　琴

古琴是中华民族传统的拨弦乐器，有着三千年的历史，被誉为“圣人治世之音”，是祖国传统文化的瑰丽宝藏。最早古琴的制作流传都假以上古时期圣人，《琴操》载：“昔伏羲氏作琴，所以御邪僻，防心淫，以修身理性，反其天真也。”《新论·琴道》曰：“昔神农氏继宓羲而王天下……以通神明之德，合天地之和焉。”《礼记·乐记》载：“昔者舜作五弦之琴，以歌南风，夔始制乐，以赏诸侯。”古琴不同于其他乐器，其音域宽广，深沉悠远、古雅动人，素来被文人雅士所推崇，借琴以抒发情怀，寄托理想，陶冶性情，修养身心，是养生之益友，修身之雅器。古琴远远超出了音乐的意义，凝聚了诸多圣人、先哲的思想，逐渐成为名人雅士的象征。宁王朱权在《神奇秘谱·序》中说：“琴之为物，圣人制之以正心术。”孔子曾说：“兴于诗，立于礼，成于乐。”因此琴文化也在宫廷文化中占有一席之地。在发展过程中，古琴艺术与养生也密切结合，息息相关，琴能正音抒情，养性调心境。

三尺雅物，丝桐合而为琴。最早的琴材为梧桐良木，富含自然天地之灵性。琴制法天象地，由圣人“上观法于天，下取法于地”而来，蔡邕《琴操》云：“琴长三尺六寸六分，象三百六十日也；广六寸，象六合也……大弦者，君也，宽和而遇；小弦者，臣也，清廉而不乱。”古琴清、和、淡、雅。弹古琴前注重焚香、沐浴、宽衣，以追求静然洒脱之意。焚香以求心“静”，沐浴祛除身体尘垢和秽气，通过身体之净达到心灵之静，宽衣则消除衣服束缚，以追求洒脱之心。春秋时期伯牙和子期“高山流水觅知音”之千古美谈，魏晋时期“竹林七贤”之一嵇康赞古琴为“众器之中，琴德最优”，唐代“诗豪”刘禹锡在《陋室铭》中勾勒出“可以调素琴，阅金经，无丝竹之乱耳，无案牍之劳形”之境界，李白《月夜听卢子顺弹琴》也有“闲坐夜明月，幽人弹素琴。忽闻悲风调，宛若寒松吟”的诗句。文人士大夫阶层的喜好影响着民间风气，古琴在民间诗歌集《诗经》中亦载录多篇，如《诗经·周南·关雎》“窈窕淑女，琴瑟友之”，《诗经·郑风·女曰鸡鸣》“琴瑟在御，莫不静好”等。

一、指动神静

古琴在发展过程中融合了中国哲学的思想，凝聚着中华民族文化精神的核心，兼并儒道思想，形成了修身养德、天人合一的特色养生文化。古琴也是传统文化养生的重要部分，对调养性情、陶冶情操、修炼品格、自我升华至关重要。“乐者，道也。”《说文解字》中说药为治病草，从艸，樂音，上面是草，底下是音乐的乐，和谐来源于五音的和合，是音乐的根本，如药物配伍的原则。春秋时期秦国名医医和是最早将音乐与医学思想相联系的音乐治疗专家，认为“烦手淫声，慆堙心耳，乃忘平和，君子弗听也。君子之近琴瑟……淫生六疾”。倾听与演奏音乐要有所节制，才益于身心，有助于保持健康。古琴从起源、制作、律制、声学、演奏等方面皆蕴含着阴阳、五行、八卦等天人合一的思想，“大音希声、大象无形”。琴有角、徵、宫、商、羽五音，以应木、火、土、金、水五行。现存最早的医学著作《黄帝内经》，把五音引入医学领域，《素问·金匮真言论》将五音与人体五脏（肝、心、脾、肺、肾）和五志（怒、喜、思、忧、恐）相联系。

《琴赋》序言曰：“余少好音声，长而玩之。以为物有盛衰，而此无变，滋味有厌，而此不倦，可以导养神气，宣和情志。处穷独而不闷者，莫近于音声也。”琴音能抒发情怀，调畅情志。琴能利用五行生克制化理论治疗情志病，古人把五音与五脏相配，脾应宫，其声漫而缓；肺应商，其声促以清；肝应角，其声呼以长；心应徵，其声雄以明；肾应羽，其声沉以细，此为五脏正音。著名音乐家及养生家嵇康的《养生论》记载，西汉窦公幼年不幸双目失明，郁郁寡欢而忧闷成疾，自学弹琴后，以琴舒畅胸怀，调畅情志。正如《史记》所言：“闻宫音，使人温舒而广大；闻商音，使人方正而好义；闻角音，使人恻隐而爱人；闻徵音，使人乐善而好施；闻羽音，使人整齐而好礼。”音声润化身心，对人的思想和行为也有一定的影响。

弹琴使人摒除杂念，精神内敛，心平意定，同时活动手指，身心双修。《史记·乐书》曰：“故音乐者，所以动荡血脉，通流精神而和正心也。”唐代著名诗人白居易晚年得风疾，古琴常伴左右，在《好听琴》中载：“本性好丝桐，尘机闻即空。一声来耳里，万事离心中。清畅堪销疾，恬和好养蒙。尤宜听三乐，安慰白头翁。”弹琴主要用力在手指末端，右手弹弦，主要用大拇指、食指、中指及无名指，禁用小指。中冲穴位于中指末端，属于心包经，主治心痛、胸闷、热病等，常刺激有助于脑部血液循环，帮助增强记忆力，使大脑神清气爽，抗衰老。少商穴位于拇指末端桡侧，属于肺经，主治咽喉肿痛、鼻衄、高热等肺系实热病证以及昏迷癫狂等。中医理论讲此处是经络交接之处，弹琴过程中不断摩擦可促进血液流通，调畅血脉。宋代大文豪欧阳修通过弹琴使手指痉挛得治，这在《琴枕说》有记载：“昨因患两手中指拘挛，医者言唯数运动，以导其气之滞者，谓唯弹琴为可。”抚琴动静结合，心定手动，可颐养身心，调节情绪。

二、抒情合天

琴能正心。汉代《白虎通·礼乐》云：“琴者，禁也，所以禁止淫邪，正人心也。”通过正“音”以正“心”，弹琴有助于正心。《五知斋琴谱》言：“自古帝明王，所以正心、修身、齐家、治国、平天下者，咸赖琴之正音是资焉。”抚琴以正心，禁止邪欲横生，养中和之性，君子习琴感知自然运行，顺天地之正，遵守天地间的法则，故琴为圣人与君子所追求之物。明代宁王朱权《神奇秘谱·序》云：“琴之为物，圣人制之，以正心术，导政事，和六气，调玉烛，实天地之灵气，太古之神物，乃中国圣人治世之音，君子养修之物。”君子操琴于己以正心修养，于听琴之人引导其向善，且只有具备一定德行的人弹奏的琴音才可以正音。《国语·周语下》曰：“道之以中德，咏之以中音，德音不愆，以合神人，神是以宁，民是以听。”和谐适中的音乐和德行的统一使人心安意定。不同音色有着不同的教化作用，或温润如水，或浑厚如雷霆，使倾听者心境随琴音而变化。古琴适合君子修养品德，琴音低缓悠长，缥缈入无，感发心志，升华意境，有助于养成高尚的品德。

琴能养性。幽幽琴声，奏响高山流水，明月清风，流传千载，直抵心间。拨动琴弦，音韵四起，萦绕心灵。“音乐达天地之和而与人之气相接”，“凡音之起，由人心生也；人心之动，物使之然也；感于物而动，故形于声”，音乐乃人对天地之感悟，能调节人心，修养性情。清代曹庭栋《养生随笔》明确说“琴能养性”。琴者，初能摄心，后能静心，暗合天心，生利他心，恒为道心。古琴音声能使人心静，调养性情，而性情和健康密切相关，《素问·天元纪大论》云：“人有五脏化五气，以生喜怒悲忧恐。”情志不畅会导致疾病的产生，《素问·举痛论》认为：“余知百病生于气也，怒则气上，喜则气缓，悲则气消，恐则气下，寒则气收，炅则气泄，惊则气乱，劳则气耗，思则气结。”《吕氏春秋·适音》中载：“故乐之务在于和心，和心在于行适。”琴声中正平和，琴韵优美和谐，娓娓道来，可舒缓情绪，调息净心，足以和人情志，感化心念，颐养性情。

三、帝心得养

古琴之音中正、古朴、平和，是宫廷祭祀、封诰以及宴会酬唱等重要场合的最佳乐器。琴不仅受文人士大夫阶层所推崇，古代帝王也认其为“雅事”。“上之所好，下必从之”，帝王的喜好，是整个国家价值观的风向标。据记载，上古之琴，本为五弦，而至周时，周文王和周武王复加二弦，以“合君臣之德”及伐纣鼓舞士气，同时教化百姓，“文王兴周，鸣琴而治”。周文王曾创作多首著名琴曲，有《古风操》《思舜操》《拘幽操》及《文王操》。魏晋时期，琴是宫廷达官贵人或文人雅士宴会酬唱助兴之乐器。虽然唐代宫廷“十部乐”中受到外来乐器的冲击，但古琴古朴浑厚的声音仍然是国之大典所用的重要乐器。

宋代皇帝音乐知识丰富，对古琴也十分喜爱。宋太宗曾亲制九弦琴、五弦阮，并逐个命名琴弦，分别是君、臣、文、武、礼、乐、正、民、心、水、火、金、木、土。他还“亲制乐曲”，其所作九弦琴“盖以宫弦加廿丝，号为大武；宫弦减廿丝，号为小武；其大弦下宫徽之一徽定其声，小弦上宫徽之一徽定其声”。宋徽宗珍爱天下之琴，设有万琴堂，曾在《听琴图》上用瘦金书题“听琴图”三字。其子宋高宗音乐天赋颇高，“自康邸已属意丝桐”，曾与僧人探讨音乐。他还欣赏琴师黄振之琴音，“命待诏御前，日给黄金一两”。明成祖朱棣召见民间的琴师入宫为宗室子弟教学，让其学习琴音。据《历代琴人传》记载，使琴在明朝宫廷中颇有地位，明宣宗、明英宗、明宪宗、明孝宗等都极善于弹琴。

《说苑·修文》言：“乐之可密者，琴最宜焉，君子以其可修德，故近之。”琴为历代帝王所推崇，清朝雍正的《雍邸集》，收录了八首与琴相关的诗作。“秋宵嗷嗷云间鹤，古调泠泠松下琴。皓月清风为契友，高山流水是知音”，这首御制诗抒发了雍正对琴的情怀，描绘了琴伴随其左右的真实生活写照。雍正一生勤于政事，常鼓琴以休闲放松，曾在雍正六年作《夏日勤政观新月作》：

勉思解愠鼓虞琴，殿壁书悬大宝箴。

独揽万机凭溽暑，难抛一寸是光阴。

丝纶日注临轩语，禾黍常期击壤吟。

恰好碧天吐新月，半轮为启戒盈心。

乾隆皇帝也极爱古琴，他不仅精心收藏古琴、研制新的古琴，还撰写了多首有关古琴的御制诗：乾隆六年的《听唐侃弹琴》、乾隆八年的《听唐侃弹琴》二首、乾隆十年的《听唐侃弹琴》、乾隆十二年的《善琴者唐侃村居西山下是日过其庐因题》和《香山听唐侃弹琴》、乾隆十四年的《香山听唐侃弹琴》等。康熙皇帝甚至曾在古钢琴上弹奏中国古琴曲《普奄咒》。

四、弦调应季

“春生、夏长、秋收、冬藏”，在不同时节可以选择倾听适当的古琴音韵，以调畅情志，修身养性，延年益寿。音乐辅助疗疾，五音顺应季节，对脏腑疾病也有一定的调节作用。

春季，肝木升发，为“木”之气，春回大地、万物复苏、生机盎然。角音为春音，属木音，入肝胆经，角调乐曲悠扬，生机勃勃，能调节气机，疏肝解郁，愉悦心情。古琴春日养生应顺应肝木升发、畅达之性，可以选择弹奏或倾听《春晓吟》《春风》《列子御风》《庄周梦蝶》《良宵引》等乐曲。

夏季，万物蕃秀，为“火”之气，天地气交，万物华实。徵音为夏音，属火音，入心与小肠，徵调旋律欢快热烈，活泼愉悦，能使气机上炎，促进血脉流通，安神定志。夏日养生要顺应火之特性的同时，“阴中求阳”以“阴阳平衡”，代表曲目有《山居吟》《洞庭秋思》《渔歌》《关雎》《渭滨吟》《高山》《流水》《碧涧流泉》等。

秋季，秋高气爽，为“金”之气，天气以急，地气以明。商音为秋音，属金音，入肺与大肠，商调风格铿锵有力，高亢悲壮，能促进全身气机内收，调节肺气的宣发和肃降。秋日养生补养五脏应以补肺为主，顺应天时以养“收”之道，代表曲目有《归去来辞》《风雷引》《潇湘水云》《阳关三叠》《鹤鸣九皋》《亚圣操》《静观吟》《秋江夜泊》《慨古今》等。

冬季，万物闭藏，为“水”之气，天寒地冻、水冰地坼、万物敛藏。羽音为冬音，属水音，入肾与膀胱，羽调清幽柔和，可滋补肾阴，益智健脑。冬日以养“藏”为主，顺冬气之应，代表曲目有:《秋风词》《忆故人》《湘江怨》《长门怨》《挟仙游》《长相思》《乌夜啼》《稚朝飞》《佩兰》《鹤舞洞天》《胡笳十八拍》等。

第二节 棋

“尧造围棋，丹朱善之”，围棋文化源远流长，是中华民族古老传统文化中一颗璀璨的明珠，“古今之戏，流传最久远者，莫如围棋”。围棋作为一门技术与艺术相结合的古典艺术，体现着周易思想、阴阳哲学等中国传统文化思想，也融合着中国古代的军事思想。从《左传》《论语》《孟子》书中可知，围棋在中国春秋、战国时期已经流行；魏晋时期发展迅速，上至帝王，下至黎民百姓无不好弈；唐宋明清时期广为兴盛，繁荣至今。围棋启迪智慧、锻炼意志、陶冶性情、修身养生，影响华夏民族道德及行为准则及审美思维方式，是中华民族智慧和思辨意识的体现。

围棋，古代又称为“弈”，“围”有围而相杀之意，“棋”是手执之棋子，行棋的特点就是围而相杀，故而围棋是一种竞技艺术。《说文解字》曰：“弈者，围棋也。”古代常以博弈并称，是当时社会上层人士闲暇时间的娱乐活动。魏晋时期，围棋也称为“坐隐”“手谈”“忘忧”“烂柯”等。围棋寄托着士人的哲学及人文精神，是“魏晋风流”的象征，魏晋名士追求高风逸蕴的精神境界，与围棋之幽玄高远相合。

班固以《周易》对围棋之理进行解读，借象数思想进行分析，后人在其基础上不断完善“围棋之道”的哲学思想。棋局上棋子从无到有，从一而始，与道家“太极本无极，自无而有，生化肇基，化生于一”的思想相一致。阴阳思想也影响着围棋，李尤在《围棋铭》中说：“局为宪矩，棋法阴阳。”《棋经十三篇》云：“枯棋三百六十，白黑相半，以法阴阳。”负阴而抱阳，阴阳为万物之母，阴阳对立制约，互根互用，消长平衡，相互转化，如在棋局中对弈的黑白棋子，其大与小、强与弱、重与轻、急与缓、厚与薄、松与紧、进攻与防守等，皆是围棋中阴阳的体现。

一、棋境谋达

“善弈棋者长寿也”，古人将弈棋作为养生之术。围棋之道与道家哲学思想相关，渗透着“无为无不为”的养生思想，充满着道家的辩证法，虚实相生，动静相宜，奇正相合，强弱相形。围棋的境界乃是“冲和恬淡”，“平淡”为上，其“流水不争先”的思想，与道家淡泊无为、以静制动的哲学思想相吻合。但在下棋过程中还是以“斗”力为主，此时精神高度集中，大脑高速运转，心无旁骛地专心于棋盘作战。古人把棋品分为九品：入神、坐照、具体、通幽、用智、小巧、斗力、若愚、守拙。在棋道上往往以拙藏巧，以退为进，以弃为取，出其不意，攻其不备，从而战胜对手。

围棋影响力很广，上到王侯将相，下至黎民百姓，皆可感受围棋带来的乐趣，日常生活中的用语如“星罗棋布”“举棋不定”“当局者迷，旁观者清”等，也都出自围棋。中医有“用药如用兵”之言，棋道也有兵法之道一说，《围棋赋》云：“世有围棋之戏，或言是兵法之类也。”中医有“急则治其标，缓则治其本”的治疗原则，棋理则说“急所重于大场”。阴阳学说、中庸之道、整体观念、辨证论治在中医和围棋上皆有体现。

围棋的养生在于对弈的过程，对弈时全身心投入棋局的谋划，大脑高速运转心静平和，专心致志。弈者专注，摒除杂念，吐纳均匀，最终练得超越胜负的豁达心态从而达到养生的效果。建安七子之一王粲《围棋赋序》中说：“清灵体道，稽谟玄神，围棋是也。”围棋有十诀：一不得贪胜，二入界宜缓，三攻彼顾我，四弃子争先，五舍小就大，六逢危须弃，七慎勿轻速，八动须相应，九彼强自保，十势孤取和。棋道和养生之道有相通之处，不能一味求胜，要克制欲望，做事要有分寸，适可而止，懂得以静制动，必要时丢掉细枝末节以保全大局。因此，弈棋可扩展思维和增加智慧。

二、悠然取舍

棋能修心。围棋与音乐、书法、绘画常常相提并论，能陶冶情操，愉悦身心，增长智慧。北宋著名诗人陆游曾作《山行过僧庵不入》曰：“茶炉烟起知高兴，棋子声疏识苦心。”围棋强调心静，不能心浮气躁，不要被外物及对手所干扰，不要在意一局一子的得失，要有权衡之术，树立整体观念及全局观念，观大局而不放小隙，审时度势统揽全局，才能以静制动，以实攻虚，以柔克刚。下棋能使心诚意正烦恼除，沉浸棋局中，神定气到，宁静致远，悠然自得。清代张潮曾云：“春雨宜读书，夏雨宜弈棋，秋雨宜检藏，冬雨宜饮酒。”怡然自得之画面跃然纸上。如白居易也有诗云：“山僧对棋坐，局上竹阴清，映竹无人见，时闻下子声。”

棋可养性。下棋能调整情绪，舒畅情志，对弈者可以将自己的思想和感悟与行棋思路相融合，将个人思想抱负通过下棋落子展现出来，抒发情怀，达到机体内外环境的平静祥和，利于身心健康。围棋两军对垒，或围攻，或围杀，手指和大脑同时运动，动静结合，身心同步，修养性情，去除烦恼。《晚香亭弈谱序》

说:“余谓弈之为道，首在明分数，其要则在善养静气。圣人观变于阴阳，而参伍错综，以成默运。转移密化之机，自在游行之妙，广矣，大矣。精矣，微矣……予观其静对之余，矜心既平，躁心悉化，拟之而后应，审之而后成，可谓慎之又慎者矣。”围棋对人生也具有指导意义，“城有所不攻，地有所不争”，生活亦如棋道，要知足常乐，懂得取舍，莫贪得无厌。

三、弈彰帝治

东汉班固《弈旨》中认为围棋“上有天地之象，次有帝王之治，中有五霸之权，下有战国之事”，将围棋的棋局与天地之象、帝王治理国家之术、春秋五霸的权谋计策相比拟。西汉时期，据记载汉太祖高皇帝刘邦常常下围棋，戚夫人常陪伴左右，《西京杂记》记载:“戚夫人侍高帝，于八月四日出雕房北户竹下围棋。”汉宣帝刘询也十分喜爱下围棋，常因围棋授予臣子官职。除了皇帝之外，汉室贵族中也有爱好围棋之人。汉王室广川王刘去精通诸经，史书载其“好文辞、方技、博弈、倡优”。淮南王刘安也是围棋的爱好者，在其著名的《淮南子》中就经常以棋理说事。如“行一棋不足以见智，弹一弦不足以见悲”。三国时期的政治家、军事家曹操，计谋多端，多才多艺。据《三国志·太祖纪》记载，曹操擅长下围棋，他与当时魏国的著名棋手山子道、王九真、郭凯皆对弈过，棋术与之旗鼓相当。《三国志》中还提及，孔桂善于下棋，因此被推荐给曹操，曹操很是喜爱，后常伴曹操左右。

晋武帝司马炎建立晋朝，在位期间开创了太康盛世。武帝曾诏王武子弈棋局，晋武帝在局中执白先行，充分利用先着优势，牢牢控制局面，整局棋下得大气磅礴，颇有帝王气魄。梁武帝萧衍，史载其“六艺备闲，棋登逸品”，棋艺有国手水平，对围棋的钟爱程度在历代帝王中堪称第一。据《隋书》记载，梁武帝撰《围棋赋》一卷、《围棋品》一卷、《棋法》一卷。梁武帝身边有诸多精于围棋之人，其常诏人来下棋，从夜至旦。梁武帝还曾赐任孝恭围棋和棋谱，任孝恭在收到后，特意做《谢示围棋启》以谢皇恩。

唐朝在皇帝的重视下，围棋得到空前发展，唐太宗和唐玄宗对围棋都十分爱好。唐太宗下棋到了“通宵连日，情忘厌倦”的程度，其在《咏棋》诗中写道：“玩此孙吴意，怡神静俗氛。”唐太宗认为弈棋具有怡神静心的养生作用，因下棋能营造出一种安静自然的高雅环境氛围。唐玄宗还设立了棋官——棋待诏，官阶九品，与画待诏、书待诏同属于翰林院，统称为翰林。唐玄宗李隆基是唐朝在位时间最长的皇帝，开创了唐朝的开元盛世，享年 78 岁。据说，曾经杨玉环怀抱一只贡品猧子（哈巴狗），立于玄宗旁观棋，棋局进行到中盘临近收官，玄唐宗因棋局面不好而眉头紧锁，杨玉环看出玄宗败局已定，就故意放开怀中的猧子，结果棋局被猧子所扑乱，此乃杨贵妃替玄宗皇帝解棋局之围而刻意为之。

宋太宗赵光义为宋朝第二位皇帝，从小聪颖而不群，嗜好养生，文韬武略，围棋造诣颇高，不仅会下棋，还创“棋势”。著名的棋势有“对面千里势”“独飞天鹅势”和“海底取明珠”。他有一位棋待诏叫贾玄，经常陪他下棋，他每次和皇上对局，总是煞费苦心，既不赢棋，也不多输，每次都输一个子，太宗赵光义渐渐也知道贾玄是故意输给自己的，他内心很想逼出一个真实水平的贾玄，于是对贾玄说如果赢不了自己，就会处罚他。结果贾玄连续弈出两局和棋，棋力不俗的太宗皇帝对此结果哭笑不得，只得重开第三局。第三局开始前太宗皇帝故意恶狠狠地说：这局棋如果你要是赢了，重赏，如果你输了，就把你丢到污泥之中。第三局似乎结果仍是和棋，太宗说，你没有赢我，应该受罚，于是命人把贾玄给扔到荷花池里，贾玄大呼："皇上且慢"，他站在泥水之中，举着一只手高喊："我手里还有一颗子没算呢。"手掌摊开，果然还有一颗棋子，皇帝大笑，命人捞起贾玄。

第三节　书

书法也是中华民族的璀璨文化之一，同时也是养生保健的重要方式。书法发展史可追溯到殷商时期，从甲骨文、金文演变到西周的大篆、秦朝的小篆、隶书，至东汉、魏、晋的草书、楷书、行书诸体，文字承载着文化的演变和发展。中国文字象形与意会并重，具有整体形态美。虽然中国字的基本形态是方形，但通过伸缩点画，扭动轴线，可使之形成不同的形态，组成优雅的书法作品。书法是汉字艺术的体现，是一门综合的艺术，集文学、历史、美学、意志、胸怀于一体，既能承载历史，又有丰富的形态特征。颜真卿："欲书先预想字形布置，令其平稳，或意外生体，令有异势，是之谓巧。"言为心声，书为心画，书迹应乎心迹，练字可修身，书品即人品。书法艺术可以陶冶情操，修心立品，完善人格，延年益寿。

古之善书者多寿，如唐代三大书法家颜真卿 75 岁、欧阳询 84 岁、柳公权 87 岁，明代文徵明 88 岁，清代傅山 77 岁，现代苏局仙 109 岁、齐白石 93岁，均得益于书法，书法与养生健康长寿关系密切。习字以静，静能养神，神定气顺，血脉流畅，则身体强健。中医认为"阴平阳秘，精神乃治"，书法中也讲究阴阳和谐，表现在书法作品中就是笔墨的浓淡轻重，字的大小、疏密，布局虚实。练习书法时阴阳五行、天人合一的思想也能调节习字者的性情，有助于调节身体的阴阳平衡。蔡邕《九势》曰："夫书肇于自然，自然既立，阴阳生焉，阴阳既生，形势出矣。"

一、形神共养

书法既是一门艺术，也是养生保健的重要方法。中医认为情志可致病，"人有五脏化五气，以生喜怒悲忧恐"，人有七情六欲，世事纷繁复杂，难免情志不畅，七情过极可伤及五脏六腑。书法养生可调节情志，舒畅心情，通过"移精变气"的方式来稳定情绪。"移精"是指转移精神变化，"变气"指改变气血运行的状态。练习书法的过程使人静气宁神，心平气和，转移情绪，抒发郁闷的心情，心理得到调节，不良情绪得到转移，有益于健康，是治疗身心疾病的有效方式。"洗笔调墨四体松，预想字形神思凝。神气贯注全息动，赏心悦目乐无穷。”练习书法可以修养性情，培养高尚的道德情操。

书法形神共养。写字时，头正，肩松，身直，臂开，足安；执笔时，指实，掌虚，腕平；书写过程中悬腕，悬肘，不断前落后顾，左撇右捺，上折下弯的运动，有助于调节手臂肌肉和神经，锻炼形体，使身体得到舒缓的运动，气血得以运行，全身舒畅。书法运动锻炼了形体，其“摇筋骨，动肢节”的运动形式，使形体得到充分养护。形为神之载体，外练形体，内练精神，形神统一，正所谓“身直则脉直，脉直则心直”。练习书法时还要全神贯注，心无杂念，聚精会神。《题卫夫人笔阵图后》提到：“夫欲书者，先乾研墨，凝神静思，预想字形大小、偃仰、平直、振动，令筋脉相连，意在笔前，然后作字。”书家练字时注重字的“神”气，李世民《指意》谓：“夫字以神为精魄，神若不和，则字无态度也。”练习书法要用心用神用气。欣赏高雅的书法作品，使人心情愉悦，精神气爽。所以，在书法创作过程中可以形神共养，做到形神统一，动静结合，刚柔相济。

书法是一种缓和的养生活动，可以调息、疏通经络以养生保健。书法是动静结合的艺术活动，被誉为“纸上的太极，墨上的气功”。虞世南《笔髓论·契妙》云：“欲书之时，当收视反听，绝虑凝神，心正气和，则契于妙。”练习书法时要调息定气，气沉丹田，沉浸于书法美妙之中，心随笔走。朱和羹在《临池心解》中也提到气的重要性：“作书贵一气贯注。凡作一字，上下有承接，左右有呼应，打叠一片，方为尽善尽美。即此推之……神不外散。”练习书法时一气呵成，气息尤为重要，气息须绵延不断，深长柔和。拇指与肺经相连，中指与心包经相连，无名指与三焦经相连，小指与心经、小肠经相连，通过练习书法可以刺激手指，疏通经络，调和气血，平衡阴阳，调节脏腑功能。

二、赏习皆愉

书法可调畅情志。黄匡《瓯北医话》记载：“学书用于养心愈疾，君子乐也。”何乔《心术篇》说：“书者，抒也，散也，抒胸中之气，散心中之郁也。故书家每得以无疾而寿。”练习书法时凝神静气，心平气和，故书法可用于养心疗疾，是一种身心放松的方式，也可以借书法抒发胸中之气结，畅胸怀以舒心。书者练习书法通过笔墨线条的浓淡、粗细、结构的变化来抒发自己的心情。人情绪的不同，所写出的字体气势也有所差异。明代祝枝山对之有具体论述：“情之喜怒哀乐各有分数，喜则气和而字舒，怒则气粗而字险，哀则气郁而字敛，乐者气平而字丽。情有轻重，则字之敛舒险丽，亦有浅深，变化无穷。”人高兴时其字形多豪迈爽朗，生气时其字形多潦草亢奋，愁苦时其字形多沉闷无神，书法也反映着书者的心情，表达其内心的情感。

欣赏优秀书法作品也有助于情绪的稳定，使人精神愉悦，血脉通畅。《寿世保元》载：“诗书悦心。”《素问·上古天真论》云：“以恬愉为务。”长期沉浸于书法艺术的熏陶，使人愉悦，书法艺术可以慰藉心灵，颐养性情，有益于养生长寿。欣赏高雅的书法作品，可使欣赏者精神和感官得到享受，缓解焦虑情绪。陆游曰：

“一笑玩笔砚，病体为之轻。”书法可愉悦身心，调动人体的精气神，专注于书法可使人神气清净，气血平和。周星莲《临池管见》说：“作书能养气，亦能助气，静坐作楷书数十字或数百字，便觉矜躁俱平。”书法能养气助气、平心静气，使人心神宁静，万全《养生四要》中云：“心常清静则神安，神安则精神皆安，以此养生则寿。”总之，创作、练习、欣赏书法皆对心身有益处，空闲时应多练习书法以修身养性，调养性情。

三、寿出笔端

书法艺术为养生的重要方式之一，有“墨花翻飞，寿出笔端”之说，诸多皇帝在书法上也多有建树。萧衍（464—549年），世称梁武帝，是南朝梁王朝的创建者，也是重要的书法家之一。萧衍的《观钟繇书法十二意》《草书状》《答陶隐居论书》《古今书人优劣评》四部书法理论著作，与大书法家陶弘景的对话录《与梁武帝论书启》，都是中国书法史上赫赫有名的作品。同一时期的晋武帝、元帝、宋明帝、齐高帝、齐武帝等皇帝也都擅长书法，其中以梁武帝书法成就最高。隋文帝统一分裂近百年的中国，被尊为“圣人可汗”，他不但是一位优秀的政治家，而且精通书法。隋文帝的书法用笔灵动，格调高古，有超凡脱俗的气质，“无须故作惊人笔，写得性灵品字高”。中国书法史上，唐太宗李世民首创行书刻碑而著称于世，其作品《温泉铭》乃是以行书入碑的代表作。唐玄宗李隆基是中国书法史上著名的帝王之一，其工于书法，尤善八分、章草。《旧唐书·本纪》称李隆基“多艺尤知音律，善八分书”。唐窦臮（jì）《述书赋》云：“开元应乾，神武聪明，风骨巨丽，碑版峥嵘，思如泉而吐凤，笔为海而吞鲸。”《古今法书苑》云：“唐明皇工八分章草，丰茂英特。”其传世书迹很多，以《鹡鸰颂》《纪泰山铭》《石台孝经》等最为有名。

武则天精于书法，造诣颇高，对飞白书和行草书多有研究。“飞白”是笔画中具有丝丝露白特点的书法，具有极高的欣赏性，但书写难度极大。武则天以飞白书把大臣姓名写出来赐给他们，有大臣就上表说：“蒙恩作飞白书，题臣等名字垂赐，跪呈宝贶（kuàng），仰戴琼文，如批七曜之图，似发五神之检。冠六文而首出，掩八体而孤骞……钟繇竭力而难比，伯英绝筋而不逮。则知乃神乃圣，包众智而同归；多才多艺，总群芳而兼善。”宋徽宗赵佶创立瘦金体，他的字锋芒毕露，“横画收笔带钩，竖画收笔带点，撇如匕首，捺如切刀，竖钩细长而内敛，连笔飞动而干脆”，颇具帝王风范，具有独特的审美价值。宋高宗更是“酷嗜翰墨”，“初作黄（庭坚）字”，“后作米（芾）字”，“最后作孙（过庭）字”，“善真、行、草书，天纵其能，无不造妙”。明太祖朱元璋行笔自然流畅，仪态生动，独具特色。虽笔画稍欠法度，但雅拙中不失挺拔。康有为《广艺舟双辑·行草第二十五》评：“明太祖书雄强无敌。”康熙皇帝极爱书法，以专学董其昌的沈荃为师，并推崇董其昌书法风格，他曾作书法颁赐大臣和外国使节。雍正皇帝擅长汉文书法，常练习行书和草书，其满文书法也十分娴熟精湛。乾隆本人欣赏赵孟頫（fǔ）的书法，游览名胜时，每到一处，皆作诗纪胜，御书刻石。

四、调神顺时

书法养生也受到“天人合一”思想的影响,《素问·宝命全形论》云:“人以天地之气生,四时之法成。”练习书法时也要注重和天地自然相应,以养生调摄心性,做到天人相应。中医认为,春季与肝脏相对应,春和肝都属木,春季肝气升发,春季要注重保持乐观的心态,不要发怒生气,顺应肝的升发和疏泄的生理特性,故在练习书法时要多写舒畅、豪迈的作品,如灵活多变的行书。夏季与心脏相对应,都属于五行中的“火”,夏季要注重心神的调养,顺应季节特点,多于室外活动,宣发阳气,适合写草书。夏季酷暑炎热易耗气,为避免心气耗散过多,可以用毛笔按揉内关穴。秋季与肺脏相对应,属于五行中“金”,秋季天干物燥,肺阴易亏,胃肠易燥,秋天“以敛神气,使秋气平,无外其志,使肺气清”,《尚书·洪范》曰:“金曰从革。”金有肃杀、收敛、潜降等特性。故秋季书法养生应选择小篆。冬季与肾脏相应,属于五行中“水”,天地寒冷,水冰地坼。冬季书法养生可以选择隶书临摹字帖,不宜选择行书、草书等字体。隶书结构字体扁平工整,软中有硬,以柔克刚,刚柔相济,五行上也属于水。

第四节　画

中国画具有悠久的历史，是我国传统文化的重要组成部分，其融合了古代哲学思想及中国民族文化，古老而璀璨。宋代郭若虚《图画见闻志·叙国朝求访》中，就将画冠以国名称呼，如中国画、高丽国画和高昌国画等。中国画简称“国画”，现已成为画种的一个专有名词，在世界美术史上旗帜鲜明，是中华民族的传世之宝。中国画在古代也称为“丹青”，追求意境高雅，讲求以形写神，崇尚“妙在似与不似之间”的感觉，寄托着文人丰富的情感。清代画家恽南田曾经说过：“有笔有墨谓之画，有韵有趣谓之笔墨。”中国画使用的工具和材料与民间绘画和文人画有别，以毛笔、砚墨、宣纸和丝绢等作画，作画题材主要有人物画、山水画、花鸟画等，所谓“画分三科”，技法可分工笔和写意（画）。

中国绘画历史源远流长，伏羲氏画八卦、黄帝画制服、舜妹螺氏绘影像为最早。国画最早可追溯到东晋顾恺之所绘《洛神赋图》《女史箴图》等，现存最早的山水画是隋朝展子虔所作《游春图》。唐宋时期国力强盛，经济繁荣，绘画艺术大为发展，有周昉绘的绢本《簪花仕女图》，“画圣”吴道子绘的绢本《地狱变相图》。元代画风较之前变化明显，注重写实，山水画和花鸟画流行，出现了“元代四大家”。明清时期经济文化发展，绘画作品数量大为增加，笔墨文化在书画中占有重要地位，用笔讲究粗细、疾徐、顿挫、转折、方圆的变化，用墨讲求皴、擦、点、染交互为用，干、湿、浓、淡、枯、润、黑、白合理调配，呈现出一种唯美的意境，寄托了文人的品格追求和格局。

中国画具有养生作用，其集教化与审美于一体，有“画乃文之余”之赞誉，或为“画乃无声之诗”的美称。唐代画家张彦远论曰：“图画者，所以鉴戒贤愚，怡悦情性。若非穷玄妙于意表，安能合神变乎天机？”中国画在创作和欣赏过程中能愉悦身心，怡养性情，保持心灵的宁静安然，如芝兰之香萦绕在心头，怡然自得。画家作画时身心放松，畅然自得，可养气助气。中国画追求淡远平和之美，使人心平气和，收敛性情，“虚静”身心，故中国画具有颐养性情的作用。

一、璀璨国画

国画与中医、京剧并称为“中国三大国粹”。中国画除具有教化和审美功能外，还蕴含着独特的养生功能。中国历史上有以画疗疾的典故，如南北朝鄱阳王妃看《鄱阳王调情图》来消除丧夫引起的忧郁症，明代唐寅的《侍女图》治愈了痴情书生的单相思病，清代王时敏观赏石谷《秋山红树图》后咳嗽霍然消失。赏画可以治病，还可怡情易性，修身养息。南朝宗炳在《画山水序》中“畅神”“卧游”，他因年迈不能在真山水中徜徉，故通过赏画的方式将自己置身于山水之间，愉悦身心，寄托情怀，抒发感情，从而达到养生的目的。

古代文房用品中的药物也具有养生的作用，古人所用的笔墨纸砚会放入一些中药，作画所用的纸或选取以嫩竹为原材料的竹纸，或在纸中加入花椒；古代的墨本是一味中药，在墨中或加入麝香或者冰片，此两味药物气味芳香极易走窜，可有提神醒脑之功效；书画完毕之后盖章常用的印泥，常以天然朱砂为主，朱砂又有镇静安神和杀菌的作用。古代的香料是文人墨客书房常备之物，原料有苏合香、檀香、沉水香、木香等，其气味辛香，善于走窜，芳香开窍，辟秽除浊，作画之时每每“焚香左右”。国画颜料中的中药成分通过气味挥发经由鼻窍和皮肤吸收，类似于药枕法、佩戴香囊等中医外用疗法。

色彩是绘画中的重要部分，中国传统的色彩分为五种基本元素，即青、赤、黄、白、黑五色，万物万色皆由五色生。《黄帝内经》提出五色理论，并和脏腑相联系。《素问·金匮真言论》中云:“东方青色，入通于肝，藏精于肝；南方赤色，入通于心，藏精于心；中央黄色，入通于脾，藏精于脾；西方白色，入通于肺，藏精于肺；北方黑色，入通于肾，藏精于肾。”《黄帝内经》以五行为中介，将五脏和五色相连，通过观察五色可以判断疾病所在的脏腑和轻重缓急。观赏不同的色彩也可以治疗疾病，色彩通过冲击视觉促进疾病恢复和保持身心健康。欣赏不同色彩的中国画对心情也有一定的影响，黄色和赤色比较明亮，可营造欢快、高兴、热烈的氛围，具有健脾养心的作用；青色和黑色等属冷色调系列的颜色，给人以舒缓、平和、安静的感觉，具有补肾疏肝的作用。白色清透洁白，高雅洁净，对肺有补益作用。

二、丹青畅情

中国画异彩纷呈，在创作过程中融入了主观思想情感，构造出绝妙的意境。古人缘物寄情，构成了中国画的灵魂，“诗为心声，画乃心迹”“夫画者，从于心也”，中国画的创作过程也是修养心性的过程，体现在方方面面。“思无邪僻是一药，行宽心和是一药，心平气和是一药，心静意定是一药”，画家作画时淡泊存于心，笔端则“无为而无不为”，因此作画可以养性。张彦远《历代名画记》中记述：“自古善画者，莫匪衣冠贵胄高逸之士，振妙一时，传芳千祀，非閭阎鄙贱之所能为也。”磨墨也是一个心性修炼的过程，“非人磨墨墨磨人”，磨墨时要姿势端正，不能过轻过重，也不能过急过缓。国画创作时要“凝神静气”，集形、神、意于一体，行云流水般作画，整个过程注重养心，不浮不躁，在作画中修养性情，使心灵超脱飘逸。作画可养气助气，作画时需完全放松，可使气血通畅。

三、宫廷点染

《世本 · 作篇》：“史皇作图。”宋衷注：“史皇，黄帝臣也；图，谓画物象也”，同时还流传“ 髁手作画” 的佳语，由此可见，这种艺术形式最早于三皇五帝时期便已出现在宫廷中。中国古代历史上雅好丹青的帝王较多，绘画可抒发情怀，畅达心境，利于心身健康。史书曾记载隋炀帝赏画愈病的故事：公元 605 年，隋炀帝杨广即位后，贪恋酒色，荒淫无度，遂致喉干舌燥，多饮多食，胸闷不适，体质日衰。延请百医而无效。隋炀帝烦闷暴躁，病情日益严重。有人推荐医术精且擅长绘画的莫君锡大夫为隋炀帝诊疗疾病。莫君锡给隋炀帝诊脉后，对隋炀帝说："大王的病无须服药，明日，我给您送两件东西来，您只要日夜玩赏，保证一周内痊愈。"第二天，莫大夫将精心绘制的两幅画呈于隋炀帝，一曰"梅熟时节满园香"，一曰"京都无处不染雪"，这两幅画一下子就把隋炀帝吸引住了，他把画挂在墙上，按莫大夫所嘱欣赏两幅画。一颗颗鲜嫩多汁的黄梅挂满枝头，一阵风吹来，枝摇梅动，隋炀帝仿佛闻到梅园飘来的馨香，嘴里不觉一阵酸甜，一个劲地咽口水，口干顿时减了一半。另一幅染雪图，浩浩宇宙，空无一物，隋炀帝视之不觉寒意瑟瑟，胸中陡感舒畅，如此反复品味七日，隋炀帝诸症消失，竟得以康复。

宋徽宗赵佶，是宋朝第八位黄帝，自幼年起，就在绘画和书法上表现出极高天赋，因其非凡的才华而名留青史。他在位期间，大力推动艺术的发展，并且开宗立派。其绘画艺术造诣颇深，人物画、山水画、花鸟画皆精通，尤以花鸟画成就最高，"艺极于神"。赵佶曾说："朕万机余暇，别无他好，惟好画耳。"其代表作有《杏花鹦鹉》《芙蓉锦鸡》《雪江归棹图》《宣和双鹊图》《宣和双蟹图》《腊梅双禽图》《梅花绣眼图》《枇杷山鸟图》等。

明宣宗朱瞻基也十分喜爱绘画，山水、花果、人物、草虫，无所不能，随意点染，精妙绝伦，与宋徽宗相比并不逊色。明《列朝诗集小传》就说："帝游戏翰墨，点染写生，遂与宣和（指宋徽宗）争胜。"明宣宗的绘画艺术在明代帝王中属于最高级别，他还绘制了一把巨型折扇，是目前流传最早的扇面，也是折扇中体形最大的工艺美术作品，因其形体之大、年代之早，堪称“天下第一扇”。明宣宗还效仿宋徽宗创办“宣和画院”，吸收名家入宫，在武英殿、仁智殿等任供奉待诏，形成“宣德画院”。明初画家被视为画工，地位并不高。明宣宗很器重画师，给画师的待遇参照武官“锦衣卫”的官职，予以官职，发放俸禄，使画师衣食无忧，在无后顾之忧的情况下，成就了一批艺术成就很高的画家，如宫廷画师戴进、吴伟等。

乾隆皇帝学习绘画的起点很高，年幼时就有叔叔允禧、允禄及西洋画家郎世宁等与其探讨画理、切磋画艺，绘画水平自然精进极快。他注重“古意”，选择在写实功力上可以适当放松要求的“文人画”。乾隆皇帝作画并不以画交友，也不希求留名于画史，而是以自娱自乐、陶冶性情为目的。

四、竹兰菊梅

作画讲究“天时地利人和”，如郭熙《林泉高致》说：“凡落笔之日，必明窗净几，焚香左右，精笔妙墨，盥手涤砚，如见大宾，必神闲意定，然后为之，岂非所谓不敢以轻心挑之者乎！”作画也要与四时相应，“候阴阳之气以调适，秋为上时，春为中时，夏为下时”。春天画竹，竹子五行属木，在情志为怒，传统画界称“怒气画竹”。通过画竹可抒发心情，直抒胸中怒气，保养肝气。春天经常画竹，则情志舒畅，邪气不易侵肝，脏腑和顺，身心健康。竹有坚忍不拔的品格，“未出土时先有节，至凌云处尚虚心”。夏日画兰，兰五行属火，情志为喜，有“喜气画兰”一说。兰以“幽”著称，幽香高洁，象征着淡泊名利。楚国诗人屈原“秋兰兮青青，绿叶兮紫茎，满堂兮美人”，画兰可令人心旷神怡，心平气和。秋时画菊，菊五行属金，深秋霜降，百卉凋零，唯有菊花盛开，傲然凌霜，甘于寂寞，有着不屈不挠的精神。世人追求陶渊明“采菊东篱下，悠然见南山”的淡雅恬然意境。冬天画梅，梅花凌寒盛开，坚贞不屈，傲而不俗，寓意着快乐、幸福、长寿、和平。陆游《卜算子·咏梅》云：“无意苦争春，一任群芳妒。零落成泥碾作尘，只有香如故。”王安石《梅》云：“墙角数枝梅，凌寒独自开。遥知不是雪，为有暗香来。”梅花冬日迎风盛开，具有坚强无畏的品质。

第十二章　戏曲

中华民族有着悠久的历史和灿烂的文化，中国戏曲也是中华民族的瑰宝之一，在千年的发展过程中，吸收民族文化之精华，反映民间生活，海纳百川，承载着中国哲学与美学，传承着优秀的中国伦理思想文化。地方戏与昆曲、京剧一道统称为“中国戏曲”。中国戏曲是综合性的艺术，是古代劳动人民智慧的结晶。戏曲的发展融合着封建纲常伦理，潜移默化地影响人们的行为，一定程度上起着教化民众、维护皇权统治的作用。同时，中国传统戏曲能颐养身心性情，陶冶情操，提升涵养，培养品格，滋养心田，丰富精神生活。

中国戏曲起源于祈获丰收和狩猎的原始歌舞，最早有春秋战国时期宫廷宴乐、杂技百戏，秦汉乐府诗歌作品如《孔雀东南飞》《陌上桑》等，都推动着中国戏曲的发展。唐代开始建立“教坊”，为宫廷中掌管俗乐的乐舞机构，直到清代废止。教坊对我国古代宫廷戏剧乃至民间戏剧的发展起到了重要作用。唐玄宗时喜爱戏剧，创有《霓裳羽衣曲》。据《新唐书·礼乐志》记载：“玄宗既知音律，又酷爱法曲。选坐部伎子弟三百，教于梨园。声有误者，帝必觉而正之，号‘皇帝梨园弟子’。宫女数百，亦为梨园弟子，居宜春北院。梨园法部，更置小部音声三十余人。”梨园本为长安一地名，由于唐玄宗选择在此处教练宫廷歌舞艺人，故后来“梨园”与戏曲紧密联系在一起。在唐玄宗的支持下，“梨园”发展迅速，后世奉唐玄宗为戏曲祖师。

唐代歌舞戏与参军戏奠定了中国戏曲的雏形，著名的有《霓裳羽衣曲》《绿腰》；宋代出现了娱乐场所“瓦舍”和“勾栏”；元代的元杂剧是中国戏曲发展史上的第一个黄金期，这个时期的作品有吴昌龄的《西天取经》、关汉卿的《窦娥冤》等；明清时期是中国戏曲的第二个繁荣期，代表作有汤显祖的《牡丹亭》。清代地方戏转型发展，京剧孕育形成。中国戏曲包罗万象，具有鲜明的民族特色，为劳动人民所欢迎，是古代宫廷帝王所提倡的一种艺术表演形式。戏曲始于离、终于和，将众多艺术形式以一种标准聚合在一起，演绎故事遵循美的原则，运用“取其意而弃其形”的方式，以虚拟的手段制造弹性的时空，借助于演员生动的表演与观众的理解和想象，来完成对故事的描画。

第一节 以戏代药

戏曲是一门高雅的艺术，纵横古今，博雅通实，韵律无穷。听戏、唱戏可以愉悦身心，排除杂念，转移注意力，抒发情感，利于身心健康，具有养生的作用。从五声上讲，戏曲中有“曲”，含有角、徵、宫、商、羽五音。在中医上与五行、五脏和五志相应，故听戏唱戏可以调畅情志，使五脏调和。西汉文史学家司马迁在《史记乐书》中云：“音乐者，所以动荡血脉，通流精神而和正心也。故宫动脾而和正圣，商动肺而和正义，角动肝而和正仁，徵动心而和正礼，羽动肾而和正智。”

明清时期，涉及医学的小说戏曲有“以文养身、以戏代药”一说。戏曲贴近生活，源于生活。听戏养生，聆听戏曲，可将烦恼置身事外，观赏脸谱、服饰、场景等画面，欣赏不同唱腔板式和曲调，是画面与声音的双重体验，令人如痴如醉，进入佳境，使人清心悦耳，身心放松，能陶冶情操。不同种类的戏曲可缓解情绪，进一步辅助改善脏腑状况。京剧婉转滑润，绵密悠长，能抑制怒火，聆听京剧对肝脏有益。评剧如泣如诉，朴实无华，能缓解过于喜悦、兴奋的情绪，倾听评剧对心脏有好处。河北梆子激扬高昂，酣畅淋漓，使人积极向上，可改善悲苦忧思的心境，益于健脾。越剧灵动悦耳，令人赏心悦目，可解忧愁，聆听越剧对肺有益。豫剧铿锵有力，热情奔放，使人激扬澎湃，无所畏惧，听豫剧对肾脏有好处。

唱戏也具有养生的作用。首先，唱戏要背戏词，可以锻炼大脑，增强记忆力，延缓衰老。唱戏讲究换气和用力，可增加肺活量，锻炼膈肌，同时使面部肌肉得到放松，使面色红润。唱戏要求吐字清晰，声情并茂，能使身心升华，修身养性。祖国医学认为气是维持人体活动的根本，气行则血行，无气则无力。唱戏时气沉丹田，吸为纳阴，呼为吐阳，可增强真气运行，调整阴阳，如此则气充沛而血行旺，气血通而百病除。

第二节　百戏梨园

戏曲的发展与宫廷有着密切的联系。秦汉时期乐舞、百戏就登上了宫廷这一大雅之堂，在20世纪90年代发掘的秦始皇陵“百戏俑坑”中，考古人员推测是再现秦代宫廷百戏娱乐活动的场景。三国两晋南北朝时期，宫廷中举行节令、宴会等活动时，百戏集演必不可少。东汉张衡《西京赋》有一段描写汉武帝在长安平乐观赏看角抵戏“广场奏技、百艺竞陈”的情况，其云：“东海黄公，赤刀粤祝，冀厌白虎，卒不能救；挟邪作蛊，于是不售。”

唐朝百戏兴盛，节目繁多，在宫廷和民间上演。在朝贺大赦、接见使臣、节庆假日等重要时日，皇帝会在皇家禁苑、宫廷看楼、掖庭等处设宴，邀请百官共赴盛况，观看百戏。《明皇杂录》中记载：“开元、天宝两朝，天下平和，盛行百戏。是逢酺宴，共演斗鸡、走索、旱船、戏马、丸剑、山车百戏。”皇家御苑兴庆宫建于唐开元时期，花萼楼、勤政楼、丹凤楼时常上演百戏，深得帝王喜爱。《开天传信记》记载：“上御勤政楼大酺，纵士庶观看百戏竞作，人物填咽。虽然金吾卫士白棒雨下，不能制止。”还有高宗一朝的麟德殿、飞龙院、观风殿等宫中殿庭也曾上演百戏。

皇家禁苑是专门为服务皇家而修建的园林，唐玄宗时期“梨园”可谓是最为知名的皇家禁苑，这里开设音乐教习场所，培养众多“梨园弟子”，为皇家演奏舞曲音乐。“梨园”还上演带有体育性质的百戏活动，如“马球”“舞马”等。唐代还盛行歌舞戏，代表性节目有《踏摇娘》《大面》《苏幕遮》等。唐朝社会开放包容，商品经济发展，俗文学得到发展，滋生出了享乐主义，出现“俳”“倡”等一类以杂耍、逗乐、调笑为业的优人，他们在舞台上利用语言、表情和技能逗人取乐，又被称为“乐人”。“俳”“倡”的拿手好戏是俳优杂戏，主要包括参军戏、弄孔子、弄假妇人等表演形式。参军戏是以滑稽调笑为主的滑稽戏，深受人民喜爱，以科白表演为主要形式，一般具有两个基本的角色——“苍鹘”“参军”，相互配合进行表演，同时辅以动作、表情。李商隐的《娇儿诗》中有“忽复学参军，按声换苍鹘”的描写，说明当时参军戏盛行。

明朝时期有太常寺、教坊司和钟鼓司三家掌管宫廷礼乐的机构，各自承担宫廷祭祀、朝贺宴飨、皇帝出朝的职责，分工明确。教坊司设立于洪武初年，隶属礼部。《明史·乐志》载：“教坊司，掌宴会大乐。设大使、副使、和声郎，左右韶乐，左右司乐，皆以乐工为之。后改和声郎为奉銮。”钟鼓司设立于明洪武二十八年（1395 年），晚于教坊司，其有“掌印太监一员，佥书、司房、学艺官无定员，掌管出朝钟鼓，及内乐、传奇、过锦、打稻诸杂戏”。到了明万历年间，又增设“四斋”和“玉熙宫”两个演剧机构。明代开国皇帝朱元璋十分喜爱高则诚的《琵琶记》，明成祖朱棣也嗜好元杂剧。

第三节　国粹京剧

京剧位列中国戏曲三鼎甲“榜首”，被誉为中国国粹，是中国五大戏曲剧种之一。京剧融合了唱、念、做、打的表演艺术，腔调以西皮、二黄为主，用胡琴和锣鼓等伴奏。京剧源于徽调和汉调，乾隆五十五年（公元 1790 年），徽班三庆班进京献艺为乾隆八十寿辰贺寿，带去了二黄腔，之后四喜、启秀、和春、春台等戏班相继进京，赢得了京城观众的欢迎。道光年间（1828 年前后），湖北汉调艺人王洪贵带去西皮腔与徽班艺人同台献艺。后西皮腔和二黄腔在京城融合交流发展，于公元 1840 年前后，形成一种独具北方特色的皮黄腔京剧。清朝统治者对戏曲十分感兴趣，故京剧形成后在清朝宫廷内广为流行。

清朝统治者仿明制度设立教坊，每当“宫内宴礼，用领乐官妻四人，领教坊女乐二十四人”。乾隆时期，扩充宫廷演戏机构称南花园，演戏规模不断扩大。乾隆十六年（1751 年）十月二十五日，乃弘历母亲崇庆皇太后六十大寿，乾隆召集文臣武将为其举行了隆重的庆祝活动，从西华门到西直门，十余里路，张灯结彩，歌舞杂技，目不暇接。乾隆六次南巡到扬州、杭州等地，两淮一带盐商准备了花部和雅部各种戏班为皇帝演戏，排场盛大。乾隆南巡还带了优秀的艺人回京，以充实内廷戏班。乾隆还十分重视戏衣的制作，每次都先看完如意馆（宫廷负责绘画的部门）画出的小样，给出具体的意见，再发往江南织造机构生产。比如乾隆五年七月，内务府交来八仙戏衣一套，皇帝便对其颜色、绣工等提出了详细的意见："将韩湘子青色绣衣另换作香色，铁拐李黑青色绣衣换成石青色，俱照此花样、尺寸，往细致里绣做八件，其衣上绣花要往好里改绣。先画一身样呈览，准时再做。"

清朝戏曲发展繁盛，看戏为宫廷内重要的娱乐方式。清代皇家三大戏楼分别是紫禁城畅音阁、河北承德避暑山庄清音阁、颐和园德和园大戏楼。三大戏楼都是三层，形制上也基本相同，为坐南朝北，三层舞台自上而下分别是"福台""禄台""寿台"。每逢元旦、端午、中秋、重阳、除夕等重要节日及皇帝登基、帝后生日等重大庆典时，往往在畅音阁举办戏剧演出活动。慈禧当政期间，每逢节日，都要由帝后、妃嫔、王公大臣陪同，到畅音阁看戏。1884 年，慈禧五十岁寿辰时，也是在畅音阁演戏欢庆，单为演出购置戏服和道具就耗费了 11 万两白银。

承德避暑山庄仅清音阁现存于世，这里是皇帝举行盛大庆典，接见少数民族、王公贵族以及外国使节时看戏、赏赐的地方。1788 年，乾隆在畅音阁为庆贺福康安、海兰察等将领平定台湾有功，赏其观看戏目。乾隆时期进士，军机处章京赵翼，先后四次跟随乾隆帝在木兰秋猎，且在避暑山庄清音阁看戏。他在笔记中载："余尝于热河行宫见之。上秋狝至热河，蒙古诸王皆觐。中秋前二日，为万寿圣节。是以月之六日，即演大戏，至十五日止。

所演戏率用《西游记》《封神传》等小说中神仙鬼怪之类。取其荒幻不经，无所触忌，且可凭空点缀，排引多人，离奇变诡作大观也。戏台阔九筵，凡三层。所扮妖魅，有自上而下者，自下突出者，甚至两厢楼亦作化人居，而跨驼舞马，则庭中亦满焉。”

德和园大戏楼是清代皇家规模最大的戏楼，始建于光绪十七年（1891 年），乃庆祝慈禧六十大寿而建造的。“德和”出自《左传》:“君子听之，以平其心，心平德和。”意思是君子倾听美妙的音乐，就会心平气和，从而达到道德高尚的境界。据清宫史料记载，德和园大戏楼共上演过 200 余出不同剧目，“京剧戏迷”的慈禧在德和园大戏楼看戏达 260 多场次，她去世前 35 天还来这里看过戏。光绪三十四年（1908 年），十月初十日，慈禧七十四岁大寿时，庆祝七天，唱七天吉祥戏。据宫廷女官裕容龄忆道:“前两天，穿便服，生日前一天，穿花卉。吃饭前，大家回房一律换上蟒袍到颐乐殿。光绪也穿着蟒（龙）袍到颐乐殿陪慈禧吃晚饭。饭后，慈禧坐在炕上听戏，光绪就回到宫里去了。”据说慈禧晚年常在西苑颐年殿看戏，后回到仪銮殿就寝。

慈禧太后曾一度喜欢上拍戏装照，经常穿观音菩萨装束拍照，自比为“大慈大悲救苦救难”的菩萨，与其“老佛爷”称谓相呼应。光绪三十年（1904 年），勋龄在慈禧太后七旬寿辰前后拍的照片保留至今。照片上，慈禧头戴毗罗帽，外加五佛冠（冠上有五瓣莲花，每瓣上绘有一尊佛像，代表五方五佛），手持柳枝净瓶，站在颐和园昆明湖盛开的荷花丛后，身后是山石和竹林，大总管李莲英则在慈禧身边作韦驮状。据内务府档案载:“七月十六日海里照相，乘平船，不要篷。四格格扮善财，穿莲花衣，着下屋棚。莲英扮韦驮，想着带韦驮盔、行头。三姑娘、五姑娘扮撑船仙女，带渔家罩，穿素白蛇衣服，想着带行头，红绿亦可。船上桨要两个，着花园预备。带竹叶之竹竿十数根，着三顺预备。于初八日要齐。呈览。”

慈禧常由后妃、公主、福晋等陪同在戏台对面的颐乐殿里看戏，但看戏台中只设立一人座位，其余皇帝、后妃们坐于左右，大臣盘坐于垫上，受邀请的贵妇人听戏只能站于一侧。虽被慈禧邀请看戏是一件荣耀的事，但陪慈禧看戏一站就是七八个小时，所以她们宁愿抱恙生病，也不愿陪慈禧看戏。《故宫退食录》记载，老太监耿进喜曾口述当年慈禧太后看戏时的样子："老太后坐在炕上时候多，也有坐在凳儿上、椅子上的时候，也有溜溜达达站一会儿或是打后门出去遛个弯，或是睡会儿觉的时候，可是台上老是照常唱，打早上唱到晚。晚上也有时候不唱戏……皇后跟各宫主位们还有四格格、元大奶奶、各府里福晋们都在东边拐角屋里，也有跟太后这儿站着的时候，也有随便找地方坐会儿，只要太后瞧不见的地方哪儿都能坐着。夏天也有在廊檐下站着的时候。要是好戏一上来，那廊檐底下挤一大堆，妈妈女子的都在那儿听。”有一次，杨小楼在宫里演《连环套》时，戏中有句台词是“兵发热河”，使得慈禧极其恼怒，因为咸丰皇帝驾崩于热河，但慈禧看杨小楼这出戏过瘾，因此未禁演，只把“兵发热河”改成“兵发口外”而敷衍了过去。杨小楼犯错不止一桩，某年二月二，清宫里耍龙灯，他耍珠时不慎将戏台角上的檀香木架子撞倒，人皆大惊。慈禧立即传杨小楼，杨小楼赶忙跪倒领罪。慈禧开口就问："三元（杨小楼的小名），你今儿是怎么了？"杨小楼连忙答道："奴才今儿个唱了四出《挑滑车》，实在有些支撑不住了，才无心惊了驾。"慈禧听罢："真难为你了，今后不许应这么多活，赏你二十两银子，回去休息吧！"

咸丰帝喜爱听戏，亦曾亲自登台演唱。咸丰帝喜欢的戏目有《教子》《八扯》《朱仙镇》《平安如意》《小妹子》等。有咸丰帝与陈金雀相争的故事：老艺人陈金雀在热河行宫中教唱《闻铃》一戏时，戏文中"萧条凭生"的"凭"字唱念为上声，咸丰听后立刻纠正说"凭"字应为去声。陈金雀不服咸丰的指导，便翻出旧的曲谱同咸丰争辩自己没错。咸丰情急之下，不顾自己皇帝身份，跟陈金雀辩论说"旧谱固已误耳"（旧谱开始就是错的）。慈禧曾因戊戌变法失败，点戏警告光绪，她选了一出《打龙袍》，着人去请光绪看戏，光绪心情烦躁，无心看戏，只因太后传话又不得不去。戏曲演到包公打袍时，慈禧看看左右，说："儿子忘了母亲，大臣也可以忘掉君王，别说打龙袍，就是打皇上也是理所当然的。"光绪装作没听见，慈禧便掉过脸来问光绪在众大臣中谁能当包拯，光绪听出来挖苦之意，呆坐在大戏台底下一声不吭。慈禧见光绪不作声便吩咐他下去，光绪站起来向慈禧请安离开了。

第四节　巧顺节气

古代有“节令承应戏”一说，又称“月令承应戏”，是清代宫廷每个节气表演的相应剧目。这一词最早见于乾隆年间礼亲王王昭梿所著的《啸亭续录·大戏节戏》：“乾隆初，纯皇帝以海内升平，命张文敏制诸院本进呈，以备乐部演习，凡各节令皆自奏演。其时典故如屈子竞渡、子安题阁诸事，无不谱入、谓之月令承应。”书中提及的“月令承应戏”是指节气如元旦、立春、端阳、中秋、重阳、冬至、除夕等节令所演奏的戏剧，内容多为歌功颂德，欢乐祥和。

元旦承应《喜朝五位》《岁发四时》；立春承应《早春朝贺》《对雪题诗》；上元承应《东皇布令》《敛福锡民》；燕九佳节承应《圣母巡行》《群仙赴会》；花朝节承应《千春燕喜》《百花献寿》；寒食承应《追叙绵山》《高怀沂水》；浴佛承应《六祖讲经》《长沙求子》；端阳承应《灵符济世》《祛邪应节》；七夕承应《七襄报章》《仕女乞巧》；中元承应《佛旨度魔》《魔王答佛》；中秋承应《丹桂飘香》《霓裳献舞》；重阳承应《九华品菊》《众美飞霞》；颁朔之礼承应《花甲天开》《鸿禧日永》；冬至承应《太仆陈仪》《金吾勘箭》《玉女献盆》《金仙奏乐》；腊日承应《仙翁放鹤》《洛阳赠丹》；祭灶承应《蒙正祭灶》《太和报最》《司命锡禧》；除夕承

应《如愿迎新》《昇平除岁》《彩炬祈年》等。

四季有时，度曲有道，春生夏长，秋收冬藏。《黄帝内经》有“肝旺于春，心旺于夏，脾旺于长夏，肺旺于秋，肾旺于冬”的说法。自然界的四季由二十四节气组成，根据节气的不同，听戏曲音乐也应各有侧重。立春，为春季开始的意思，气温回升，养生重在调畅肝木，宜听《包公颂》；雨水，为降雨的开始，雨量逐渐增多，重在养护脾脏，宜听《三家店》；惊蛰，蛰为藏之意，惊蛰乃为春雷乍动，惊醒蛰伏在土中冬眠的动物，惊蛰雨水渐多，乍暖乍寒，养生应顺乎阳气升发、万物始生的特点，宜听《跃鲤记》；春分表示昼夜平分，养生应注意人体阴阳的平衡状态，宜听京剧《武家坡》；清明，天气晴朗，草木繁茂，此时节慢性病多发，养生应注重防病，饮食清淡，宜听《风筝误》；谷雨，雨生百谷，此时雨量充足而及时，谷类作物茁壮成长，此时要避免受寒感冒，宜听《西厢记》；立夏为夏季的开始，夏季炎热，心脏为火脏，要注意心脏的健康，宜听京剧《二进宫》；小满时期麦类等夏熟作物籽粒开始饱满，宜听《玉簪记》；芒种时麦类等有芒作物成熟，此时湿热明显，要注意祛湿，宜听《渔家乐》；夏至乃炎热的夏天来临，要清热祛暑，宜进食苦物，宜听《义侠记》；小暑气候开始炎热，重在“养心”，宜听《钓金龟》；大暑为一年中最热的时候，易伤津耗气，宜听《西施·水殿风来秋气紧》；立秋为秋季的开始，气温由热转凉，要养阴清热，适当补充营养，宜听《女起解·苏三离了洪洞县》；处暑为炎热暑天结束的时刻，要清淡饮食，保证充足睡眠，宜听京剧《本应当随母亲镐京避难》；白露天气转凉，露凝而白，养生要健脾润燥，重保暖慎秋冻，宜听《春江花月夜》；秋分，昼夜平分，要遵循阴阳平衡的规律，宜听《搜孤救孤·白虎大堂奉了命》；寒露为露水已寒，将要结冰，要养阴防燥、润肺益胃，宜听《烂柯山》；霜降，天气渐冷，开始有霜，重补气血，宜听《凤还巢》；立冬为冬季的开始，多吃温热补益的食物，宜听《芦花》；小雪乃开始下雪，气温降低，应注意御寒保暖，补温益肾，宜听《绣襦记》；大雪雪量增多，气温显著下降，宜冬藏，宜听《幽闺记》；冬至寒冷，应注意防寒保暖，保护心脑血管健康，宜听京剧《龙凤呈祥昔日里》；小寒气候开始寒冷，要温肾养肾防寒，宜听《捉放曹》；大寒为一年中最冷的时刻，要及时防御外邪的侵袭，宜听《一捧雪》。

第十三章　建筑

中华文明源远流长，在五千年的悠久历史中，孕育出了光辉灿烂的中国建筑文化。中国古代建筑包含深厚的文化底蕴，是传统文化和哲学的物质载体。中国建筑在几千年的发展过程中，受到《周易》中的哲学思想的影响，也渗透着儒家、佛家、道家以及其他思想文化，反映了人类文化历史变迁，蕴含着古人对人与自然、人与人之间关系的思考，体现着中华民族的智慧。中国建筑与欧洲建筑、伊斯兰建筑并称世界三大建筑体系，在人类文明史上谱写了光辉的篇章。中国建筑屹立于世界之林，千年不倒，历尽沧桑，留存至今，其科学的结构、稳健的造型、雅致的色彩，无一不彰显了古人的智慧、审美及浪漫情怀，是中华民族重要的文化遗产。

建筑有形，属于物体，既是“形而下者谓之器”，但其也是按照一定规律设计的，是“形而上者谓之道”的物化形态。《诗经》中“作庙翼翼”描述了三千年前的诗人看到的祖庙舒展如翼屋顶的状态。汉朝之后，主要有四类屋顶：四面坡的“庑殿顶”，四面、六面、八面坡或圆形的“攒尖顶”；两面坡但两山墙与屋面齐的“硬山顶”；两面坡而屋面挑出山墙之外的“悬山顶”；上半部分是悬山，下半部分是四面坡的“歇山顶”。其二是应用性衬托建筑，主要应用于中国古代宫殿、寺庙等高级建筑，如最早出现在春秋时代建于宫殿正门前的“阙”，后慢慢演变成故宫的午门。从旧石器时代，“古之民未知为宫室时，就陵阜而居，穴而处”，到《史记高祖本记》中的“天子以四海为家，非壮丽无以重威”，春秋战国的“高台榭、美宫室”，秦始皇建咸阳宫，“覆压三百余里”，唐代武则天建明堂提出“时既沿革，莫或相遵……上堂为严配之所，下堂为布政之居”，宋徽宗建明堂“三代之制，修广不相袭，世每近，制每广”，到清代乾隆大兴土木，改建祈年殿、故宫和避暑山庄。自古至今，建筑作为天地间的人为工程，是深厚历史的见证者。有民居建筑如北京四合院、云南民居；宫廷建筑如故宫；礼仪建筑如天坛、祠堂；宗教建筑如佛塔、石窟；园林建筑如皇家园林颐和园、风景园林杭州西湖；陵墓建筑有明十三陵；设施性建筑有长城、山西平遥城墙等。

建筑作为居住环境的一部分，对人体健康有一定的影响，《孟子·尽心上》云：“居移气，养移体，大哉居乎！”强调居住环境可以提升人的气质，奉养改变人的体质。《阳宅十书·论宅外形》曰：“凡宅，左有流水谓之青龙，右有长道谓之白虎，前有污池谓之朱雀，后有丘陵谓之玄武，为最贵地。”从风水上看建筑要有一个中正平和的气场。周易为六经之首，大道之源。清代纪晓岚曾说：“易道广大，无所不包，旁及天文、地理、乐律、兵法、韵学、算术，以逮方外之炉火，皆可援《易》以为说。”周易哲学思想也深刻影响着传统建筑的建造。风水也源于周易，《周易》中占卜建筑吉凶卦象有八条，除此之外，周易“天人合一”“阴阳五行”思想对古代建筑的构造思路也意义非凡。

第一节　天地枢纽

人处天地之间，所居之处，与天地自然息息相关。《灵枢·岁露论》云：“人与天地相参也，与日月相应也。”阐释自然界的变化会影响人体。唐代著名养生家王冰认为：“但因循时气序，养生调节之宜，不妄作劳，则生气不竭，永保康宁。”顺应天地阴阳之气则寿而康，逆天地之气，则灾而凶。中国古代建筑的选址以风水学为指导，风水是古人根据居住实践经验总结而成的，其遵循主要思想为天人合一、阴阳五行、和谐中正、趋吉避凶。《自然科学史研究》上说：“风水是为找寻建筑吉祥地点的景观评价系统，它是中国古代地理选址与布局的艺术。”风水是从整体的视觉看世界，力求以建筑为中心达到人与环境天地间的和谐共处。风水也被传播到国外，影响世界建筑。目前，中西方对待风水持有不同的态度，应理性看待，风水理论精华与糟粕并存，要有辩证的态度，发展精华部分，摒弃糟粕部分，让风水学适应于建筑，对人类养生产生积极影响。

建筑乃人在天地间所居之所，与天、地、人是密不可分的，关乎人的居住环境以及家族的兴衰。中国古代建筑关于材料的选择，多选用木头，木象征四季的春天，具有升发的力量，木头也是可再生的。关于建筑住宅的选址也是讲究，要“辨方位、测山岗、察阴阳、观流水”，最佳格局“背山、面水、向阳”，按现代科学观念分析，这样的地理位置也是理想的居住环境。背山以抵挡冬季寒流，面水迎接夏天南来之风，水源充足可灌溉农田，向阳可有良好的日照阳光。山环水抱与中医传统养生学所追求的地理环境相一致，合适的地理环境对养生有重要意义。孙思邈在《千金翼方》中说道：“山林深远，固是佳境……背山临水，气候高爽，土地良沃，泉水清美……地势好，亦居者安。”

中国古代建筑的颜色也有考究，北方雄伟的宫殿建筑、肃穆的宗祠，南方秀美的江浙水乡民居、传统园林在色彩的使用上各不相同。色彩可以点缀建筑，并与建筑的使用目的和周围环境相辉映。北方宫殿多采用朱红色和象征皇家的黄色，房檐下的阴影部分多采用蓝绿相配的冷色，色彩鲜明，活泼而生动；南方四季如春，色彩斑斓，建筑色调与环境相和，多采用淡雅色调，以白墙、灰瓦为主，在炎热夏天给人以清凉感。建筑的色调与身心健康密切相关，视觉上可以给人以心理暗示：深色给人沉重、压抑的感觉；浅色给人宽敞、温馨、开朗的感觉。

建筑住宅养生自古至今都为人们所追求，《黄帝宅经》曰：“夫宅者，乃是阴阳之枢纽，人伦之轨模……宅者，人之本，人以宅为家，居若安，则家代昌吉。”住宅养生和人的健康、长寿相关。《黄帝宅经》引《子夏》云：“人因宅而立，宅因人而存，人宅相扶，感通天地，故不可独信命也。”故“人之居宅，大须慎择”。建筑以及风水是科学的，是探求生态环境和自然之间的奥秘，与人居住环境融合所形成的一种独特的环境文化思想。建筑受到儒释道文化思想的影响，如老子有“居善地”、孔子有“居里仁”、孟子有“居移气，养移体，大哉居乎”的思想。

园林建筑与天地一起，整体具有养生的作用，“虽由人作，宛自天开”是中国古代园林的追求，园林内植物茂盛，是天然的氧吧，有净化空气、宁静心灵的作用，许多植物具有养生保健的作用。承德避暑山庄林木葱郁，空气清新，是清代皇帝避暑的行宫。康熙在《芝径云堤》一诗中写道：“草木茂，绝蚊蝎，泉水佳，人少疾。”还有诸多皇家园林如颐和园、圆明园等，面积很大，仿建名胜古迹，供皇家赏山玩水，具有怡情宜性、调节情志的养生作用。园林讲究“以静观动，以动观静，则景出”，圆明园中静莲斋乃幽静之处，行玩之余，可动静结合，于幽静之处静养心神。

颐和园原名清漪园，是乾隆为崇庆皇太后六十岁大寿而建，建造时将翁山改为万寿山，西湖改为昆明湖。清漪园后来成为慈禧太后颐养天年之处，以“颐养太和”之意改名为颐和园。圆明园为借鉴杭州西湖之风格，汲取江南园林的设计手法而建的一座大型山水皇家园林，被誉为“皇家园林博物馆”。从地形上看，万寿山前山和昆明湖前湖构成“蝠”山（在清代，蝙蝠是吉祥物，寓意福气、福分，故万寿山也是“蝠”山）、寿“海”的景观，寓意“福如东海，寿比南山”。颐和园背山面湖，建筑空间布局十分讲究，呈现“南密集，北稀疏”的结构，建筑群分为朝寝区和以佛香阁为首的万寿山南北中轴建筑群两部分。园林在承载皇家园林建筑物功能的基础上，还突出了“幽、雅、闲”的深远意境，使人心情愉悦。

颐和园内著名的景区有佛香阁、东宫门区、乐寿堂、排云殿、昆明湖、铜牛和十七孔桥、苏州街、后山后湖景区、谐趣园、长廊等。佛香阁是颐和园中标志性的建筑物，坐落在万寿山前山高 21 米的方形台基上，里面供奉观音菩萨，是远眺、休憩、藏书、供佛之地，佛香阁和万寿山相呼应，雄伟而又壮丽。佛香阁往上是颐和园的最高建筑“智慧海”，乃赞扬佛的智慧如海，佛法无边，俗称“无梁殿”，也称“无量殿”。乾隆为太后“延寿报恩”而建颐和园，其中寿文化在建筑物的名称上也有所体现，有“仁者长寿”的仁寿殿、“乐与寿同”的乐寿堂、“寿者介眉”的介寿堂、“万寿无疆”的贵寿无极殿、“延年益寿”的益寿堂、“永远长寿”的永寿斋等。

颐和园建筑外观石雕纹饰在中国传统建筑艺术中独具特色，石料建筑纹样蕴含“福寿”主题，纹饰包括皇家龙凤纹样和佛教主题纹样，寓意美好。颐和园石料建筑构件种类众多，石雕装饰纹样多种多样，涉及植物花卉、动物、几何、云纹、水纹等，分为常见纹样和一般纹样两部分。植物花卉纹样常见的有卷草纹、莲瓣纹和宝相花，一般纹样包括石榴、牡丹、菊花、梅花等。常见的动物纹样有龙纹，象征着至高无上的皇权，如仁寿门影壁上的龙纹，一般纹样包括椒图、鱼、鸽子、海兽等。

颐和园内石作艺术品造型精美，雕工卓绝，纹饰齐全，寓意丰富，是中国石刻艺术的典型代表，体现着中国古典皇家园林卓越的建造水平。颐和园庭院陈设中特有的一种器物座名为露陈座，看似平凡却蕴含着丰富的文化内涵。露陈座，全称为“露天陈设石座”，又称“露陈墩”，据统计，园内共有200多个露陈座，多为汉白玉雕凿而成，雕饰花纹独一无二，蕴含哲理。如圆形露陈座上方雕刻缠枝纹样，代表富贵绵长，寓意血脉连绵不绝；方形露陈座中部雕刻有麒麟松树、鹿识灵芝、蒲松万代和猴子蜂窝四幅主图，寓意富贵长寿，子孙满堂。

第二节　皇家风范

故宫是我国古代宫廷建筑的杰出代表，更是我国古代官式建筑的最高水准，是世界五大宫殿之首。故宫又称“紫禁城”，是中国明清两代皇帝嫔妃所居住的宫廷建筑群。“紫禁城”起名源于易学，天帝居住“紫微宫”，皇帝贵为天子，居住场所为“紫宫禁地”，故称“紫禁城”。故宫于名永乐四年（1406年）由明朝皇帝朱棣始建，1420年竣工，南北长961米，东西宽753米，占地面积72万平方米，建筑面积约15万平方米，有大小房屋九千余间。故宫外围绕着高12米的城墙，长3400米的宫墙，形成一个长方形城池，城外有宽52米的护城河。故宫位于北京中轴线上，左右对称，秩序井然，其分为外朝与内廷两部分，外朝以太和殿、中和殿、保和殿三大殿为中心，是皇帝行使权力、举行国家大典的地方；内廷以乾清宫、交泰殿、坤宁宫后三宫为中心，是皇帝和皇后嫔妃居住的场所，故宫雄伟壮丽，其建筑设计反映了天人合一、阴阳五行、皇权至上的思想。

故宫古建筑的命名，蕴含着“天人合一”的理念。三大殿的太和殿，其名出自《周易》“保合太和”之说，《易传·乾彖》曰：“乾道变化，各正性命，保合太和，乃利贞。”“大”即“太”，“太和”意为宇宙万物和谐一体；“保和”的意思是神志专一，以保持万物和谐。“中和殿”出自《中庸》“致中和”之说。“保和殿”也与“保合太和”相关。太和殿，又称“金銮殿”，是紫禁城内规模最大、等级最高的建筑物，堪称中国古代建筑之首。紫禁城三大殿呈倒土形，鉴于我国古代地图方位与现代地图方位相反，是上南下北，因此看起来正好是“土”形，在河图洛书九宫中，中央（中宫）也均为五，属土，土为中，代表居中不偏，不正不威以及统治阶级的至高无上，和“必居中土”契合。对配色而言，土为中，代表色为黄色，最是高贵，因此琉璃瓦采用黄色，与皇帝龙袍选用黄色同理。明清两朝共有 24 个皇帝在太和殿举行了盛大典礼，如登基即位、大婚、册立皇后、命将出征等。

传统的“天人合一”思想，还须“神人以和”。《淮南子》云：“圣人怀天气，抱天心，执中含和……神以神化。”神与人关系和谐，对人是大吉大利的，为表示神人以和，将皇帝、皇后起居的三大宫称为“乾清宫”“交泰殿”“坤宁宫”。皇帝居住的宫殿称“乾清宫”，出自乾卦，《彖》曰：“大哉乾元！万物资始，乃统天。”“乾清”寓意“皇天清明”。皇后居住的宫殿称“坤宁宫”，出自坤卦，《彖》曰：“至哉坤元，万物资生，乃顺承天。”“坤宁”寓意“大地安宁”。两宫之间的殿称“交泰殿”，出自泰卦。因《易经》中泰卦为下乾上坤，有天降地，地升天的天地互交之意。“交泰殿”位于乾、坤二宫之间。天地是万物的总源，皇帝起居乾清宫，皇后起居坤宁宫，将天地人事铸为一体，上感于天，下应于地，中位于人，神人以和，以求国泰民安。

“金碧辉煌紫禁城，红墙宫里万重门。”故宫红墙黄瓦，在色彩运用上秉承了阴阳五行学说，以黄、红为主。红色宫墙与黄色瓦片相对，赤火与黄土相生，象征着国家有稳固的基础与支持。在感官上，除了庄重和威严，同属于暖色的红黄二色，又能给人兴奋和热烈的感觉。在设计上，故宫多采用重檐式屋顶，除了运用明度高的颜色减轻建筑带来的视觉压迫外，还采用形如飞鸟展翅的飞檐，使建筑显得轻盈活泼。故宫多为木结构，为了防腐防虫的“雕梁画栋”是其重要特征之一，故宫古建筑的檩枋、斗拱、屋檐、天花、墙壁等部位均绘制有不同类型的彩画。故宫梁柱上展开的承重的斗拱、屋面上铺开的阴阳交合排列以流淌雨水的瓦，还有屋脊兽和鸱吻的设计，都兼有自然通风排湿的功能。此外，汉白玉堆砌而成的高大台明、依柱而砌的砖墙以及墙上的石灰粉面，皆有吸湿散潮功能。

中国古代传统建筑的一大特色是宫殿房脊上的屋脊兽，是一种雕塑作品。屋脊兽不仅可以装饰屋脊以提升建筑品味，其形状及数量还彰显着屋主的身份地位，数量越多，等级越高，是点睛之笔。屋脊兽还能改变屋脊雨水的滑落轨迹，具有美感的同时，还有利于快速排去积水。中国人崇尚“九”的观念，如“九五之尊”，一般来说，屋脊兽最高品阶为九只，屋脊兽的规格由高到低是龙、凤、狮、天马、海马、狎鱼、狻猊、獬豸、斗牛九种，但太和殿的屋顶则多加行什，共十只屋脊兽，在中国古代建筑中最为独特。乾清宫等级仅次于太和殿，有九只神兽，皇后的寝宫坤宁宫有七只，妃嫔宫随着地位的降低小兽只有五只。除此十种神兽外，在脊端首位的是骑凤的仙人，相传战国时期齐国国君齐缗（mǐn）王，骄纵自大且十分好战，致使君臣不和，内外树敌，被五国联军讨伐，奔逃之时被各国驱逐，逃到江边走投无路时，遇到一只凤凰，齐湣王骑乘凤凰渡江而去，绝处逢生。所以古代建筑建上排在首位的是骑凤仙人，寓意着腾空飞翔，化险为夷，祈愿吉祥。

紫禁城是明清两代的皇宫，彰显了古代建筑大师高超的技艺，堪称中国古代建筑的典范。皇城重地，天子居所，历经数百年风雨安然无恙，其古人构造的完善的排水系统令人叹为观止。紫禁城整个地势总体上为南高北低，主要建筑坐落在高高的基座上，有一条南北走向的御路，将每个院落分为东西两个排水区域。这样后院向前排水，中间向两边排水，水流直接或通过沟槽汇流到前院。紫禁城强大的排水系统主要由明沟和暗渠两大部分的相互配合，暗渠又分为干渠和支渠，且深浅不一，靠近中轴线的暗渠较浅，远离中轴线的则较深。故宫的地面上有很多用方石镂雕成的金钱眼，其形状是仿了明清的铜币，雨水通过“钱眼”汇入排水的沟渠，既是精美的石雕装饰，又是重要的排水工具。

每到雨季，故宫就有“千龙吐水”的壮观景象，紫禁城的三大殿坐落在的三层台基，被叫作“三台”，三台由高到低呈三阶分布，外侧有栏板和望柱，每根望柱下都有一个雕琢精美的石龙头，嘴里有穿透的圆孔，龙头一共有一千一百四十二个。暴雨来临时，“千龙”喷水而出，大气磅礴，十分壮观。龙头名曰“螭首”，螭是传说中的“龙生九子”之一，在《左传》里形容为“无角、兽形、嘴大、肚阔”的形态，古人认为螭好水，故寓意着散水、排水，还有灭火之意。

紫禁城不仅体现着中国传统文化的哲学内涵，亦蕴含中医学的理论。紫禁城施工中采用多种中药成分，有些成分与灰土、砂浆等材料产生了物理化学反应，或成为木材、砖石等构件表面的防护层，提高其坚固性和耐久性，如糯米和白矾；有些则用以彰显建筑居住者的尊贵身份，如朱砂；还有些是用来祈求平安长久和祈福辟邪的，如人参等。中药成分的应用体现着我国古代工匠的建筑巧思。故宫的朱门即朱漆大门，朱门是封建时代等级的标志。朱漆大门曾是位高权重的标志，官署不可漆朱门，以示与天子的区别。朱门是涂了朱砂调的漆，朱砂别名丹砂、辰砂，主要成分是硫化汞，归心经，可清心镇惊，安神，明目，解毒。故宫古建筑以木结构为主，在其表面的油饰彩画、室内墙体、顶棚的装饰材料中掺入白矾，不仅可有效阻隔大火，预防火灾，还可增强其稳定性。白矾别名明矾、矾石等，是我国传统中药药材之一，内服可止血止泻、祛除风痰，外敷则有解毒杀菌、燥湿止痒的功效，《神农本草经》载白矾“主寒热泄利，白沃阴蚀，恶疮，目痛，坚骨齿。炼饵服之，轻身不老，增年”。木材表面涂抹白矾水后，形成的氢氧化铝，对木材具有阻燃效果。

紫禁城中的重要建筑屋顶中间脊筒内会放置宝匣，宝匣为古建筑的镇宅之物，脊筒正中位置也叫“龙口”，龙口放置宝匣是顺从天道，祈求平安长久，祈福避邪之义。宝匣内的“镇物”根据宫殿建造等级有所不同，一般为“五金元宝（金、银、铜、铁、锡）、金质压胜钱 24 枚（上铸有满、汉两种文字“天下太平”字样）、五色宝石（红宝石、蓝宝石、翠、碧玺、玉石）、五经五卷、五色绸缎、五线五绺、五种香木（红绛香、黄芸香、紫沉香、黑乳香、白檀香）、五种药材（生地黄、木香、诃子、人参、茯苓）、五谷（高粱、黄米、粳米、麦、黄豆）等。

其中“五香”与“五药”均为三钱，“三”意味着“多”和“大”，如《道德经》中“三生万物”，“五”则是与五行哲学相关。五谷象征丰收，置于屋顶寓意国泰民安，物阜民丰；五金寓意国家鼎盛，府库充盈，江山永固；五色宝石象征着五彩生光，吉祥瑞兆；五香取其气息通透，除痹去塞；五煅与五线寓意子孙绵长，象征皇室千秋万事。《本草纲目》载沉香木可醒神理气，生地黄具有清热生津、滋阴养血的功效，诃子具有敛肺止咳的功效，人参是为百草之王，为补益佳品，可益寿延年，茯苓“久服安魂养神，不饥延年”。宝匣放置宝物，寓意美好，表达了对美好生活的憧憬与祈盼。

天坛是我国现存规模最大的皇家祭坛建筑群，其始建于明永乐十八年（公元1420年），总占地面积270万平方米，为明清两代帝王祭祀皇天、祈求五谷丰登的重要场所。天坛是圜丘、祈谷两坛的总称，有两重坛墙环绕，形成内外坛，坛墙南方北圆，体现了古人“天圆地方”的思想。其主要建筑在内坛，内坛的圜丘坛位于南、祈谷坛位于北，均在南北中轴线上，由丹陛桥相连。圜丘坛内主要建筑有圜丘坛、皇穹宇等，祈谷坛内主要建筑有祈年殿、皇乾殿、祈年门等。天坛的建筑设计是古代易学天文思想的体现，祈年殿的设计是体现了“天人合一”的思想。祈年殿内有28根高大的楠木柱，中间4根称“通天柱”，象征春、夏、秋、冬四季，中层12根柱象征一年的12个月，外层12根象征一天的12个时辰，两层相加共24根，象征一年的24个节气，加上中间4根“通天柱”，共28根象征天上的二十八宿，再加柱顶的8根童柱，共36根象征三十六天罡。殿顶下面的雷公柱，象征封建帝王的“一统天下”。天坛里建筑的命名也体现了易学思想，圜丘坛的四座坛门分别叫泰元门、昭亨门、广利门、成贞门，中间的四个字“元、亨、利、贞”，都来源于《周易》。

第三节　巧构养体

古代所倡导顺四时养生，遵循四时规律，顺应天地变化。中国古代建筑遵法自然，追求天地人三者和谐的境界。中国古典园林有花木四时景观，“春则花柳争妍，夏则荷榴竞放，秋则桂子飘香，冬则梅花破玉”，四季景色优美。清朝统治者为消夏避暑，常离开紫禁城，去环境优美、景色怡人的畅春园、圆明园、颐和园和避暑山庄等离宫别苑居住。畅春园是西郊的第一处离宫，清朝皇帝常在此避暑听政，康熙帝在畅春园避暑时有言“夏季天热，懒于行走，朕于畅春园养身七十日，暑天不觉已过”。圆明园有四时养生居室：春雨轩、清夏堂、涵秋馆、生冬室。承德避暑山庄湖光山色，树木丛生，气候冬暖夏凉，适合夏季避暑，修身养息，康熙常在此居住。

古人建筑的智慧还体现在房屋冬暖夏凉的特点上，唐代时就出现凉屋，著名的是含凉殿，寓意“寒凉”，史书记载，含凉殿室内和殿宇四周以安装水车的方式推动扇轮摇转，将凉气送入殿中，屋檐上有水管，机械将冷水传到屋顶，水从四周屋檐流下，殿内凉爽无比，帝王嫔妃常于盛夏在此居住。唐代张仲素《宫中乐》赞誉含凉殿写道：“红果瑶池实，金盘露井冰。甘泉将避暑，台殿晓光凝。”汉朝还将玉、石之类天然凉物，在夏天作为倚身之物以消暑，唐朝时以石棋盘贴腹祛热。

紫禁城内冬日有暖阁以御寒，夏日有冰窖以祛暑。紫禁城宫殿地面下挖有火道，添火的灶门在殿外廊子下，这就是著名的暖阁结构。康熙和光绪帝结婚的洞房中、坤宁宫冬暖阁和绝大多数宫殿都保留着这种设施，暖阁中还有暖炕，上至皇帝、皇后，下到宫女、太监都住暖炕，暖炕为抵御寒冬的重要结构。除此之外，殿内还有火炉，又叫火盆，或叫薰笼，制作精美，材质华贵，有青铜鎏金的，有掐丝珐琅的，置于太和殿、乾清宫、坤宁宫等重要宫殿中。冬日还有可移动的火炉以取暖，供帝后嫔妃使用，暖手的叫做手炉，暖脚的叫脚炉。

北京夏日炎热干燥，紫禁城宫殿内因建筑空间高大、宽敞、屋顶和墙壁厚实，利于通风、隔热，故十分凉爽。皇宫中还有古代"冰箱"以置冰祛暑，用冰来吸热，降低室内温度。古代冰箱是木头制作的一个方形的槽子，里面金属镶裹，下端有一个孔，是用来排出融冰水的。清代，京城内还有大量的冰窖，分为官窖、府窖和民窖。紫禁城内有五座冰窖，为皇家专属冰窖，用于夏日解暑使用，宫廷中盛冰的容器叫做"冰鉴"。据《大清会典》记载："紫禁城内窖五，藏冰二万五千块。"藏入冰窖中的冰块都是每年三九寒冬腊月结冰时存下的，等到夏日时食用。乾隆御制诗《冰窖》云："首下围林暑未蒸，九华初御转凉增。南熏殿里笙歌起，四月清和已进冰。"

第十四章　服饰

中国古代传统服饰文化贯穿于中华文明发展的历史长河中，在发展过程中始终保持着连续性和稳定性的特点，蕴含着历朝历代的审美理念，凝聚着古代工匠的智慧，彰显了我国历史的文化形态，传承着中华民族的精神，是东方传统文化的精髓部分。中国被称为“衣冠上国，礼仪之邦”，服饰历史悠久。古代服饰不仅是保暖工具，还有维护礼治和构建秩序的作用，蕴含着极其深厚的文化内涵。《资治通鉴》记载，自黄帝时期就有“熊氏始制冕服以表贵贱”。《周易·系辞》也指出“黄帝、尧、舜垂衣裳而天下治”。服饰是人类文明的外在展现，高度还原了古人当时的审美情趣和精神风貌，同时也体现了当时的社会生活风貌和生产力水平。

第一节　古衣饰形

中国古代服饰的起源可追溯到旧石器时代晚期，早期人类多以兽皮护身，这个时期的服饰有御寒、掩形、装饰的作用。人类在解决温饱后才逐渐重视服饰的装饰作用。殷商时期，甲骨文中就有了桑、棉、帛等服饰相关的文字。商周时期，区分等级尊卑的服饰文化建立了起来，有上衣下裳形制和冠服制度。西周宫廷中设有制衣官吏和组织机构，有典丝官、缝人官、画绘官、礼服官。春秋战国时期，主流服饰为长衣大袖，简约朴素，称为“深衣”。秦汉时期的服饰继承前秦深衣特点的同时，也流行禅衣，还吸收了胡服骑射的服装裤褶。秦始皇深受阴阳五行学说的影响，认为秦属水克周，秦属水德，崇尚黑色，当时以黑色为尊贵之色。汉代丝绸技术发展，中国丝绸技术领先世界，张骞出使西域，将中国丝绸献给古罗马君主恺撒大帝。汉朝时确立了中国完整的服饰制度，汉衣款式以衣襟分类，有“曲裾禅衣”和“直裾禅衣”。

魏晋南北朝时期，在战乱动荡的历史背景下，老庄、佛道思想盛行，思想高度开放，服饰在样式和颜色上突破常规，穿戴不拘礼法，宽衣博带成为王公贵族和平民百姓的流行服饰：男子袒胸露臂，有轻松随意之感。女子长裙曳地，大袖翩翩，饰带层叠，有优雅飘逸之风。唐朝时期，国力强盛，经济发达，思想开放，审美意识提高，服饰丰富多彩，风格特异多姿。女服色彩多艳丽，盛行石榴裙和“胡服”。此外，唐装还影响了邻国服饰，如日本和服和朝鲜服。宋代，受理学思想的禁锢，服饰以纯色为主，色调单一，样式简单，追求淳朴淡雅之美，宋代贵族妇女多着褶裥裙。元代服饰较为特别，服饰以“质孙服”为特色，为较短的长袍，比较紧和窄，有利于上马下马。元代贵族妇女常戴一顶高高长长的帽子，名为“罟罟冠”。

明朝建立，为消除元代的影响，改衣冠悉如唐代形制，在服饰有明文规定，皇帝冠服和文武百官服饰在样式、等级、穿着礼仪上都十分讲究。明朝一般男子常服以袍衫为主，妇女服饰主要有袍衫、袄、霞帔、褙子、比甲、裙子等。清代男女老少都着统一的袍式服饰，称为旗装，又叫旗服。男子多穿马蹄袖的袍褂，腰束衣带，或穿长袍，外罩对襟马褂。清代多穿棉、丝、绸、缎等布料制作的衣服，颜色多为青、蓝、棕。女子旗装多为长及脚面，或外罩坎肩，脚着白袜，穿花盆底绣花鞋，衣服旗袍面一般绣有图案。女子旗装历经时代变迁，对旗袍的发展有很大的影响，旗袍修长秀丽，突出了东方女性的温柔与内涵。

第二节　服饰养人

服饰与养生息息相关，是人类顺应自然环境的产物。人类根据自身机体状态和个人喜好，顺应自然四时变化，选择散热透风、防潮防湿、防寒保暖的衣物。服饰也是身份的象征，其材料、质地、颜色、款式等代表着不同的社会地位，对人的情志也有一定的影响。中医提倡“天人相应”，人类生活受到自然、社会、环境的影响，不同地域的穿着服饰也各有特点。服饰与人的健康有着密切的关系，历代生产力的发展及审美的变化，形成了对应人们不同养生需求的帽子、上衣、下裳、足衣等。

“图必有意，意必吉祥”，服饰里的纹饰也是精神外在的体现，承载着深厚的文化底蕴，如清代朝服上的龙纹、云纹、海水江崖纹，寓意美好吉祥。朝服上还有万福万寿、五谷丰登等图案。吉服上图案常用谐音来表达，如蝙蝠谐音“福”。在乾隆黄色云龙妆花纱袷龙袍上，有金龙、海水江崖、鲶鱼、如意等纹样，寓意“江山万年如意”。祥云、如意、蝙蝠、磬纹等纹样，寓意“福庆如意”。牡丹、玉兰、海棠等四季花卉寓意“玉堂富贵”，牡丹有“花中之王”的盛誉，宋词中“牡丹，花之富贵也”。“鹿鹤同春”为鹿与鹤搭配，“鹿”谐音“六”，“鹤”同音“合”，有六合同春的寓意。鹿为古代民间的一种灵兽，鹿的背上驮着宝瓶，鹿与“路”谐音，“瓶”与“平”谐音，驮宝瓶纹寓意着“一路平安”。鹤是禽类中的长寿代表，古人常以“鹤寿”“鹤龄”之类词语祝寿，与松树组成图案为“松鹤延年”之意。

不同地域的居住者为适应当地气候、地理特点，形成了带有地域特色的着装服饰文化。《素问·异法方宜论》中描述了东、南、中、西、北方位的地理和气候特点。东北古称辽东，处于高纬度地区，属于寒湿地带，《素问·六元正纪大论》曰：“寒湿之气，持于气交，民病寒湿，发肌肉萎。”东北及内蒙古地区人民多以游牧、狩猎、捕鱼为生，其服饰多为袍形服装。东北为苦寒之地，服饰多以皮革、毛皮为材料的大袍为主，并配腰带，加强了保暖作用。东南地区多湿热，《丹溪心法》云：“东南之人，多是湿土生痰，痰生热，热生风也。”东南地区气候潮湿，衣服多以棉麻等轻薄之品为主，居住的少数民族服饰各有特点。西北地区气候寒冷干燥，《丹溪心法》云："西北二方，极寒肃杀之地，故外感甚多。"为适应气候，回族喜穿胎皮衣、老羊皮大衣、"青夹夹"；维吾尔族常穿貂皮，狐皮褂子里、织锦缎面的长袍；哈萨克族男子为方便骑马，多穿宽大的马裤、长袍。青藏高原地区，地处高寒之地，藏族人民的服饰以袖特长、宽腰、大襟的长袍为主。

服饰的颜色会影响人的情志，对人身体健康的影响不容忽视。古代，服饰颜色与身份地位和礼制相关。唐代《孔疏》曰："青、赤、黄、白、黑五方，正色也。"服饰颜色调节人的心理，五色与五行学说密切相关，《素问·阴阳应象大论》曰："在脏为肝，在色为苍……在脏为心，在色为赤……在脏为脾，在色为黄……在脏为肺，在色为白……在脏为肾，在色为黑。"关于情志方面，中医认为肝在志为怒，心在志为喜，脾在志为思，肺在志为忧，肾在志为恐。青色和绿色的服饰给人以有平静、宁静的感觉，可以缓解精神紧张。红色服饰给人以热情、兴奋、激动的感觉，可振奋和鼓舞精神。黄色服饰给人以温暖、愉快的感觉，古代黄色还是权力的象征。白色服饰给人以干净、朴素、雅致和宁静的感觉，有利于情绪稳定。黑色服饰给人以深沉、庄重、高雅的感觉，有镇静安定的作用。

第三节　华仪礼制

《春秋左传正义》曰："中国有礼仪之大，故称夏；有服章之美，谓之华。"宫廷服饰华美，代表着礼制，可以从纹饰、颜色、布料以及配饰上区分身份等级尊卑，使天子见其服而知贵贱。古代统治者认为服饰有"严内外、辨亲疏、别等级、定尊卑"的功能。服饰礼仪是华夏文明的象征，中国古代的冠服制度以礼服为核心，礼服与政治制度相连，服饰制度与皇权关系最为密切。清朝是中国封建社会的最后一个王朝，其服饰形制是历代服饰发展的巅峰，受到民族因素、皇权思想、美学思想及宗教方面的诸多影响，其形制借鉴了历代帝王服饰，是王朝服饰的集大成者。清代宫廷服饰作为文化载体，展现了中国古代物质文明的内涵，故以下主要介绍清代宫廷服饰文化。

一、龙权稳泰

清代帝王服饰与官员服饰按功能性划分为五类，礼服、吉服、常服、行服、雨服五种，每种又按季节分为冬夏两种。礼服由朝冠、朝服、朝珠、腰带、端罩、衮服组成，为举行高规格盛大典礼所着。朝服是在皇帝登基、大婚、祭天、元旦等重大典礼时穿的礼服。皇帝朝服基本形制为上衣下裳制，腰间有腰帷、襞积，右侧有正方形的衽，衣袖由袖身、熨褶素接袖和马蹄袖端组成。冬季礼服以棉、皮制成，春秋和夏季礼服以夹、单制成。朝服根据功用分为四种颜色，一般朝会用明黄色、祭天蓝色、祭日红色、祭月白色。皇帝的服饰纹样以龙纹为主，配有十二章、五色云和平水江牙等纹饰。朝服上有龙纹，寓意为国家之首，代表至高无上的皇权。朝服纹饰的十二章承袭明代汉族服饰特色，这十二种图案各有其寓意，其中日、月、星辰为十二章之首，代表三光普照大地，象征着帝王皇恩浩荡，权倾四方。山代表性格稳如泰山，治国有道。

穿朝服还要戴朝冠、佩戴朝珠与朝带。朝冠按季节分为冬朝冠和夏朝冠。冬朝冠有黑狐、薰狐两种，夏冠用织玉草或藤竹丝织。朝珠受佛教的影响，由 104 颗小珠、4 颗大珠串成，四颗大珠为“佛头”，象征四季。朝珠戴于颈前，胸前正中处一颗佛头缀有形似葫芦的“佛头塔”，佛头塔两侧有三串小珠，代表每月有上旬、中旬和下旬，每串小珠有十颗，名为“纪念”，一颗珠子代表一天，总共三十天。“纪念”又称“三台”，说法之一是天子有三台，灵台观天象，时台观四时，囿台观鸟兽鱼龟。另一种说法是“三台”为官称，尚书为中台，御史为宪台，谒者为补台。朝带也是配饰之一，《大清会典》规定，皇帝朝带分为两种，色用明黄。衮服也是礼服之一，举行祭圆丘、祈谷、祈雨等重大典礼时，皇帝将其套在朝服或吉服外。衮服样式为圆领，对襟，平袖与肘齐，石青色，于两肩、前襟、后背处各绣五爪正面金龙纹。左肩绣日、右肩绣月，前后有万寿篆文，并相间以五色云纹。端罩是冬季清代帝王及官吏穿在朝服、吉服外面的一种礼服，其形制为圆领对襟，平袖，身长及至膝。端罩有狐、貂、猞猁狲、豹皮四种质地，根据身份尊卑又分为八个等级。

吉服是吉庆典礼穿的服饰，皇帝吉服分为龙袍、衮服和吉服冠。皇帝龙袍是皇帝常穿的吉服，比朝服等礼服略次一等。清代皇帝龙袍为圆领，右衽大襟，窄袖加综袖，马蹄袖端，四开裾式长袍。据《大清会典》规定，皇帝的龙袍“色用明黄，领袖俱石青，片金缘。秀文，金龙九，列十二章，间以五色云。领前后正龙各一，左右及交襟处行龙各一，袖端正龙纹各一。下幅八宝立水，裾四开，棉、夹、沙、裹惟其时”。五行中土居中央，为黄色，皇帝身穿黄色，寓意中央集权。我国以“九”为大，皇帝为“九五之尊”，乃为真龙天子。皇帝衮服是穿在龙袍外面的，为对襟、中袖、袖与肘齐，身长至膝，为石青色。皇帝吉服冠的形式与朝冠基本一致。

清代乾隆的明黄色缎绣彩云黄龙夹龙袍长 144 厘米，两袖通长 194 厘米，袖口宽 16.80 厘米，下摆宽 128 厘米，前后开裾长 58 厘米，左右开裾长 23 厘米。龙袍为圆领，大襟右衽，马蹄袖，裾四开，直身式袍，领、袖边镶饰石青色团龙杂宝织金缎及三色平金边，内衬湖色缠枝莲暗花绫里，缀铜鎏金錾花扣四枚，采取一至三色间晕与退晕相结合的装饰方法，在明黄色缎地上，运用平针、套针、戗针、平金、钉线等刺绣针法，绣海水江崖、云龙、蝙蝠及十二章等纹样。它打破了以金线绣制龙纹的传统装饰方法，大胆采用黄色丝线对龙纹加以表现，同时，通过大红色云蝠的反差衬托，使恬淡的龙纹更具庄重热烈的装饰效果。

明黄缎绣彩云蝠金龙银鼠皮龙袍是清代雍正皇帝冬季所穿的龙袍。龙袍长 143 厘米，两袖通长 198 厘米，袖口宽 17 厘米，下摆宽 126 厘米，左右裾长 23 厘米，前后裾长 40 厘米。龙袍为立领，大襟右衽，马蹄袖，裾四开。立领用貂皮，袖口貂皮出锋，衬里为白色银鼠皮，并有出锋。龙袍面以明黄色缎为地，绣金龙九，间以云蝠、团寿字为饰，下幅绣海水江崖八宝立水。金龙以圆金线绣成，并用白色辑线点缀龙角、龙爪、龙尾等，龙颜端庄威严。平水用蓝、绿六晕色绣成，立水则以蓝、绿、红、雪青四晕色绣成，晕色自然。其绣法以套针为主，间用辑线、平金、施毛针等，绣工精致。纹样用黑线勾边，使平面纹饰具有突起的效果，衬里银鼠皮是用大小不一的小块银鼠皮拼接而成。

常服是皇帝日常穿的服饰，包括常服袍、常服褂及常服冠。皇帝常服的样式与皇室宗亲及品官所穿的常服大致相同。常服袍为圆领、右衽、大襟袍，马蹄袖，花纹不限。常服褂多为石青色，对襟平袖，不设马蹄袖，裾左右开，长至膝下，花纹不限，也无补子。行服为皇帝出行骑马时所穿的服装，行服由行褂（马褂）、行袍、行赏和与之相配的行冠组成。行褂比较常见，上至皇帝下至百姓皆可穿，为圆领对襟、平袖、袖长及坐齐，五个纽扣相系。皇帝行袍与常服袍款式基本相似，为骑马方便，右面衣裾比常服袍减短一尺左右，故又名“缺襟袍”。皇帝的行裳，又叫战裙，为穿在行服外面系在腰间的、左右各一片内直外弧行的石青色裙子。与行服搭配穿戴的是行服冠。雨服是皇帝挡风避雨的服装，皇帝雨衣有六种，均为明黄色立领的披风样和“一口钟”的样式。

二、凤贵着金

清代后宫等级森严，有着严格的服饰制度，按制着装，后宫命妇自上而下为皇后、皇贵妃、贵妃、妃、嫔。皇太后和皇后礼服等级一样，有朝服、吉服（也称龙袍）、龙褂、常服，同时配有朝冠、吉服冠。朝服分为朝褂、朝袍、朝裙、朝冠及朝珠。朝褂有四种样式，为圆领、无袖、对襟、上瘦下松款式，用色为石青色。皇太后、皇后朝袍与皇帝一样，分为冬夏朝袍，颜色为明黄色。朝袍由披领、披肩及袍身三部分组成。朝裙为女子贴身衣物，上面为右衽背心，下面为大摆裙，两部相连为一个裙子，分为冬夏朝裙。龙袍的图案装饰有三种类型，《大清会典》载：“龙袍为圆领、右衽、大襟、左右开裾；袖有袖身、接袖、综袖、马蹄袖端的明黄色的长袍。领与接袖、中接袖、袖端为石青色。”龙褂样式为圆领、对襟、左右开衩、袖端平直的长袍。龙褂纹饰有三种，均为石青色。常服样式与满族贵妇服饰相似，为圆领大襟，衣领、衣袖及衣襟边缘饰有宽花边。

三、百官应朝

历代官服都有着严格的定制。清代乾隆制定的官服制度，是一套完备的服饰典制。皇帝及文武百官按制着装，不能逾越典制。文武百官服装与皇帝服装相呼应，依据身份、场合进行着装，故百官服饰亦分礼服、吉服和与之相应的吉服冠。清代官服制度中最有特点的是“顶戴花翎”，“顶戴”是百官的冠顶，指清朝官吏帽子上嵌的宝石。《大清会典》中记载，各级官员的朝冠顶戴分为九品，各不相同。一品顶镂花金宝，中饰东珠一，上衔红宝石。九品是镂花阴文，金顶。“花翎”最初是皇帝给予大臣的一种赏赐，代表荣耀。顺治帝时对花翎做出了明确的规定，有“辨等级，昭品秩”的作用。花翎分为花翎、蓝翎、染蓝翎，其中花翎为贵。补服是清代主要的一种官服，文武百官的补服与皇帝的衮服作用一致，“皆为圆领、对襟、平袖，袖与肘齐，衣长至膝下，比袍短一尺左右，门襟有五颗纽子的石青色外衣”。补子纹样中，文官用禽鸟，武官用走兽，各分九等，服色皆为石青色，并以补子上的纹样来区分官位的高低。朝服是朝觐之服，乃是朝见天子时所穿。文武百官的朝服与皇帝的朝服一致，但颜色和图案纹样不同。蟒袍是指穿在外褂之内的一种以蟒纹装饰的袍，在服色和蟒的多少上与皇子蟒袍有所区分。崇德元年，对官员礼服的配饰朝带和朝珠进行了严格规定，体现着等级差别。

第四节　衣养四季

顺应四季气候变化，根据四时阳气的生长化收藏穿衣，可达到中医养生的目的。《灵枢·本神》云：“故智者之养生也，必顺四时而适寒暑。”在《素问·四气调神大论》中就论述了春夏秋冬的养生之道。汉代朝服的服色有具体规定，一年四季按五时着服，即春季用青色，夏季用红色，季夏用黄色，秋季用白色，冬季用黑色。晚清宫廷女官德龄在《御香缥缈录》中回忆道，服饰的图案根据时令而不同，描述到宫廷女子“照着春夏秋冬四季的分别，规定各式不同的衣服，每一季节用一种花来代表”：冬季用蜡梅、水仙、杜鹃等；春季用桃花、牡丹、杏花等；夏季用兰花、蔷薇、荷花、石榴等；秋季用菊花、芙蓉、秋海棠等。牡丹雍容华贵，有富贵吉祥的寓意，受到了清代宫廷的青睐。清代服饰也喜用“花中四君子”——梅、兰、竹、菊。梅花为迎春报喜之花，寓意冰清玉洁、坚忍不拔的品格；菊花寓意富贵长寿；石榴和葡萄多子多福，象征繁荣昌盛，子嗣延绵；合欢花寓意夫妻好合，美满恩爱；灵芝形似祥云，寓意吉祥如意；莲花纹本为佛教纹，清代将佛教定为国教，寓意纯洁，《无量清净尘经》云：“无量清净佛，七宝地中生莲花上；夫莲花者，出尘离染，清净无暇。”

春季，天地俱生，万物以荣，是阳气升发的季节，穿着服饰要宽松，不要穿过于束缚的衣服，才利于气机的运行、阳气的升发，在颜色上也要选择与春天相呼应的颜色，穿一些清新的淡绿色、淡粉色等春意盎然的颜色，与春季百花盛开、春光明媚的景色相应，让人心情舒畅，心神调和。但也要注意保暖，春季有“倒春寒”，天气变幻莫测，保持“春捂”的习惯，顺应春季自然之道养生。

夏季，天地气交，万物华实，阳气布于体表，是自然界阳气最为旺盛的季节，易汗出，选择衣服的面料要柔软吸汗，可以穿一些丝、棉、麻等衣物，也要注意遮阳。夏天烈日炎炎，会让人情绪高涨，容易激动，在服饰颜色的选择上，可穿一些米白、浅色系衣服。

秋季收敛，地气以明，昼夜温差大，气温不稳定，机体易受邪气的侵袭。古代秋季养生有坎肩服饰，现代成为马甲，侧重保护前胸和后背。秋季养生服饰的颜色适合选择暖色调系列，如橙色、驼色、金色，与秋季金黄颜色相称。

冬季闭藏，水冰地坼，服饰要保暖，去寒就温，使阳气“无泄皮肤”。冬季寒冷，服饰多长过腰臀，以挡风御寒。古代有护腰服饰叫“主腰”，可对腰腹起到保暖的作用。冬季可选择一些藏青色、黑色、红色等为主要颜色的服饰。

第十五章　节令习俗

传统节日体现了一个民族或者国家的民俗文化，是历史的积淀，承载着古老而又丰富多彩的社会文化活动，展现了古代的生产方式和习俗风尚，表达了古代人民对美好生活的憧憬和期待。传统节日历经朝代的更替、时代的变迁，形成了多元的习俗文化，使人能从中汲取博大精深的历史文化。传统节日传承到现在，让现代人体验到了丰富的娱乐生活，也同时增强了中国人的民族自豪感和认同感。传统节日有春节、上元节、二月二、清明节、端午节、乞巧节、中秋节、重阳节、腊八节等。人们以特有的方式庆祝节日的到来，制作相应的美食，如中秋节的月饼、腊八节的腊八粥，参加相应的活动，如端午节的赛龙舟、清明节的踏青等，这些都蕴含了不同的养生方式。节日习俗从民间产生，传入宫廷，再经宫廷的推广，广为流传。

第一节 春节岁除，百节之首

春节是中华民族历史最悠久、最隆重、最热闹的传统节日，号称“百节之首”。汉魏时期春节称为“元旦”“元辰”“三朝”“正元”“正旦”等。辛亥革命后才改为“春节”，又俗称“过年”。农历“大年三十”古时称“除夕”，是一年中的最后一天，又有“岁暮”“岁除”之称，寓意“旧岁至此夕而除”，把过去一年的不顺和灾邪之气去掉，迎接新的一年。“年”相传源于原始农耕时期的“腊祭”之说，是一种祭祀仪式，先民用一年收获的粮食祭祀祖先和神灵，祈求来年风调雨顺再丰收。先秦时期，宫中会举行“祭傩”仪式，以驱鬼逐疫，酬神纳吉。汉魏时朝廷也在腊月年末举行“大傩”仪式。春节自先秦萌芽，至汉时定型，历经各朝流传至今，其主要习俗有贴门神、贴春联、放鞭炮、守岁、赠压岁钱等，节俗活动丰富多彩，绚丽多姿。

在新年来临之际，人们有贴门神的习俗，在门上贴上门神画以驱鬼避邪，保佑平安。最古老的著名的门神是神荼、郁垒二神。在《山海经·大荒北经》记载黄帝“立大桃人，门户画神荼、郁垒与虎，悬苇索以御凶魅”。后人不断效仿演变，至明清时期，出现了文官门神和赐福门神，人们于每年新旧交替时贴门神以镇邪祛恶，表达平安顺遂、富贵功名的美好心愿。贴春联也是春节的重要活动，春联从桃符演变而来，古人在桃符上刻字，悬挂于门上以驱邪。我国第一副春联是五代后蜀国君孟昶写在桃木板上的“新年纳余庆，嘉节号长春”。王安石诗云：“千门万户曈曈日，总把新桃换旧符。”到明代，“桃符”改为春联，在明太祖朱元璋的提倡下，春联在民间盛行，朱元璋还微服出巡察看百姓是否贴春联，他曾看到有户人家未贴春联，就根据这户人家的特点亲自写下了“双手劈开生死路，一刀割断是非根”的春联。

王安石《元日》诗中写到“爆竹声中一岁除，春风送暖入屠苏”，放鞭炮给春节带来了喜庆热闹的气氛。最初放鞭炮的目的是驱逐名为“山臊”的恶鬼，有驱邪纳祥，辞旧迎新之意。“入屠苏”即饮屠苏酒。屠苏酒是一种药酒，其最早的文献记载为东晋葛洪的《肘后备急方》。孙思邈《备急千金要方》中记载屠苏酒的作用：“一人饮，一家无疫。一家饮，一里无疫。”古人在大年初一早上饮用屠苏酒，是新年喝的第一杯酒。饮用时按年龄顺序引用，年少的先喝，年长的后饮。南朝梁宗懔《荆楚岁时记》中记载：“以小者得岁，先酒贺之，老者失岁，故后与酒。”清代皇帝初一吃完饺子后，会到养心殿的书案前写下吉语，再喝一杯屠苏酒。

自隋至唐宋时期，社会趋于稳定，经济日渐蓬勃发展，文化开明。上至朝廷皇家，下至民间百姓，都欢度春节，共享欢乐。朝廷制定了春节节日制度，举行隆重的庆祝仪式。除夕之夜，帝王宫廷举行“国傩”，以驱鬼逐疫，祈求国运太平，皇帝、公主、官员都参加。隋唐时期，除夕夜在宫廷中整夜燃檀香和沉香等香木，香味可达几十里，皇帝大摆酒宴，宴请群臣，共同守岁才子献诗，歌舞升平，隆重非常，极尽奢侈。唐太宗在除夕夜守岁场面隆重，文献记载："盛饰宫掖，明设灯烛，殿内诸房莫不绮丽，后妃嫔御皆盛衣服，金翠焕烂。设庭燎于阶下，其明如昼，盛奏歌乐。"唐太宗创作《守岁》诗："暮景斜芳殿，年华丽绮宫。寒辞去冬雪，暖带入春风。阶馥舒梅素，盘花卷烛红。共欢新故岁，迎送一宵中。"南宋皇帝于春节时在皇宫内举行闹灯活动，与民同乐。

明清承袭旧制，宫廷中过春节也是热闹非凡，有贴门神、贴春联、吃饺子、守岁、看戏等习俗。清宫门神是画在纸、绢或布上，然后裱在木框里的，可多次反复使用。清代门神有将军门神、福禄门神、判子门神、童子门神和仙子门神等，形象丰富多彩。清宫春联不同于民间的红纸墨笔书写，而是用白绢书写，因满族人崇尚白色，以白色为尊。乾隆皇帝在皇宫中题写多副对联，如"五云迎晓日；万福集新春"。若是宫中有喜事，需要营造喜庆氛围时，则需向天子请示是否用红色对联，如慈禧过六十大寿时，礼亲王便上疏请示："其对联是否一律用硃红纸书写，镶用黄色绢边，伏候钦定。"若是新年恰逢丧事，则当年各处不许悬挂春联，次年恢复正常，这些习俗也影响至今。

清朝皇帝过年要"封宝"，即在春节期间，停止办公，封闭玉玺。康熙时期有贴福字一说，每年正月初一，将一个"福"字挂于乾清宫正殿，并赐予王公大臣和地方封疆大吏"福"字，以此联络君臣感情。福字有"子、田、才、寿、福"五种字形，寓意"多子、多田、多才、多寿、多福"。天子和民间一样，在春节时会穿上新衣迎新。春节宫廷会宴请群臣，举国欢庆，奏《丹陛大乐》《海宇升平之章》《万象清宁之章》。慈禧除夕时会邀请王公贵族中的福晋和格格们在皇宫中一起包水饺，共度春节，共享欢乐，愉悦身心。

乾隆四十八年（1783 年）除夕，皇帝设宴紫光阁过年，皇亲国戚相聚于宫中吃年夜饭，《姚文瀚紫光阁赐宴图卷》描绘了这一场景。乾隆四十八年腊月二十九日（这年没三十），乾隆帝的早膳菜单如下："荤高头五品、葱椒鸡羹热锅一品、口蘑锅烧鸡一品、燕窝挂炉鸭子挂炉肉热锅一品、苹果山药酒炖鸭子一品、酒炖万字肉一品、托汤鸭子一品、羊肉丝一品、清蒸鸭子鹿尾攒盘一品。"主食则有竹节小馒头、年糕、番薯、生肉丝面。下午四点左右年夜饭开始，伴随乐声响起，乾隆就座，皇后、嫔妃也先后入席。清朝皇帝的饮食习惯是先进汤膳，乾隆帝的汤膳是"燕窝红白鸭子腰汤膳一品，粳米乾膳一品，燕窝鸭腰汤一品，鸭子豆腐汤一品"。在乾隆帝的年夜饭上，鸭肉为多，有燕窝莲子鸭子、山药鸭羹、口蘑冬笋炒鸭丝、鸭子东坡肉等。鸭肉甘寒，有滋阴补虚、益气利水消肿的作用，极具养生价值。正月初一日寅时（凌晨 3 ～ 5 点），守岁瞻拜后，乾隆皇帝于乾清宫东侧的弘德殿，吃一盘煮饽饽。乾隆每跨过一道门槛，随侍太监就跟着放一挂鞭炮。御膳厨役在皇帝进入乾清宫坐稳后，将刚出锅的饺子呈上。乾隆吃饺子需四盘调料，分别装酱小菜、南小菜、姜汁和醋，饺子分两碗，一碗中放素饺子 6 个，另一个放带铜钱饺子 2 个，有来年行好运之意。吃饺子时，使用的器具十分讲究，装饺子用的是雕漆飞龙宴盒，饺子碟要放在剔彩漆大吉宝案正中的“吉”字上，寓意美好。

第二节 上元赏灯，君民同乐

农历正月十五，是中国宫廷及民间的传统节日——上元节，也称元宵节、元夕或灯节。正月是农历的元月，古人称“夜”为“宵”，把一年中第一个月圆之夜正月十五称为元宵节。正月十五，皓月高悬，街上张灯结彩，上至达官贵人，下至黎民百姓，皆欢欣庆贺。有挂灯赏灯、出游狂欢、饮食祭祀、登高、出门赏月、燃灯放烟、喜猜灯谜、共吃汤圆等习俗。

元宵节吃元宵和赏花灯的习俗流传至今。北方摇元宵，南方包汤圆，二者在原料、外形上差别不大。清代宫廷元宵和汤圆的制作考究，用料精良。史籍中记载汤圆有甜、咸两种，甜者用糖皆为黄砂糖，用白砂糖者甚少，其馅取“落花生或芝麻焙香和捣为之”；咸者加盐，其馅取豆腐焙干碾碎，“切香菜或肉屑为之”。古代，为了维护社会治安，通常实行宵禁制度，即禁止百姓在外行走，但在元宵节不设宵禁。元宵节夜里街上张灯结彩，百姓观灯赏景，结伴游玩。

上元节起源有多种说法，说法一是东汉明帝提倡佛教，佛教有正月十五日僧人观佛舍利，点灯以敬佛的传统，故皇帝下令这一天夜晚在皇宫和寺庙里点灯敬佛，令士族庶民都挂灯，这种佛教礼仪逐渐形成了民间盛大的节日。说法二是源于道教的“三元”神之说，天官之神赐福，正月十五日生；地官之神赦罪，七月十五日生；水官之神解厄，十月十五日生。正月十五为上元节，七月十五为中元节，十月十五为下元节。“三元”之日举行祭祀活动，天官喜乐，燃灯庆贺。说法三是汉文帝时为纪念“平吕”而设。汉高祖刘邦死后，吕后大权独揽，吕后病死后，诸吕在上将军吕禄家中密谋作乱，以便夺取江山，齐王刘囊为保刘氏江山，起兵讨伐诸吕，最终平定“诸吕之乱”。平乱之后，刘恒登基，称汉文帝。文帝深感太平盛世来之不易，便把平息“诸吕之乱”的正月十五定为与民同乐日，以示纪念，这一日京城中家家张灯结彩，普天同庆。

唐代赏灯活动更加热闹，古文献中明确的记载，唐景龙四年（710 年）正月“丙寅夜，帝与皇后微行观灯”，皇帝和皇后微服出行以观灯。《旧唐书·睿宗》本纪第七：“上元日夜，上皇御安福门观灯，出内人连袂踏歌，纵百僚观之，一夜方罢。”唐代诗人苏味道的《正月十五夜》云：“火树银花合，星桥铁锁开。暗尘随马去，明月逐人来。游伎皆秾李，行歌尽落梅。金吾不禁夜，玉漏莫相催。”描绘出了京城长安元宵佳节灯景的繁华和热闹景象。唐代元夕观灯增加为三夜，到宋代增加到五夜，宋代观灯之俗最为兴盛，灯火辉煌，歌舞百戏填充街巷，“乐声嘈杂十余里”，宋代还增加了吃汤圆和猜灯谜的习俗，一直沿袭至今。南宋辛弃疾《青玉案·元夕》曰：“众里寻他千百度，蓦然回首，那人却在灯火阑珊处。”

明代自初八点灯直到正月十七（夜落灯），为期十天，是中国历史上最长的灯节。明代仍沿旧习，宫中元宵节前后放假3天，皇帝赐文武群臣及耆老宴席，午门置鳌山灯，听人纵观，表示与民同乐。大臣们可奉父母来观灯，皇帝并予赏赉。《明宫史》载，正月十五日上元，内臣宫眷，皆穿灯景补子、服蟒衣。灯市十六日更盛，天下繁华咸萃于此，勋戚内眷登楼玩看。清代继承了前朝习俗，除了观花灯、吃元宵等热闹场面外，还有舞火把、火球、火雨，耍火龙、火狮等。清宫上元庆典时，清帝撰写上元灯词，康熙帝、雍正帝、乾隆帝、嘉庆帝、道光帝都撰写了上元诗。康熙《上元》诗："月华连昼色，灯火杂星辰。彩仗移双阙，琼筵会大臣。"描绘了康熙帝在上元节与大臣筵席看灯火的场景。

第三节　龙抬二月，敬龙祈雨

二月二，又称"龙抬头""青龙节""春龙节""龙头节""春耕节""农事节"，是我国民间重要的传统节日。古代人民在二月二这日盼望着龙王降临雨水以便进行农业生产，虽带有神话色彩，但体现着勤劳朴实的农民祈盼风调雨顺、国泰民安的美好愿景，也彰显了我国数千年农耕文明敬爱自然、顺应天地、天人合一的传统观念。我国一直有"龙崇拜"的历史，龙在古代乃天子象征，是带有神秘色彩的吉祥物，时至今日，中国人也称自己为"龙的传人”。

二月二龙抬头，庆祝节日以敬龙祈雨，佑保丰收，其起源纷说不同。一则认为与古代天文学相关，古代劳动人民通过天上星宿位置的变化来判定时节以进行农业生产。天上一共有二十八个星座，俗称“二十八宿”。“二十八宿”分为东、西、南、北四组，即“四象”：东方苍龙、南方朱雀、西方白虎、北方玄武。“东方苍龙”星象在春天黄昏，从东方地平线上升起，龙星出现的时间正与一年中的农耕时节相合，被古人看作巨龙苏醒。更为科学的说法是二月二与惊蛰节气靠近，正值春气始动，土地解冻，万物萌发，农民即将开始农耕作业，需雨水滋润作物。古人认为龙王司雨，乃掌管雨水的神。“惊蛰地气通”，惊蛰前后，蛰伏的动物被春雷惊醒，龙是百虫之长，抬起头来，将欲升起来播云撒雨，所以有“龙抬头”这一说，故在这一日祭祀庆祝。

还有一则关于二月二的神话传说：相传当年女皇武则天面南称帝，玉帝降旨命令龙王三年内不许降临雨水。龙王心慈善良，不忍心见百姓颗粒无收，生灵受苦，所以冒着风险，甘犯天威，降了一场大雨，让作物有所生长，百姓能收获，玉皇大帝为此大怒，将龙王治罪而压于山下，后因百姓日日为其祈祷的行为感动了玉帝，才将龙王释放。这一天刚好是“二月二”，就有了“二月二，龙抬头”的典故。

二月二虽起源很多，但都代表着古人祈求丰收的美好夙愿，在一天也流传着许多节俗。但“百里不同风，十里不同俗”，各地二月二“龙抬头”的习俗不尽相同。先说北方地区的节俗：引龙，分别是撒灰引龙和汲水引龙；除虫、薰虫，因为惊蛰前后，春气萌发，气温回暖，百虫蠢蠢欲动，所以要除虫；还要“剃龙头”，也就是理发，寓意辞旧迎新，希望带来好运，顺顺利利。还有一些食俗，吃面称为“吃龙须”，吃水饺则称为“吃龙耳”“吃龙角”，北京一带多食用春饼，叫作“吃龙鳞”。南方则祭土地神，祈祷祝福；民众宴饮，奏乐欢庆；饮用社日酒，据传可治耳聋；食社饭、糍粑等等。

伏羲时期重农桑，务耕田，每年二月二有“皇娘送饭，御驾亲耕”。周武王时，每年二月二都举行盛大仪式来号召文武百官亲自耕种，也表明了对节日的重视。唐朝时，二月二是“迎富贵”的日子，在这一天有点心“迎富贵果子”。宋代宫廷在二月二这天有“挑菜”的御宴活动：在小斛的量器中种植生菜等新鲜菜蔬，名称写在丝帛上，压放于斛下，让众人猜结果，有赏有罚。这一活动既“尝鲜儿”，又具有娱乐性，当时“王宫贵邸亦多效之”。二月二这天清宫中要撤火、扫房。龙抬头之日，慈禧太后顺应节气，会遛早弯儿。

第四节　清明洁净，万物生长

清明是我国传统的二十四节气之一，也是中华民族的重要节日之一。2013 年清明节被列入第一批国家非物质文化遗产名录。

“清明”二字顾名思义，即清洁明净。《岁时百问》载：“万物生长此时，皆清洁而明净，故谓之清明。”清明节在农历三月，此时气清景明，万物皆显，清明节气一到，气温上升，阳光明媚，雨水渐多，草木萌发，是春种的好时节，民间至今流传着“清明前后，种瓜点豆”“植树造林，莫过清明”的谚语。唐代大诗人杜牧的《清明》诗：“清明时节雨纷纷，路上行人欲断魂。借问酒家何处有，牧童遥指杏花村。”此诗为清明的真实写照。

清明节经常与寒食节、上巳节相联系，上巳节定在“三月三”，其主要礼俗活动，一是在水边举行“招魂续魄，拔除不祥”的祭祀活动，二是到野外踏青游玩。唐代每到三月三节日，皇帝都在曲江筵席宴请功臣，并赏赐文武百官。民间也是十分热闹，男女手执柳枝于水边嬉闹，借助节日热闹之际，身心放松，调适精神，顺天地以养生。寒食节在清明之前一两天，有禁火、寒食的习俗，民间流传很多说法，最可能与之相关的是忠臣义士介子推被火焚于绵山的故事。寒食还可能源于古人春季的禁火习俗，这一日火种熄灭，不能举火煮食，故有“寒食”一说。后来因上巳节、寒食节和清明节在时间上紧密相连，习俗相互重叠渗透，在唐代相互融合，宋代已经合而为一了。

清明节有扫墓祭祖的习俗，中华民族有“祭祖传国粹，易俗尽孝心”的传统美德。“寒食墓祭”大约在南北朝形成习俗，《旧唐书·玄宗纪》记载：“寒食节上墓拜扫礼经无文，但近代相沿，积久成俗，士庶之家，每逢寒食节无不祭扫。”唐玄宗时期把寒食墓祭作为国家礼俗确定下来，因寒食和清明一起，后来就有了清明祭拜先人扫墓的习俗，要“饮水思源，慎终追远”。《论语·为政》曰：“生，事之以礼；死，葬之以礼，祭之以礼。”祭祖是中华民族追思祖宗、缅怀先人，庄重肃穆地表达自己的思念和敬意，代代相传的一种虔诚的仪式。祭祀先人可加强中华民族作为炎黄子孙的民族认同感，有助于形成崇亲敬宗的良好道德风尚。

清明节还有另外一个重要的习俗是踏青郊游、放风筝。清康熙二年（1662 年）广东《乳源县志》载：“清明，祭祖于墓，刈除荆蔓，挂纸坟上。率族之男女登山而祭，谓之‘踏青’。家插柳于户。”祭祀踏青远足，亲近自然，与自然和谐相处，折射出古人敬畏生命、热爱自然，追求天人合一的思想境界。踏青，也称之为踏春，清明时节，万物复苏，阳光明媚，正是“乱花渐欲迷人眼，浅草才能没马蹄”的季节。踏青出游，可放松心情，调节情志，使气血冲和，心宁神安。清明时节，宫廷和民间都放风筝，有“鸢者长寿”一说，古书记载：“五代李郑於宫中作纸鸢，引线乘风为戏，后於鸢首以竹为笛，使风入竹，声如筝鸣，故名风筝。”唐天宝年间，宫廷里有丝绢扎制的“夜光”风筝。北宋皇帝宋徽宗赵佶喜爱风筝，主持编写了《宣和风筝谱》。

打秋千为清明时节盛行的娱乐活动之一，《五杂组》卷二载：“今清明、寒食时，惟有秋千一事，较之诸戏为雅，然亦盛行于北方，南人不甚举也。”秋千在宫廷与民间普遍流行，明末宫中应景而制的有秋千补子、秋千袍。蹴鞠也是古人在清明时节喜欢的游戏之一，与现代的足球相类似。王维在《寒食城东即事》一诗中就描绘了蹴鞠场景：“蹴鞠是屡过飞鸟上，秋千竞出垂杨里。”清明也是喝茶的时节，唐代宫廷在清明时节举办清明茶宴，宴请王公大臣、皇亲国戚以及外邦使臣，彰显大唐盛世之象。茶宴中有十分精雅的茶点，茶点分为茶食和茶果。《宫乐图》中有核桃仁，在唐《宴饮图》中有梨子。

第五节　端午阳盛，祛湿避秽

端午节为农历五月初五，又称端阳、重五节、五月节、诗人节等，是我国重要的传统节日之一，其节俗活动丰富多彩，有驱瘟、挂菖蒲、熏艾叶、饮雄黄酒等，后来逐渐衍生出吃粽子、赛龙舟、悼念屈原等活动。这些节俗活动蕴含着一定的养生思想。端午在农历五月初五中午过，是一年中阳气最盛之时，夏季炎热，疫毒易生，故在此时要祛湿防邪，避免秽浊。端午节悬挂艾草菖蒲于门口以避毒驱邪，艾草性温纯阳，能通十二经；菖蒲能祛风寒湿痹、通九窍，且二者气味芳香持久，可抵挡病邪及秽浊之气于门外。将装有丁香、薄荷、桂皮、肉豆蔻、肉桂、安息香等中药的香囊系在腰间，具有芳香避秽、驱蚊驱虫的作用，具有养生保健的功效。

端午节源于屈原而为人所熟知，屈原投江而死，楚国百姓悲痛不已，于汨罗江畔追悼和缅怀屈原而形成一系列习俗。吃粽子、挂五彩、划龙舟都与纪念屈原有关。南朝梁代吴均的《续齐谐记》

曰:“屈原五月五日投汨罗而死，楚人哀之，每至此日，竹筒贮米投水祭之。”《太平御览》曰:“五月五日以五彩丝系臂者，辟兵及鬼，令人不病温（瘟），亦因屈原。”南朝梁代宗懔的《荆楚岁时记》中最早记载，端午龙舟竞渡是为了表达抢救屈原的愿望。这些习俗也有重要的养生作用，端午时节天气炎热，粽子主料为糯米，有补中益气健脾的功效，对脾胃虚寒之人也有益处，红枣补益脾胃，包粽子的苇叶、竹叶、荷叶分别有生津止渴、清热除烦、清热利湿之功。

端午节在宫廷中也举行隆重的庆祝活动。唐玄宗开元天宝盛世之后，宫中庆贺端午才形成习俗，在此之前因宫中庆贺端午奢费较大而屡被禁止，玄宗还有诗《端午三殿宴群臣探得神字》。玄宗期间宫中曾制作一种“粉团”粽子用以娱乐。宋代时宫廷中端午节十分隆重，据吴自牧的《梦粱录》记载，端午节前，宫中专设的造办机构要精心制作一些红纱彩金匣子，匣中放着用菖蒲或通草雕刻的天师御虎像，四周围着五色菖蒲叶。匣中还放着珠翠做成的蛇、蝎、蜥蜴、蜈蚣等毒虫，四周用专门降服它们的菱叶及葵花、榴花等花朵簇拥着，象征对它们进行剿灭。皇帝在这天按惯例赏赐大臣经筒、符袋等物品，内装各式糖果、金花、巧粽等，意在禳毒消灾，祈求平安吉祥。

端午节时元代宫中十分热闹，流行插艾虎、悬硃符、赠画扇、赛龙舟等活动以庆祝端午，另外还增加射柳和捶丸等活动，射柳是骑在马背上用箭射柳枝，捶丸又称步打球，即徒步挥杖打球。这些都是元代端午节宫中重要的娱乐活动。明代宫中的端午节，相关活动从五月初一持续到五月十三日。宫廷内会摆放菖蒲和艾蒿的花盆，门上悬挂着画有天师、仙子、仙女执剑降五毒的吊屏，宫眷内臣们也都穿上绣有五毒、艾虎的补子蟒衣。端午节当天，宫中的眷属臣僚都要饮用朱砂、雄黄、菖蒲酿制的药酒，吃粽子，后妃宫女也佩戴艾叶。

清代宫中的端午节热闹非凡，当天要登龙舟、吃粽子、插菖蒲。各宫殿都挂着五毒吊屏，门上插着菖蒲棒，房中贴着五毒符，挂着天师、钟馗像，皇帝及亲眷头戴艾蒿，腰佩绘有五毒和龙舟等图案的荷包，来驱邪避恶，祈求平安。清宫档案记载了雍正皇帝在圆明园过端午的情景：这天一早，王公大臣便云集勤政殿向雍正皇帝行叩节礼，随后陪同皇帝出宫到圆明园，登上数十艘龙舟，在波平如镜的湖面上由东海至西海畅游。装饰一新的龙舟上，琴瑟声声，锣鼓齐鸣，场面十分热闹。雍正皇帝将蒲酒、粽子等分赏给群臣，与之共食共乐，直到傍晚才返回宫中。端午节当天皇帝还会赏赐朝臣，把羽扇、食品、药物、茶叶等赐给重臣们。宫中还会演戏以活跃气氛，庆贺节日，常演出《阐道除邪》《灵符济世》《怯邪应节》《采药降魔》《奉敕除妖》等剧目。

第六节　乞巧相思，农桑繁茂

每年农历七月初七的“七夕节”，又称“乞巧节”“穿针节”“巧夕”“女儿节”等，源于古代对星宿的崇拜，是中国民间最具民族特色的传统节日之一。七夕节源于“牛郎织女”的传说，具有悠久的历史文化底蕴，是浪漫而又美丽的神话传说。关于牛郎织女的传说，最早见于《诗经·小雅·大东》曰：“跂彼织女，终日七襄。虽则七襄，不成报章。睆彼牵牛，不以服箱。”《古诗十九首·迢迢牵牛星》一篇更是融入了凄美的爱情传说：“迢迢牵牛星，皎皎河汉女。纤纤擢素手，札札弄机杼。终日不成章，泣涕零如雨。河汉清且浅，相去复几许。盈盈一水间，脉脉不得语。”曹植笔下《洛神赋》中也讲述了牛郎织女的故事，其传说丰富多彩，流传至今。

相传，每年的七夕之夜，牛郎和织女相会之时，喜鹊就会飞到银河边搭成鹊桥，使两岸的牛郎、织女渡河相会。七夕最早来源于古人对星宿和自然的崇拜，为天空中的牛郎星和织女星赋予现实生活男耕女织的神话，表达了祈求丰收的美好愿景。牛郎（牵牛）体现着古代农耕技术的发展，农业社会中，牛对农事活动十分重要，有牛耕等。织女，在《史记·天官书》中说：“织女，天孙女也。”古代，织女也是古代农耕社会中“织布的女人”，主要从事纺织工作，体现了古人重视纺织生产。

七夕节又叫“乞巧节”，乞巧习俗与古代女性关系密切，古代女子在七月初七这一晚上，摆上新鲜的时令瓜果，盼望着有智慧的心灵和灵巧的双手，更是乞求能有一段如意的姻缘，这就是乞巧。梁代宗懔《荆楚岁时记》记载：“七月七日，为牵牛织女聚会之夜。是夕，人家妇女结彩缕，穿七孔针，或以金银玉石为针，陈几筵酒脯瓜果于庭中乞巧。有蟢子网瓜上，则以为符应。”女子在七夕之夜，摆上瓜果，祭拜牛郎星和织女星。《诗经·大雅·绵》中有“瓜瓞绵绵”，寓意子孙昌盛，故七夕呈瓜果寓意祈求多子多孙，也让有织女品尝瓜果以表达感激之情和祈祷来年作物的丰收的意思。

此外还有穿针乞巧、喜蛛应巧等习俗。七夕穿针在《西京杂记》中记载：“汉彩女常以七月七日穿七孔针于开襟楼，人俱习之。”西汉时期宫中就流行穿七孔针的风俗。蛛网卜巧，是因在民间信仰中，蜘蛛为“喜子”即“喜蜘蛛”，民间有“蜘蛛集而百事喜”，女子将针线活和喜蜘蛛放进小竹匾里，一夜之后，看到蜘蛛网，就寓意着有一段美好的姻缘在等待女子。再者蜘蛛善织，在男耕女织的社会，也寓意女子祈求有巧工妙手。七夕的应节食物有巧果，巧果又名“乞巧果”，其材料主要是油面糖蜜。

七夕乞巧，上至宫廷后妃，下到民间女子，无一不重视这个节日，是中国古代妇女的节日。唐代宫廷中乞巧活动十分热闹，《开元天宝遗事》载，七夕节宫女们“各捉蜘蛛闭于小盒中，至晓开视蛛网稀密，以为得巧之候。密者言巧多，稀者言巧少，民间亦效之”，也有“宫中嫔妃各以九孔针、五色线向月穿之，过者为得巧之候，动清商之曲，宴乐达旦，士民之家皆效之”。天宝十年七月七日，唐玄宗与杨贵妃一起游宴祭拜牛郎织女星。正如《宫词》中所写：“阑珊星斗缀珠光，七夕宫嫔乞巧忙。”到宋代七夕节也十分热闹，《醉翁谈录》说：“七夕，潘楼前买卖乞巧物。自七月一日，车马嗔咽，至七夕前三日，车马不通行，相次壅遏，不复得出，至夜方散。”清代宫廷中对七夕也十分重视，七月初七日祭祀牵牛、织女星，先由皇帝拈香行礼，之后皇后、皇贵妃、贵妃、妃、嫔等依次行礼，虔诚祝愿国家“农桑繁茂”。《宫女谈往录》中记录了慈禧太后在颐和园过七夕节的情景。皇家还会在圆明园的“西峰秀色”听戏，如月令承应戏《仕女乞巧》等。

第七节　中元宫重，烧香读道

每年的农历七月十五是我国的传统节日“中元节”，亦称“盂兰盆节”“鬼节”，俗称“七月半”。中元节是中国的三大鬼节之一，其起源众说纷纭，可能与古老的祖先崇拜观念相关。中元节在民间称其为“祭祖节”，是祭祀祖先、悼谒亡魂的节日。但中元节的形成和发展过程与佛教和道教密不可分。在七月望日“秋尝祭祖”的古代民俗基础上，深扎于中国传统文化和历史习俗，再加上佛教的盂兰盆会和经道教“三官”之说，最终不断演变形成一个特殊的民俗节日。秋尝祭祖的古代风俗，是在七月作物收获之时举行祭祖仪式以明“孝子之诚”。《春秋繁露·四祭》云：“古者岁四祭，四祭者，四时之所生熟，而祭其先祖父母也。故春曰祠，夏曰礿，秋曰尝，冬曰蒸……尝者以七月，尝黍稷也。”《礼记·月令》记载，孟秋之月，“农乃登谷，天子尝新，先荐寝庙”，指的是“秋尝”祭祖，用一年四季收获的作物来祭祀祖先，也是后世子孙彰显孝道的表现。

中元节的名称来自道教，中元节本是道教节日。道教是影响较大的宗教，有“三官”之说。“三官”即上元天官、中元地官、下元水官，三官大帝又名三元大帝，上元天官紫微大帝赐福、中元地官清虚大帝赦罪、下元水官洞阴大帝解厄。这“三界天神”的诞辰分别是：上元正月十五（“元宵”）、中元七月十五、下元十月十五，在诞辰之日分别执行赐福、赦罪、解厄的职责。七月十五起源于印度佛教的盂兰盆斋，梵语“盂兰盆”（Ullam–bana）意为“救倒悬”，意思是将人死后的魂魄从困厄中解救出来。《佛说盂兰盆经》中讲述的是七月十五这天，高僧目连解救亡母灵魂的故事。《盂兰盆经》载，目莲之母亡，列入轮回六道中的“饿鬼道”中，目莲即以钵盛饭，往饷其母。食未入口，化做火炭，遂不得食。目莲大叫，驰返白佛，佛言：“汝母罪重，非汝一人所奈何，当须十方众僧威神助之力。至七月十五日，当为期待父母厄难中者，具百味五果，一著盆中，供养十方大德。”

历代统治者对中元节的发展有一定的促进作用。据记载，西晋时期《盂兰盆经》翻译后传入中国。南北朝和唐代在节庆时主要以“盂兰盆”为中心，寺院或宫廷准备盂兰盆，放入食物供品，用纸花、竹子、蜡烛等装饰，寺院和尚诵经等活动。南朝的梁武帝萧衍信奉佛教，开始举办盂兰盆会，大同四年，梁武帝在同泰寺设盂兰盆斋，经大力提倡后发展成俗，于七月十五形成节日。南北朝时期盂兰盆斋在一定范围内流传，更多的是在寺院内集体进行的祭祀祖先以表孝心的活动。唐代李渊以老子李耳为家族始祖，尊崇佛道两教，武则天崇信佛教，曾在洛阳举办过隆重的宫廷盆斋仪式，而唐玄宗信道，因此由皇室举办的盆斋活动曾一度萧条。会昌四年（844 年）以前，斋会十分热闹，寺庙做的盂兰盆供十分精妙，后因唐武宗灭佛，将佛寺的盆供搬到道观，盂兰盆会再度萧条。

北宋时期，“中元节”取代“盂兰盆会”，成为华夏民族固定的节日名称，也是民间祭祀祖先的盛大节日。在宋代诗词中曾多次出现“中元节”一词：“六宫最重中元节，院院烧香读道经。”中元节时，北宋王公贵族有大型活动，从宋太祖时中元节要赏灯宴请群臣，皇室要到祖宗神殿朝谒上香。朝廷也增加祭祀活动，徽宗时期，在中元节朝廷祭祀前线阵亡的将士。北宋末年中元节主要以娱乐为多，《东京梦华录》中记载了汴京百姓在中元节玩乐的热闹场景：“潘楼（汴京有名的夜市地点）并州东西瓦子亦如七夕。”清代，对中元节更为重视，各地寺院都举行盂兰盆会，还在街巷设高台诵经念文。

第八节　中秋迎寒，赏月团圆

中秋节又称月夕、秋节、仲秋节、八月节，是中华民族古老的传统节日之一。每年农历八月十五，恰逢三秋之半，故名“中秋节”。“中秋”一词最早见于《周礼》：“中秋，夜迎寒亦如之。”

中秋时节秋高气爽，皓月当空，五谷丰登，丹桂飘香，是阖家团圆、举家赏月的节日。中秋之夜，月光皎洁，形如圆盘，中秋节也称“团圆节”。中秋节大致起源于古代对月亮的崇拜，《周礼·春官》记载，周代有“中秋夜迎寒”“秋分夕月（拜月）”的活动，古代月亮是黑夜里的太阳，古人对月亮的崇拜方式是直接对月跪拜行礼，后逐渐发展为今天的赏月、吃月饼等蕴含多元文化内涵的中秋节俗。

关于中秋节有许多浪漫的神话传说流传至今，如“嫦娥奔月”“吴刚伐桂”“玉兔捣药”“貂蝉拜月”等，寄托着古人对月亮的崇拜和向往。相传唐玄宗与申天师及道士鸿都中秋望月，突然玄宗兴起游月宫之念，于是天师作法，三人一起步上青云，漫游月宫，但宫前有守卫森严，无法进入，只能在外俯瞰长安皇城。在此之际，忽闻仙声阵阵，清丽奇绝，婉转动人，唐玄宗素来熟通音律，于是默记心中。这正是“此曲只应天上有，人间能得几回闻！”日后玄宗回忆月宫仙娥的音乐歌声，自己又谱曲编舞，这便是历代有名的“霓裳羽衣曲”。

中秋的习俗有拜月、赏月、吃月饼等，古代帝王也有秋分祭月一说，祭祀场所为月坛，《礼记》载：“天子春朝日，秋夕月。朝日之朝，夕月之夕。”宫廷内天子中秋祭月也影响到了民间。唐宋时期中秋时节活动主要以赏月为主，唐朝咏月诗歌广为流传，朗朗上口，如张九龄《望月怀远》云：“海上生明月，天涯共此时。”宋代苏轼也有“明月几时有？把酒问青天。不知天上宫阙，今夕是何年……人有悲欢离合，月有阴晴圆缺，此事古难全。但愿人长久，千里共婵娟”。

此外，中秋吃月饼是重要节俗之一，俗话说“八月十五月正圆，中秋月饼香又甜”。最初，月饼是用来祭供月神的祭品，其前身为民间常见的圆形饼食。“月饼”一词，最早见于南宋吴自牧的《梦粱录》中。明代以后书籍中出现了大量关于月饼的描述，浙江《宁海县志》载：“八月中秋，以西瓜、圆饼赏月，取团圆之义。”月饼为圆形，象征团圆。中秋全家团圆，吃月饼、赏月，是感情的寄托和心灵的慰藉。中秋佳节还有赏桂花、饮桂花酒的习俗，屈原《九歌》中记载“援虁斗兮酌桂浆”“奠桂兮椒浆”。桂花有“九里香”之名，中秋前后，桂花飘逸，香飘十里，沁人心脾。桂花味辛，《本草汇言》记载桂花能“散冷气，消瘀血”。

清代康乾盛世之时，国家昌盛繁荣，社会安定，宫廷内外都十分重视中秋节。《清史稿》中记载，清宫“中秋节”有着详细的典制，每年中秋佳节清帝会在乾清宫设宴，摆月供祭月。宫中月饼种类很多，制作极为讲究，由内膳房承做，把传统的苏式、广式、京式月饼合而为一，创造出了具有独特风格的宫廷月饼，月饼有糖馅、果馅、澄沙馅、枣馅、芝麻椒盐的甜咸馅等多种种类，月饼所用木模有大小八种规格，饼皮上压有云朵、月宫、桂树、玉兔等图案，还有各种颜色，十分精致。康熙皇帝的御制诗中很多是写中秋之作，如“坐望中秋月正圆，玲珑丹桂植当天”。中秋时看戏为清代宫廷内的主要娱乐活动，有“月令承应戏”，也称“节令承影戏”，以庆贺中秋，使人欢乐愉悦，身心放松。乾隆时期，中秋节宫内会上演《天街踏月》《憨儒拾桂》《丹桂飘香》《霓裳献舞》《会蟾宫》《广寒法曲》等剧目来欢度中秋。

第九节　重阳饮菊，登高戴萸

重阳节为农历九月初九日，九为阳数，二九相重，故而叫重阳节，是我国重要的传统民俗节日之一。重阳节的起源和饮菊花酒的习俗出现在西汉时期，晋葛洪《西京杂记》记载，汉武帝宫人贾佩兰说，以前在宫内时，“九月九日佩茱萸、食蓬饵、饮菊花酒，云令人长寿”。南朝梁代吴均在《续齐谐记·九日登高》载：“汝南桓景随费长房游学累年。长房谓曰：‘九月九日汝家中当有灾，宜急去，令家人各作绛囊，盛茱萸以系臂，登高饮菊花酒，此祸可除。’景如言，齐家登山。夕还，见鸡犬牛羊皆一时暴死。长房闻之曰：‘此可代也。’今世人九日登高饮酒，妇人带茱萸囊，盖始于此。”也说明了重阳节有登高、饮菊花酒、吃重阳糕和插茱萸的习俗。

重阳节的习俗之一——插戴茱萸，耳熟能详的是王维的那首《九月九日忆山东兄弟》：“独在异乡为异客，每逢佳节倍思亲。遥知兄弟登高处，遍插茱萸少一人。”古人用八卦比附天地，认为九月属剥卦，象征阴盛阳衰，万物凋零。故在重阳佩戴茱萸以辟邪求吉免灾，茱萸又称为“避邪翁”，也叫“越椒”或“艾子”，有浓烈香味，可入药，驱蚊杀虫。晋人周处《风土记》云：“九月九日，律中无射而数九，俗于此日以茱萸气烈成熟，当此日折茱萸房以插头，言辟恶气而御初寒。”

重阳的另一习俗是赏菊饮酒，菊花被认为久服能“利血气，轻身耐劳延年”，具有养生保健的作用。古代菊花酒是重阳节的重要饮品，被视为“吉祥酒”，能祛灾祈福。孟浩然有诗曰：“待到重阳日，还来就菊花。”这里菊花就是指的菊花酒。梁简文帝在《采菊篇》中有“相呼提筐采菊珠，朝起露湿沾罗襦”一句，也指采菊酿酒。菊花为清淡高雅、尊贵、坚贞不屈之品，文人雅士多赞咏，前有屈原的“朝饮木兰之坠露兮，夕餐秋菊之落英”，后有陶渊明的“采菊东篱下，悠然见南山”。

重阳节有登高的习俗，金秋九月，天高气爽，登高远望使人心旷神怡，也可强身健体，有养生长寿的作用，故重阳节又叫“登高节”。孙思邈云：“重阳日，必以看酒登高远眺，为时宴之游赏，以畅秋志。酒必采茱萸、菊以泛之，即醉而归。”南北朝齐武帝时期有专门的重阳节登高之处，名孙陵岗，又叫“九日台”，在上面建商飙馆，每年的九月九日，皇帝登高以宴请群臣。明朝皇帝在重阳节登万寿山、兔儿山或旋磨山等，士子百姓也随之效仿。除此之外，重阳节登高，诗人借以抒发内心情怀，如李白从政不顺，内心苦闷，作有《九月十日即事》：“昨日登高罢，今朝更举觞。菊花何太苦，遭此两重阳。”吃重阳糕，也寓意深远，“糕”与“高”谐音，寓意步步登高、吉祥之意。此外，明朝在重阳节还时兴吃柿子的习俗，清代还会有马球游戏。

第十节　腊八佛粥，御寒养生

农历十二月为腊月，十二月初八又称“腊八节”，是中国重要的传统节日之一。腊八是进入春节的前奏，有喝腊八粥、吃腊八蒜等风俗。晋东南流行歌谣叫《过了腊八就是年》：“小孩小孩你别馋，过了腊八就是年。腊八粥，喝几天，哩哩啦啦二十三。”“腊”在古代是一种祭礼，《说文》记载：“冬至后三戌日腊祭百神。”先秦时期祭祀祖先和天地神灵，以祈求风调雨顺、五谷丰登和吉祥如意，表示对美好生活的殷切期盼。相传腊月初八是佛教创始人释迦牟尼的成道之日，又称为“佛成道节”。为纪念佛祖悟道成佛，于是在腊月初八这天效法佛陀成道前牧女献乳糜的典故，各寺院用香谷和果实煮粥供佛，也会将做成的粥赠送给门徒和善男信女们。传说吃了腊八粥会得到佛祖的庇佑，故腊八粥也称为“佛粥”，不仅自己食用，还会带回给家人共享。南宋陆游诗云：“今朝佛粥更相馈，更觉江村节物新。”

腊八节还有其他十分精彩的故事。传说，在寒冷冬季腊月初八这天，朱元璋又冷又饿，从老鼠洞里挖出一些豆、大米、红枣等七八种五谷杂粮。朱元璋便把这些食物熬成一锅粥，饱餐一顿，这粥让他终生难忘，因为那天是腊月初八，故称这粥为“腊八粥”，后来朱元璋平定天下当上皇帝，为纪念腊月初八，故定为

“腊八节”。也有传说认为腊八节是为纪念岳飞的，岳飞抗金于朱仙镇时，正值数九严冬，岳家军衣食不足，饥寒碌碌，腊月八日百姓送来粥饭，称为“百家饭”，岳家军大胜而归。岳飞死后，人们也会在每年腊月初八煮粥食用来纪念这位民族英雄。

中国喝腊八粥的风俗已有一千多年的历史，最早开始于宋代。腊八粥最早是用红小豆、糯米煮成，后来不断加入新的材料。腊八这日，上至朝廷、官府、寺院，下到黎民百姓，都熬制八宝粥。宋朝吴自牧撰《梦粱录》记载着腊八这日，“大刹寺等俱设五味粥，名曰‘腊八粥’”。元朝孙国敕在《燕都游览志》也记载有“十二月八日，赐百官粥，以米果杂成之。品多者为胜，此盖循宋时故事”。明朝在《永乐大典》记述“是月八日，禅家谓之腊八日，煮经糟粥以供佛饭僧”。清朝，喝腊八粥的风俗十分盛行，宫廷中帝后皇子等都向文武百官、侍从宫女赐腊八粥。雍正三年将北京安定门内国子监以东的府邸改为雍和宫，每年腊八，于宫内万福阁等处，请来喇嘛僧人诵经并煮腊八粥，将粥分给各王公大臣，品尝食用以欢庆节日。

俗语有言“腊八腊八，冻死叫花”。腊八节正值在严寒冬季，喝一碗热气腾腾的腊八粥，有御寒养生的作用，是寒冬滋补的美味佳品。八宝粥以北平最为讲究，以白米较多，放入红枣、莲子、核桃、果子、杏仁、松仁、桂圆、棒子、红豆、花生等等，种类丰富。清代营养学家曹燕山撰《粥谱》，认为八宝粥具有和胃、补脾、养心、清肺、益肾、利肝、消渴、明目、通便、安神的作用，可增加营养，养生保健。正如《黄帝内经》中提道，“五谷为养，五果为助，五畜为益，五菜为充，气味合而服之，以补精益气”，腊八粥汇集五谷杂粮，能调理脾胃，养五脏真气。